EVA PASTOR GONZALEZ

25/12/2006

DSM-IV-TR®

COMPLEMENTO DEL LIBRO DE CASOS

DSM-IV-TR®

COMPLEMENTO DEL LIBRO DE CASOS

Robert L. Spitzer, M.D.
Michael B. First, M.D.
Miriam Gibbon, M.D.W.
Janet B.W. Williams D.S.W.

MASSON

Una compañía ELSEVIER

Barcelona Madrid México Amsterdam Boston Filadelfia Londres Milán Orlando
París Roma Sidney Tokio Toronto

ELSEVIER

MASSON, S.A.
Travessera de Gràcia, 17-21 - 08021 Barcelona (España)
Teléfono: (34) 93 241 88 00
www.masson.es

Traducción
Dra. Paloma Bellod

Dr. Guillem Masana Montejo
Especialista en Psiquiatría,
Institut Clínic de Neurociències,
Corporació Sanitaria Clínic, Barcelona

Dr. Èric Masana Montejo
Médico farmacólogo

Revisión científica
Dr. Manuel Valdés Miyar
Profesor Titular de Psiquiatría, Facultad de Medicina, Universitat de Barcelona;
Director del Institut Clínic de Neurociències, Hospital Clínic de Barcelona

Nota. Los autores se han esforzado en asegurar que toda la información de este libro concerniente a las dosis, regímenes y vías de administración de los fármacos se ajuste a lo que se recomienda en el momento de la publicación y a las pautas establecidas por la U.S. Food and Drug Administration y la comunidad médica general. Dado el progreso constante de la investigación y la práctica médicas, las pautas terapéuticas están sometidas a cambios frecuentes. Por este motivo, y también a causa de la posibilidad de errores humanos o técnicos, recomendamos que el lector siga los consejos del médico que esté directamente implicado en su cuidado o en el de algún miembro de su familia.

Los libros publicados por American Psychiatric Publishing, Inc. Representan los puntos de vista y las opiniones personales de los autores y no necesariamente la política y las opiniones de la editorial o de la American Psychiatric Association.

Las referencias al *DSM-IV-TR. Manual diagnóstico y estadístico de los trastornos mentales* se han tomado de la correspondiente edición española publicada por Masson, Barcelona.

Travessera de Gràcia, 17-21 - 08021 Barcelona (España)
ISBN 84-458-1484-2 Edición española
Versión española de la obra original en lengua inglesa *Treatment Companion to the DSM-IV-TR Casebook*™ publicada por American Psychiatric Publishing, Inc., Washington

Primera publicación en Estados Unidos por American Psychiatric Publishing, Inc., Washington, D.C. y London, England

First published in the United States by American Psychiatric Publishing, Inc., Washington, D.C. and London, England

ISBN 1-58562-194-3 Edición original

Depósito Legal: B. 37.153 - 2005
Composición y compaginación: Fotocomposición gama sl - Arístides Maillol, 9-11 - Barcelona (2005)
Impresión: Gràfiques 92, S.A. - Avda. Can Sucarrats, 91 - Rubí (Barcelona) (2005)
Printed in Spain

Índice

Sobre los editores XI
Prefacio XV

El hombre de los martinis 1
Diagnóstico: Dependencia del alcohol
Autor del comentario: Marc Schuckit, M.D.

El excursionista 8
Diagnóstico: Enfermedad de Alzheimer
Autor del comentario: Marshal Folstein, M.D.

En los huesos 18
Diagnóstico: Anorexia nerviosa
Autor del comentario: Katherine A. Halmi, M.D.

Viajero en el tiempo 30
Diagnóstico: Trastorno de Asperger
Autor del comentario: Fred Volkmar, M.D.

Metiéndose en todo 38
Diagnóstico: Déficit de atención/Trastorno de hiperactividad
Autor del comentario: Peter S. Jensen, M.D.

La montaña rusa 46
Diagnóstico: Trastorno bipolar I
Autor del comentario: Gary S. Sachs, M.D.

Todavía estudiante 53
Diagnóstico: Trastorno bipolar II
Autor del comentario: Mark Bauer, M.D.

El hombre elefante 61
Diagnóstico: Trastorno dismórfico corporal
Autor del comentario: Katharine A. Phillips, M.D., y Rocco Crino, Ph.D.

La discotequera 70
Diagnóstico: Trastorno límite de la personalidad
Autor del comentario: John Gunderson, M.D.; Kathryn E. Korslund, Ph.D., y Marsha M. Linehan, Ph.D.

Cocaína 87
Diagnóstico: Dependencia de cocaína
Autor del comentario: Edward Nunes, M.D.

La esposa infiel 97
Diagnóstico: Trastorno delirante, tipo celotípico
Autor del comentario: Lewis A. Opler, M.D., Ph.D.

¿Melancolía o comedia? 102
Diagnóstico: Depresión
Autor del comentario: Max Fink, M.D.

La joven ejecutiva 110
Diagnóstico: Trastorno distímico
Autor del comentario: John C. Markowitz, M.D.

Muñecas 117
Diagnóstico: Trastorno de la identidad sexual
Autor del comentario: Kenneth J. Zucker, Ph.D.

El electricista inquieto 123
Diagnóstico: Trastorno de ansiedad generalizada
Autor del comentario: Laszlo A. Papp, M.D.

La llorona 131
Diagnóstico: Trastorno depresivo mayor
Autor del comentario: Charles F. Reynolds III, M.D.

Mi club de fans 138
Diagnóstico: Trastorno narcisista de la personalidad
Autor del comentario: Otto Kernberg, M.D.

Lady Macbeth 147
Diagnóstico: Trastorno obsesivo-compulsivo
Autor del comentario: Judith L. Rapoport, M.D.

A pelo 154
Diagnóstico: Trastorno de angustia
Autor del comentario: Martin M. Antony, Ph.D.; Donald Klein, M.D.

El psiquiatra infantil 164
Diagnóstico: Pedofilia
Autor del comentario: Fred S. Berlin, M.D., Ph.D.

Flashbacks 172
Diagnóstico: Trastorno por estrés postraumático
Autor del comentario: Jonathan R.T. Davidson, M.D.

Paranoide y peligrosa 178
Diagnóstico: Trastorno disfórico premenstrual
Autor del comentario: Teri Pearlstein, M.D.

Un vecindario tóxico 185
Diagnóstico: Trastorno esquizoafectivo
Autor del comentario: Paul E. Keck Jr., M.D.

Bajo nivel de vida 193
Diagnóstico: Esquizofrenia
Autor del comentario: Gerard E. Hogarty, M.S.W.

Bajo vigilancia 203
Diagnóstico: Esquizofrenia
Autor del comentario: Thomas H. McGlashan, M.D.

Emilio 212

Diagnóstico: Esquizofrenia

Autor del comentario: E. Fuller Torrey, M.D.

La alumna retrasada 218

Diagnóstico: Trastorno esquizofreniforme

Autor del comentario: Karen A. Graham, M.Sc., M.D., y Jeffrey A. Lieberman, M.D.; John Kane, M.D.

Sentado al lado de la chimenea 231

Diagnóstico: Trastorno esquizotípico de la personalidad

Autor del comentario: Larry J. Siever, M.D.; Ming Tsuang, M.D., Ph.D.

La Cenicienta 241

Diagnóstico: Trastorno de personalidad autodestructivo

Autor del comentario: Arnold M. Cooper, M.D.

Una lista perfecta 249

Diagnóstico: Trastorno de ansiedad por separación

Autor del comentario: Rachel Klein, Ph.D.

El librero frustrado 256

Diagnóstico: Disfunción sexual

Autor del comentario: Lawrence A. Labbate, M.D.

Mike DeBardeleben 265

Diagnóstico: Sadismo sexual

Autor del comentario: Michael Stone, M.D.

El tonto 274

Diagnóstico: Fobia social

Autor del comentario: Franklin R. Schneier, M.D.

La enfermiza 281

Diagnóstico: Trastorno de somatización

Autor del comentario: C. Robert Cloninger, M.D.

Apéndice A: Índice según el nombre del caso 289
Apéndice B: Índice según el autor del comentario 291
Apéndice C: Índice según el diagnóstico DSM-IV-TR 293
Apéndice D: Índice alfabético de materias 295

Sobre los editores

Robert L. Spitzer, M.D.

El doctor Spitzer es profesor de Psiquiatría en la Universidad de Columbia y director del Departamento de investigación biométrica del Instituto de Psiquiatría del Estado de Nueva York. Realizó su residencia en psiquiatría en este mismo Instituto y ha trabajado en él desde 1961. Reconocido en el ámbito nacional e internacional como una autoridad en la evaluación psiquiátrica y en la clasificación de los trastornos mentales, es autor de más de 250 artículos sobre evaluación y diagnóstico en psiquiatría.

En 1974, la American Psychiatric Association (APA) nombró al doctor. Spitzer presidente de su Grupo de trabajo sobre nomenclatura y estadística, y como tal, asumió la dirección durante el desarrollo de la tercera edición del *Manual diagnóstico y estadístico de los trastornos mentales* (DSM-III), publicado en 1980, que se convirtió en la clasificación principal sobre los trastornos mentales que sirvió de guía a los profesionales de salud mental, no sólo en EE.UU. sino también en el ámbito internacional.

En 1983, el doctor Spitzer fue nombrado presidente del Grupo de trabajo de la APA para revisar el DSM-III y coordinó los trabajos que dieron como fruto la publicación de la tercera edición revisada (DSM-III-R) en primavera de 1987. Participó activamente en el desarrollo de la cuarta edición (DSM-IV) como Asesor especial del grupo de trabajo de la APA sobre el DSM-IV.

En 1994, el doctor Spitzer recibió un premio de la APA a la investigación psiquiátrica por sus contribuciones a la evaluación y diagnóstico en psiquiatría. En 2000, recibió la medalla Thomas William Salmon de la Academia de Medicina de Nueva York. Fue pionero en el desarrollo de varios procedimientos diagnósticos de gran profusión, como las Escalas de criterios diagnósticos de investigación (*Research Diagnostic Criteria* [RDC]), la Escala para los trastornos afectivos y la esquizofrenia (*Schedule for Affective Disorders* y Schizophrenia [SADS]), la Entrevista clínica estructurada para el DSM-IV (*Structured Clinical Interview for DSM-IV* [SCID]) y el Cuestionario de salud para pacientes (*PRIME-MD Patient Health Questionnaire* [PHQ]).

Michael B. First, M.D.

El doctor First es psiquiatra investigador en el Departamento de biometría del instituto de psiquiatría del Estado de Nueva York, es profesor adjunto de psiquiatría clínica en la Facultad de Medicina y Cirugía de la Universidad de Columbia, y mantiene una consulta de terapia cognitiva y psicofarmacología planificadas en Manhattan. Es experto en el diagnóstico y evaluación psiquiátrica reconocido en el ámbito nacional e internacional.

El doctor First es editor y codirector del DSM-IV-TR, editor del texto y criterios del DSM-IV, editor de la versión del DSM-IV para atención primaria, editor del Manual de mediciones en psiquiatría de la APA y editor médico de la guía rápida de referencia de las normas prácticas de la APA para el tratamiento de los trastornos psiquiátricos. Es coautor y coeditor de varios libros como *Agenda de investigación para el DSM-IV; Avances en el DSM. Dilemas en el diagnóstico psiquiátrico; DSM-IV-TR. Guía de uso; DSM-IV-TR. Manual de diagnóstico diferencial; DSM-IV-TR. Libro de casos,* y de varios programas informáticos para el diagnóstico en psiquiatría. Ha formado a miles de clínicos e investigadores en evaluación y diagnóstico diferencial.

Miriam Gibbon, M.S.W.

Miriam Gibbon es investigadora del Departamento de biometría del instituto de psiquiatría del Estado de Nueva York y trabaja en la Facultad de Medicina y Cirugía de la Universidad de Columbia, en el Departamento de psiquiatría. Ha participado en el desarrollo de instrumentos para evaluación y diagnóstico en psiquiatría durante 25 años y ha sido consultora de muchos grupos de investigación tanto en EE.UU. como a escala internacional.

En los años setenta, la doctora Gibbon comenzó a trabajar con el grupo de Biometría para desarrollar la Escala para los trastornos afectivos y la esquizofrenia (SADS). Es coautora de la escala de Escala para evaluación global (GAS), que forma parte de la escala SADS, y de la Escala para evaluación global del funcionamiento (GAF), una revisión de la escala GAS que se convirtió en el Eje V del DSM-III-R. También es coautora de la escala SCID y del *DSM-IV-TR. Libro de casos* y, junto con doctor Michael First, creó el Programa de formación SCID 101 con vídeos.

Miriam Gibbon ha formado a miles de investigadores y clínicos sobre el uso de los instrumentos de diagnóstico y evaluación, comenzando con la escala SADS y continuando con la escala GAS e incluyendo también las Escalas Hamilton para la ansiedad y para la depresión y la escala SCID.

Janet B. W. Williams, D.S.W.

La doctora Williams es profesora de trabajo social en psiquiatría clínica de los Departamentos de psiquiatría y neurología de la Facultad de Medicina y Cirugía de la Universidad de Columbia y Presidente del Departamento de investigación biométrica del instituto de psiquiatría del Estado de Nueva York. Su carrera se ha centrado en el desarrollo de clasificaciones e instrumentos utilizados en psiquiatría para evaluar la psicopatología, y es muy conocida por sus normas de entrevista para las Escalas para puntuación de Hamilton. Participó activamente en el desarrollo del DSM-III, DSM-III-R, y DSM-IV y fue nombrada becario honorífico de la APA por sus trabajos. Colaboró en el desarrollo y estudio de la guía de entrevistas PRIME-MD, diseñada para ayudar a los médicos de atención primaria a establecer los diagnósticos de los trastornos mentales, y en su versión de autoevaluación, el PHQ. La doctora Williams es autora de muchos instrumentos de evaluación y guías para entrevistas y más de 230 publicaciones académicas. Colabora en los comités editoriales de varias revistas de psiquiatría y es consultora activa en estudios clínicos sobre depresión y ansiedad.

La doctora Williams es B.S. en biología por la Universidad de Tufts, M.S. en biología marina por la Universidad de Dartmouth, Massachusetts, y M.S. y D.S.W. en bienestar social por la Facultad de Trabajo Social de la Universidad de Columbia. En 1994 fundó la Sociedad para investigación y trabajo social (SSWR, ahora con más de 1.300 miembros) y fue su Presidenta durante dos años. En 1999 fue incluida en el Pasillo de la fama de la Asociación de alumnos de la facultad de trabajo social y en 2000 recibió el Premio Lifetime Achievement por el desarrollo de la SSWR.

Prefacio

Después del propio manual DSM, los libros más populares publicados por la American Psychiatric Association y la American Psychiatric Publishing han sido los *Libros de casos* del DSM, comenzando con los *Casos del DSM-III* en 1981, por varias razones. En primer lugar, los casos, basados en pacientes reales, acercan los criterios diagnósticos del DSM a la vida cotidiana. Además, la inclusión de casos que abarcan prácticamente todas las categorías diagnósticas ha permitido a los lectores familiarizarse con aquellos tipos de pacientes que normalmente no se encuentran en su trabajo o en sus estudios. Por último, los comentarios de cada caso son útiles para enseñar los principios del diagnóstico diferencial.

Uno de los propósitos principales del diagnóstico en psiquiatría es orientar la selección del tratamiento. Aunque en algunos casos del *DSM-IV-TR. Libro de casos* se mencionaba el tratamiento que recibía el paciente, los comentarios se centraban exclusivamente en los aspectos diagnósticos. En el presente libro hemos dado un paso más y en 34 casos (todos ellos, excepto tres, procedentes del *DSM-IV-TR. Libro de casos*) hemos invitado a grandes expertos, muchos de renombre mundial, para que comenten el tratamiento terapéutico que aplicarían en un caso correspondiente a su área de especialización. Para ello, se les pidió que comentasen cómo tratarían el caso específico y, a la vez, los principios generales del tratamiento de ese trastorno. También les animamos a presentar su experiencia personal con este tipo de pacientes y su propio método de tratamiento, sabiendo que otros expertos podrían tener un tratamiento muy diferente. En tres casos, hemos invitado a dos expertos para comentar el tratamiento, ya que sus planteamientos eran diferentes.

Agradecemos a todos los colaboradores las informaciones proporcionadas y sus activos comentarios con cuya lectura hemos disfrutado, como creemos que disfrutará el lector. También les agradecemos la aportación de los casos originales. Sus nombres se encuentran en las páginas *DSM-IV-TR. Libro de casos* a modo de agradecimiento.

Robert L. Spitzer, M.D.
Michael B. First, M.D.
Miriam Gibbon, M.S.W.
Janet B. W. Williams, D.S.W.

El hombre de los martinis

Hacía unas 30 horas que George White se había sometido a una operación normal de una hernia inguinal, cuando la enfermera de la unidad de cuidados intensivos llamó a su médico. George parecía estar confuso y agitado, su pulso era de 150 lat./min, le temblaban las manos y sudaba con profusión. Se había arrancado la vía intravenosa del brazo e intentaba encontrar su ropa para irse de la unidad. Le habían persuadido para que volviera a la cama y estaba más calmado tras recibir 5 mg de haloperidol.

George, de 45 años, es profesor titular de literatura en un prestigioso instituto en la periferia de Nueva York. No tiene antecedentes de tratamiento por ningún problema médico o mental grave y se desconoce el origen de sus nuevos síntomas. Se dan órdenes para comenzar un estudio diagnóstico neurológico y se pide al trabajador social del hospital que obtenga una historia más completa hablando con la esposa del paciente.

George creció en un suburbio de la ciudad de Nueva York. Como muchos de sus compañeros, comenzó a beber a los 15 años, principalmente cerveza en las fiestas de los fines de semana. Su consumo de alcohol aumentó en la facultad y, en el momento de su licenciatura, ya bebía casi cada noche. A veces, pasaba la noche con sus amigos porque no podía recordar dónde había aparcado el coche, y en varias ocasiones se había despertado a la mañana siguiente si saber qué había ocurrido la noche anterior.

A los 25 años se casó con su novia del instituto y comenzó a trabajar en su empleo actual. A los 30 años ya bebía de forma habitual dos martinis antes de cenar, compartía una botella de vino con su esposa y bebía dos o tres cervezas mientras veía la televisión. Los fines de semana solía beber cerveza durante todo el día mientras se dedicaba a las tareas domésticas o veía la televisión, consumiendo a menudo hasta 12 botellas al día.

A los 32 años, George tuvo un accidente leve de tráfico cuando volvía a casa tras una noche de consumo intenso de alcohol, pero se las apañó para evitar la citación por conducir bajo los efectos del alcohol. Su esposa estaba disgustada por su patrón de consumo de alcohol y la pareja discutía con frecuencia; George siempre afirmaba que estaba sobrio por la mañana y que podía mantener un trabajo responsable, lo que demostraba que no era un alcohólico. Insistía en que podía dejarlo en cualquier momento si quisiera y, de hecho, a menudo mantenía la abstinencia durante dos o tres meses intentando demostrar que podía seguir sin el alcohol. Estos períodos de abstinencia siempre estaban seguidos por varias semanas o meses de regreso al consumo de alcohol según un horario preestablecido (p. ej., «Sólo beberé después de las 6 de la tarde»), pero después, terminaba bebiendo cada vez más.

Cuando George se acercaba a los 40, sus compañeros de trabajo notaron que a menudo tenía un «mal talante» y que los «malditos lunes» eran cada vez más frecuentes. También comenzó a reunirse con los amigos en un bar de la localidad al salir del trabajo, donde se tomaba dos o tres cervezas antes de irse a casa.

George nunca había mencionado su problema con el alcohol a su médico de atención primaria, ni éste le había preguntado sobre ello. El estudio diagnóstico reveló unos reflejos tendinosos profundos simétricos e hiperactivos sin signos de rigidez de nuca, con fondo de ojo normal y ausencia de signo de Babinski. En sangre se encontró una discreta macrocitosis (p. ej., un volumen corpuscular medio de 92,5 μm^3), sin signos de anemia, con un recuento ligeramente elevado de leucocitos (sin desviación izquierda en la fórmula) y un nivel normal de plaquetas. Aunque las pruebas de función hepática habituales, como las determinaciones de alanina aminotransferasa y aspartato aminotransferasa se encontraban en el límite alto de la normalidad, la γ-glutamiltranspeptidasa era de 55 U/l y el ácido úrico estaba ligeramente elevado, (7,1 mg/dl).

Discusión sobre «El hombre de los martinis»

Después de la operación de la hernia, aparecieron síntomas de *delirium*, con confusión y agitación. El *delirium* es frecuente en el postoperatorio y puede deberse a varios factores, como problemas médicos generales, reacciones a medicamentos o abstinencia de algunas sustancias. La posibilidad de que el *delirium* de George fuese una reacción a la anestesia quedó descartada porque su evolución no mostraba síntomas psiquiátricos inmediatamente después de la anestesia; en realidad, había transcurrido un día completo sin síntomas, lo que indicaba que no era probable que el *delirium* estuviera relacionado con el anestésico utilizado. El estudio diagnóstico no señaló ninguna afección médica general como causa del *delirium*. En este caso, la historia de bebedor que había proporcionado su esposa era la clave del diagnóstico. Nos dijo que George había sido un bebedor importante durante años, con un aumento de la tolerancia al alcohol. Aunque había podido mantener su puesto de trabajo, la bebida había causado problemas en su matrimonio y, al parecer, bebía casi todo el tiempo en el que no estaba trabajando. Por tanto, parece evidente que los síntomas que manifestó George después de la cirugía eran los de un *delirium* por abstinencia de alcohol (DSM-IV-TR, pág. 163). La cirugía para reparar la hernia había dado lugar a una interrupción brusca del consumo de alcohol, por lo que 30 horas después de la cirugía se presentó bruscamente agitado y confuso con un pulso acelerado, sudoración y temblor. La mayoría de los pacientes que desarrollan abstinencia alcohólica grave tiene un patrón de consumo de alcohol que justifica el diagnóstico de dependencia, como en este caso. La combinación de consumo importante y reiterado de alcohol, pasar una gran parte del tiempo consumiéndolo, su uso continuado a pesar de los problemas y no pasar tiempo con su familia para poder beber, unos niveles de consumo que implican tolerancia y los signos del síndrome de abstinencia apoyan el diagnóstico de dependencia del alcohol (DSM-IV-TR, pág. 213).

Comentario sobre «El hombre de los martinis» por Marc Schuckit, M.D.*

Mi interés por los trastornos por abuso de sustancias comenzó hace más de 30 años cuando era estudiante de medicina, y he tenido la oportunidad de tratar o supervisar directamente la asistencia de miles de pacientes con dependencia alcohólica. Como miembro del cuerpo docente de la Facultad de Medicina también tengo cierta experiencia, que se suma a haber sido director de programas de tratamiento del consumo de alcohol y sustancias en sectores tanto públicos como privados. Mi experiencia me convenció de que George es un caso bastante típico de un sujeto con dependencia alcohólica. Son pocos los alcohólicos que cumplen el estereotipo que

* *El doctor Schuckit es director del Programa de tratamiento del consumo de alcohol y sustancias en el Veterans Affairs San Diego Healthcare System. Sus principales áreas de investigación se han centrado en la evaluación de la influencia genética en el alcoholismo y en la búsqueda de los factores biológicos que podrían interaccionar con el entorno para producir una vulnerabilidad ante los problemas graves con el alcohol. Otras líneas de investigación se dedican a la definición de los criterios diagnósticos óptimos de abuso o dependencia de sustancias, dando lugar a su nombramiento como miembro del grupo de trabajo y presidente del comité de trastornos por consumo de sustancias para el DSM-IV. Su tercer centro de atención ha sido la relación entre alcoholismo y trastornos de consumo de sustancias y síndromes psiquiátricos, en especial depresión, estados de ansiedad o psicosis. Es editor del* Journal of Studies in Alcohol *y ha pertenecido a los comités editoriales de las principales revistas relacionadas con el alcohol y el consumo de sustancias de EE.UU. y Europa. Ha sido galardonado con varios premios que reconocen su trabajo en el campo del alcoholismo, incluido el Middleton Award por la mejor investigación en el sistema de la Veterans Affairs y el Hoffheimer Award de la American Psychiatric Association por su investigación en psiquiatría.*

tiene la mayoría de los médicos sobre un hombre o mujer con dependencia alcohólica que acude para recibir tratamiento. Es probable que el riesgo de dependencia del alcohol a lo largo de la vida sea mayor del 15% en los varones y quizás del 8% en las mujeres, independientemente del nivel de educación; el sujeto dependiente del alcohol tiene un trabajo, una familia y se desenvuelve moderadamente bien en su vida, a pesar del alcoholismo. Por tanto, un paciente con los antecedentes de George es bastante representativo del sujeto con dependencia del alcohol (o de otras sustancias) que atenderá la mayoría de los médicos.

El hecho de que el médico no piense en el diagnóstico de *delirium* por abstinencia del alcohol es, por desgracia, más la norma que la excepción. En este caso, los problemas del postoperatorio podrían evitarse si el médico hubiera reconocido la importancia que tiene conseguir una historia completa de los principales problemas vitales (p. ej., en el matrimonio y en el trabajo de George) y después indagar si pudieran estar implicados el alcohol u otras sustancias. Otro paso importante habría sido prestar una atención especial a una serie de análisis de sangre que, podrían estar en el límite alto de la normalidad o apenas por encima en un sujeto alcohólico normal. Los marcadores de consumo importante de alcohol son la γ-glutamiltranspeptidasa mayor de 35 U/l (cifra dentro del intervalo normal pero mayor que la observada en un paciente que no tenga problemas de salud), un volumen corpuscular medio sólo ligeramente mayor de lo normal (lo que refleja los efectos directos del alcohol sobre las células germinales de la serie roja), y una concentración ligeramente elevada de ácido úrico. Estos resultados se observan durante la ingestión importante de alcohol (entre seis u ocho copas al día, o más, de forma habitual), volviendo los valores a la (casi) normalidad tras varias semanas de abstinencia.

El tratamiento de un sujeto típico con dependencia del alcohol comienza valorando la posibilidad de la abstinencia alcohólica. Si se hubiera reconocido la dependencia del alcohol de George y tratado adecuadamente desde el principio con benzodiazepinas (p. ej., 25 mg de clordiazepóxido tres veces al día el primer día, con descensos progresivos de la posología hasta su retirada en los 5 días sucesivos) podría haberse evitado el *delirium* relacionado con la abstinencia. Es probable que la dependencia del alcohol no reconocida y el estrés físico asociado a la recuperación quirúrgica colaborasen para potenciar el riesgo del *delirium* por abstinencia.

Cuando comienza el *delirium* por abstinencia de alcohol (también conocido como *delirium tremens* o [*DT]*) suele evolucionar en 3 a 5 días. Muchos médicos preferirían tratar la afección con la dosis de benzodiazepinas que fuera necesaria, mientras que otros, temiendo la sedación excesiva (pero ignorando la posibilidad de que los fármacos antipsicóticos disminuyan el umbral de convulsión), preferirían el uso de medicamentos antipsicóticos como haloperidol; un tercer grupo utilizaría una combinación de ambos tipos de fármacos. Yo prefiero utilizar benzodiazepinas solas pero no hay datos que demuestren la superioridad clara de ningún método específico. El truco está en reconocer el desarrollo de la abstinencia del alcohol, comenzar el tratamiento apropiado y corregir los problemas médicos asociados.

Una vez que se plantea la urgencia aguda para prevenir el *delirium* por abstinencia, el reto (y quizás el aspecto más difícil del tratamiento) consiste en trabajar con el sujeto con el fin de potenciar su motivación para dejar de consumir alcohol. En realidad, este trabajo no es diferente de los procedimientos que ayudan a los pacientes a cambiar sus hábitos por cualquier otro trastorno a largo plazo que requiera cambios en el estilo de vida, como la diabetes o la hipertensión. Se puede usar una técnica eficaz conocida como *entrevista motivacional* para mejorar la motivación para el cambio. Según los principios de este tratamiento, George se presenta de forma empática, se comparten los problemas futuros con él y con su esposa y se le anima a expresar cualquier reserva sobre la abstinencia que le pudiera provocar sufrimiento. Es importante destacar que sólo George es capaz de controlar los pasos que tiene que dar. En el caso normal de un paciente ambulatorio este proceso de mejoría de la motivación (que también se conoce como *intervención*) dura varias sesiones y, a veces, se desarrolla en varias tandas de semanas o meses a medida que el paciente va teniendo en cuenta sus opciones. La inclusión de la esposa en el proceso puede ser importante para acoplar los planes y mejorar la probabilidad de que el paciente elija la abstinencia.

La siguiente fase del tratamiento, la «rehabilitación», se basa en el empleo de tratamientos cognitivo-conductuales (como la terapia cognitivo-conductual [TCC]) para modificar los pensamientos y conductas relacionadas con el consumo de alcohol. Se toman medidas para optimizar la motivación de forma continuada, y se anima a la persona a modificar la forma en que puede manejar el estrés, pertenecer a un grupo de personas sobrias y optimizar sus relaciones con personas que sean importantes en su vida. También se debe aconsejar a George que evite a sus compañeros habituales de diversión y, con la orientación pertinente, que trabaje en los conflictos que pudieran haberse desarrollado con su esposa a lo largo de los años. Al igual que sucede con cualquier cambio producido en el estilo de vida en relación con una afección a largo plazo, debe plantearse la posibilidad de recaída en conductas previas y establecerse los planes pertinentes, proponiéndose un proyecto para seguir en caso de que el sujeto vuelva a beber.

La mayoría de estas medidas de rehabilitación pueden adoptarse en el entorno ambulatorio, tanto mediante una relación con el médico como dentro de un grupo, o remitiendo el caso para recibir una pauta de tratamiento formal. La relación con otros sujetos que siguen un proceso similar (p. ej., en un programa de «12 pasos» como el de Alcohólicos anónimos) puede ser muy útil. El médico debe ayudar al paciente a encontrar aquel con el que se sienta más cómodo. Los aspectos importantes que deben tenerse en cuenta a la hora de seleccionar el programa son: el deseo del paciente de que tenga una mayor o menor orientación religiosa, la preferencia por un grupo de su mismo sexo y no mixto, la comodidad en un determinado nivel socioeconómico de los miembros del programa, etc.

Además de los métodos cognitivos y conductuales, como la entrevista motivacional y una TCC más formal, hay que tener en cuenta varios medicamentos en la fase de rehabilitación del tratamiento de la dependencia del alcohol. Es probable que estos medicamentos no sean apropiados sin un programa de rehabilitación, pero a veces pueden ser un adyuvante útil. Se ha descrito que tanto naltrexona (50-100 mg/día) como acamprosato (aproximadamente 2 g/día) (aunque aún no se comercializa en EE.UU.) mejoran la evolución (es decir, el mantenimiento de la abstinencia) en un 10-20% en un paciente medio. Aunque no existen normas para un tratamiento intensivo o rápido, la medicación debe mantenerse durante unos 6 meses, ya que es el período de máxima probabilidad de recaída. En este caso, parece que George tiene acceso a la medicación, por lo que le ofrecería la posibilidad de usar naltrexona. Hay pocos datos sistemáticos que apoyan la superioridad de disulfiram con respecto al placebo en un sujeto medio con dependencia alcohólica, aunque comporta el riesgo de efectos secundarios moderados o graves como neuropatías, depresión y deterioro de la función hepática. Muy pocas veces utilizo este fármaco.

Una vez que un sujeto de alto nivel funcional como George reconoce el problema y participa en el tratamiento, la probabilidad de que se encuentre totalmente abstinente al menos durante un año se encuentra entre el 60 y el 70%. Un año de sobriedad predice una alta probabilidad de cinco años de abstinencia, si bien pocos estudios han superado este plazo. Por tanto, hay una probabilidad elevada de que la evolución sea excelente.

Bibliografía

Conigrave KM, Degenhardt LJ, Whitfield JB, et al: CDT, GGT, and AST as markers of alcohol use: the WHO /ISBRA collaborative project. Alcohol Clin Exp Res 26:332-339, 2002

Connors GJ, Tonigan JS, Miller WR: A longitudinal model of intake symptomatology, AA participation and outcome: retrospective study of the Project MATCH outpatient and aftercare samples. J Stud Alcohol 62:817-825, 2001

Fleming MF, Mundt MP, French MT, et al: Brief physician advice for problem drinkers: long-term efficacy and benefit-cost analysis. Alcohol Clin Exp Res 26:36-43, 2002

Kaner EFS, Wutzke S, Saunders JB, et al: Impact of alcohol education and training on general practitioners' diagnostic and management skills: findings from a World Health Organization collaborative study. J Stud Alcohol 62:621-627, 2001

Kiefer F, Jahn H, Tarnaske T, et al: Comparing and combining naltrexone and acamprosate in relapse prevention of alcoholism. Arch Gen Psychiatry 60:92-99, 2003

Mason BJ: Treatment of alcohol-dependent outpatients with acamprosate: a clinical review. J Clin Psychiatry 62 (suppl 20):42-48, 2001

Morgenstern J, Longabaugh R: Cognitive-behavioral treatment for alcohol dependence: a review of evidence for its hypothesized mechanisms of action. Addiction 95:1475-1490, 2000

O'Brien CP, McLellan AT: Myths about the treatment of addiction. Lancet 347:237-240, 1996

Rice JP, Neuman J, Saccone NL, et al: Age and birth cohort effects on rates of alcohol dependence. Alcohol Clin Exp Res 27:93-99, 2003

Schuckit MA: Drug and Alcohol Abuse, 5th Edition. New York, Kluwer Academic Press, 2000

Schuckit MA, Tipp JE, Reich T, et al: The histories of withdrawal convulsions and delirium tremens in 1648 alcohol dependent subjects. Addiction 90:1335-1347, 1995
Schuckit MA, Smith TL, Danko GP, et al: Similarities in the clinical characteristics related to alcohol dependence in two populations. Am J Addic 11:1-9, 2002

El excursionista

El jefe del Departamento de Ciencias de una universidad, de 61 años de edad, que había sido un gran aficionado al excursionismo, empezó a sentirse atemorizado mientras caminaba por una montaña. De manera progresiva, comenzó a perder interés por sus aficiones. Gran amante de la lectura, dejó de estar en contacto con los libros. Tenía dificultades a la hora de usar el ordenador y cometía grandes errores en el cálculo de la economía doméstica. En varias ocasiones se había perdido con el coche yendo por lugares conocidos. Empezó a escribir notas para no olvidar todo lo que tenía que hacer. De manera repentina, decidió dejar de trabajar, sin decirle nada a su esposa. Sus facultades mentales fueron deteriorándose gradualmente. Pasaba la mayor parte del tiempo llevando objetos de un lado a otro en su domicilio. Se volvió tozudo y quejumbroso. En ocasiones, necesitaba ayuda para afeitarse y vestirse.

Cuando se le examinó 6 años después de que aparecieran los primeros síntomas, el enfermo se mostraba despejado y cooperativo. Estaba desorientado en cuanto al tiempo y al espacio. No podía recordar los nombres de 4 o 5 objetos después de un intervalo de 5 minutos de distracción. No era capaz de recordar el nombre de su escuela. No podía explicar en qué consistía su oficio, y solamente mencionaba su ocupación. En 1978 pensaba que Kennedy era el presidente de EE.UU. Desconocía la nacionalidad de Stalin. Su lenguaje era fluido y articulado, pero presentaba alguna dificultad para encontrar la palabra adecuada, y a veces, formaba frases sin sentido. En ocasiones había llamado taza al vaso y «fundas» a la montura de las gafas. Los cálculos simples le resultaban difíciles. No era capaz de copiar un cubo o dibujar una casa. La interpretación de las frases y los refranes era literal. Tampoco tenía conciencia de la naturaleza de su enfermedad.

La exploración neurológica habitual y los análisis de sangre que se le practicaron no revelaron nada anormal. Sin embargo, una tomografía computarizada mostró una atrofia cortical profunda.

Discusión sobre «El excursionista»

Este enfermo padece una alteración de la memoria, una alteración del pensamiento abstracto (interpretación concreta de refranes) y otros trastornos de la actividad cortical superior (afasia). Estos signos de alteración cognoscitiva global que son lo bastante graves como para interferir de manera significativa en el trabajo y en las actividades sociales, y no aparecen exclusivamente en el transcurso de un *delirium*, indican la presencia de demencia. El inicio de la sintomatología es lento, se produce antes de los 65 años, y el curso generalmente es progresivo y deteriorante. De este modo, el diagnóstico es el de demencia tipo Alzheimer, de inicio temprano (DSM-IV-TR, pág. 179). Dada la ausencia de alteraciones de comportamiento clínicamente significativas (la mayoría de las alteraciones del paciente están relacionadas con el deterioro cognoscitivo), señalamos el subtipo sin alteración de comportamiento.

Como resulta necesario un cierto grado de supervisión y vigilancia, la gravedad de la demencia se califica como moderada. Citamos, asimismo, la presencia de la enfermedad de Alzheimer, en el Eje III.

Seguimiento

La enfermedad progresó y requirió el ingreso en un hospital el mismo año que se le visitó por primera vez. A lo largo del año siguiente prácticamente no hablaba, y resultó imposible realizar las pruebas para observar su estado mental. Tenía tendencia a ir de un lado a otro en la sala del hospital; en una ocasión consiguió salir de la sala en la que estaba encerrado con llave y se le encontró a varios kilómetros del centro. (Cabe señalar que en este momento del curso, podría estar justificado el subtipo con alteración de comportamiento.)

Su aspecto físico, aparentemente normal y bueno, se encontraba en claro contraste con sus facultades mentales profundamente deterioradas; pero eventualmente, empezó a perder peso, permaneció en cama y presentó contracturas (contracciones musculares permanentes).

Falleció a la edad de 72 años como consecuencia de una neumonía. La autopsia efectuada reveló una atrofia cerebral; las preparaciones anatomopatológicas de su cerebro mostraron la presencia de placas y neurofibrillas propias de la enfermedad de Alzheimer.

Comentario sobre «El excursionista» por Marshal Folstein, M.D.*

Características clínicas y anatomopatológicas de la enfermedad de Alzheimer

En 1907 Alzheimer publicó la descripción de un caso de demencia de inicio precoz, una enfermedad que terminaría llevando su nombre. El paciente era «una mujer de 51 años de edad que mostraba como uno de sus primeros síntomas un fuerte sentimiento de celos hacia su marido. Muy pronto demostró problemas de memoria que aumentaban rápidamente; se sentía desorientada llevando objetos de aquí para allá en su casa, y los escondía. En ocasiones, sentía que alguien la quería matar y comenzaba a gritar... Después de 4 años de evolución, falleció. Presentaba un grupo llamativo de síntomas que incluían una disminución de la comprensión y la memoria, y también afasia, desorientación, conducta impredecible, paranoia, alucinaciones auditivas y deterioro psicosocial grave» (Maurer y cols. 1997; se puede encontrar un resumen del historial de esta paciente en http://www.zarcrom.com/users/alzheimers/w-09.html, acceso el 17 de diciembre de 2003).

Los síntomas cognitivos progresan desde la pérdida de memoria a la afasia, apraxia y agnosia, y después a una etapa final con trastornos de la marcha e incon-

---

** El doctor Folstein es profesor de Psiquiatría en la Facultad de Medicina de la Universidad de Tufts. Marshal Folstein comenzó sus trabajos en psiquiatría geriátrica en 1970 cuando, en colaboración con Susan Folstein y Paul McHugh, desarrolló el Mini-examen del estado mental (Mini-Mental State Examination [MMSE]). Junto con Jason Brandt publicó la Telephone Interview of Cognitive Status y otras herramientas que permitían evaluar la discapacidad y los síntomas no cognitivos. Fue uno de los autores de los criterios diagnósticos de la enfermedad de Alzheimer del Nacional Institute of Neurological and Communicative Diseases and Stroke/Alzheimer's Disease and Related Disorders Association (NINCDS-ADRDA), antes de trabajar en los criterios del DSM-IV de Demencia y Delirium. Comenzó a estudiar el fenotipo de la enfermedad de Alzheimer y publicó sus observaciones con John Breitner basadas en estudios familiares que indicaban que hay genes mayores que causan la enfermedad de Alzheimer tanto en los casos precoces como en los tardíos. Su trabajo con Barry Rovner, Cynthia Steele, Mary Jane Lucas y otros autores en 1986 señaló que las residencias se estaban convirtiendo en hospitales mentales que necesitaban psiquiatras y enfermeras de psiquiatría. Folstein, Rovner, Lucas y Steele publicaron el primer estudio aleatorizado sobre el tratamiento del trastorno conductual en pacientes con demencia a largo plazo. En 1987, su trabajo aportó información para elaborar las directrices de la Omnibus Budget Reconciliation Act (conocida como Ley OBRA) sobre el uso de sujeciones y medicamentos en las residencias. Desde 1993 hasta 2003 el doctor Folstein fue director del Departamento de psiquiatría de la Universidad de Tufts. Actualmente, es presidente de la Boston Society of Neurology and Psychiatry, investigador principal en un estudio poblacional sobre nutrición y memoria en ancianos que viven en sus domicilios en Boston, y director médico del Servicio de psiquiatría de pacientes ingresados del Hospital Merrimaek Valley.*

tinencia (Folstein y Whitehouse, 1983). Como media, la muerte se produce 10 años después del inicio del cuadro. Los síntomas corresponden a la progresión de la enfermedad desde la corteza entorrinal y la amígdala hacia la corteza parietal y frontal (Braak y Braak, 1991). La pérdida celular también se produce en los núcleos de la base de Meynert, provocando la depleción de acetilcolina, y en el *locus coeruleus* y el rafe central, provocando la depleción de norepinefrina y serotonina (Zweig y cols. 1988). Una cascada inflamatoria provoca la formación de radicales libres y la muerte celular. La pérdida de sinapsis se correlaciona con el grado de deterioro cognoscitivo.

La enfermedad de inicio precoz se debe a varias mutaciones genéticas que interfieren con el metabolismo de una proteína transmembrana que provoca el depósito de amiloide extracelular y los ovillos neurofibrilares intracelulares (Blacker y cols. 2003).

Comentario del caso

No nos han dicho cuál era la queja principal ni la historia familiar de este excursionista. Como el diagnóstico de este paciente es de inicio precoz, esperaríamos encontrar otros miembros de la familia afectados y preocupación en todos ellos sobre su propia susceptibilidad.

«El jefe del Departamento de Ciencias de una universidad, de 61 años de edad, que había sido un gran aficionado al excursionismo, empezó a sentirse atemorizado mientras caminaba por una montaña». Aunque las características definitorias son de tipo cognoscitivo, los síntomas no cognoscitivos de depresión, ansiedad, ideas delirantes, alucinaciones, trastorno del sueño y otros trastornos conductuales a menudo son motivo de preocupación para los cuidadores (Loreck y cols. 1994). La ansiedad y la depresión son frecuentes en la enfermedad de Alzheimer y, en ocasiones, aparecen antes que el deterioro cognitivo, como se describe en el paciente con Alzheimer (Loreck y Folstein, 1993). Los cambios del estado de ánimo aparecen cuando menos se espera y pueden estar relacionados con cambios en los núcleos monoaminérgicos, que quedan afectados precozmente en esta enfermedad (Rovner y cols., 1989; Zweig y cols., 1988). Este paciente perdió la capacidad de orientación en un bosque, lo que podría explicar el miedo que tiene cuando pasea (Goldstein 1963). Los pacientes con enfermedades cerebrales reaccionan emocionalmente cuando se enfrentan a dificultades y fracasos.

«De manera progresiva, comenzó a perder interés por sus aficiones. Gran amante de la lectura, dejó de estar en contacto con los libros». A menudo, la apatía y la inercia son síntomas precoces de una demencia frontal, como en la enfermedad de Pick, frente a lo que sucede en la enfermedad de Alzheimer. Los enfermos de Alzheimer desean mantener sus actividades habituales durante 4 o 5 años de evolución. Ante la reacción emocional que muestra «el excursionista», su pérdida de interés podría ser un síntoma de depresión.

«Tenía dificultades a la hora de usar el ordenador y cometía grandes errores en el cálculo de la economía doméstica», es lo que se espera al comienzo de la enfermedad de Alzheimer.

«En varias ocasiones se había perdido con el coche yendo por lugares conocidos. Empezó a escribir notas para no olvidar todo lo que tenía que hacer». El uso de estas notas refleja la pérdida de memoria, un sentimiento de ansiedad o la obsesión por comprobarlo todo. Para algunos pacientes las notas son una ayuda útil para la memoria, pero otros se olvidan de usarlas. La orientación en un lugar depende de las células del hipocampo, que también quedan afectadas precozmente en la enfermedad de Alzheimer.

«De manera repentina, decidió dejar de trabajar, sin decirle nada a su esposa». Cuando el deterioro cognitivo alcanza la gravedad que demostró este excursionista hay que jubilarse. No obstante, muchos pacientes, especialmente los varones, desean continuar trabajando y afrontar el deterioro grave de la atención. El hecho de que «el excursionista» no informara de su jubilación a su mujer depende de sus motivaciones personales y de las relaciones entre ambos cónyuges. El psiquiatra que atiende a pacientes con enfermedad de Alzheimer debe comprender los roles anteriores, actuales y futuros de cada miembro de la familia.

«Sus facultades mentales fueron deteriorándose gradualmente». La velocidad de deterioro funcional en la enfermedad de Alzheimer es variable pero, antes de introducirse los inhibidores de la colinesterasa en el tratamiento de los pacientes con dicha enfermedad, su duración desde el inicio del trastorno de la memoria hasta la muerte era de 8 a 10 años. En los primeros años de enfermedad quedan afectadas, principalmente, la memoria y la atención. Unos 3 o 4 años más tarde, el paciente tiene problemas de comunicación al iniciarse la afasia semántica. En las etapas finales, el paciente sufre incontinencia y desarrolla trastornos de la marcha. Las ideas delirantes y alucinaciones van apareciendo a medida que va cayendo la puntuación del MMSE (Loreck y cols., 1994), aunque en el caso que describió Alzheimer en 1907 las ideas delirantes de celos aparecieron pronto. La aparición precoz de alucinaciones indica una enfermedad por cuerpos de Lewy.

«Pasaba la mayor parte del tiempo llevando objetos de un lado a otro en su domicilio». El paciente descrito por Alzheimer hacía lo mismo. Una interpretación de las actividades repetitivas es que los pacientes con demencia acaban desmoralizados ante el fracaso, evitan las tareas complicadas y comienzan a realizar actividades repetitivas que dominan.

«Se volvió tozudo y quejumbroso». Para interpretar síntomas como éste, es útil conocer la personalidad previa del paciente. La irritabilidad es frecuente en la enfermedad de Alzheimer; está relacionada con trastornos del estado de ánimo y reacciones catastróficas; también puede producirse cuando el cuidador establece los límites de la conducta del paciente. El cambio de los rasgos de personalidad existentes antes de la enfermedad es impredecible. Los sujetos agresivos pueden volverse pasivos, y los apacibles, agresivos.

«En ocasiones, necesitaba ayuda para afeitarse y vestirse». Después de 3 o 4 años de enfermedad los pacientes se muestran apáticos, es decir, pierden la capacidad de realizar movimientos motores aprendidos. Este síntoma queda reflejado a veces, por la pérdida de la capacidad de escribir y copiar dibujos, así como por la incapacidad de realizar las tareas cotidianas.

Exploración

«Cuando se le examinó 6 años después de que aparecieran los primeros síntomas, el enfermo se mostraba despejado y cooperativo». El estado de alerta y, presumiblemente, de una consciencia clara, es útil para descartar un *delirium* como causa del deterioro.

«Estaba desorientado en cuanto al tiempo y al espacio». El paciente con Alzheimer pierde primero la orientación temporal que la espacial.

«No podía recordar los nombres de 4 o 5 objetos después de un intervalo de 5 minutos de distracción». No nos dicen si este paciente podía memorizar las 5 palabras cuando se las presentaban inicialmente. Es importante revisar la memorización de la prueba, o la memoria de trabajo, porque, a menudo, está afectada. Si el paciente termina las tareas de memorización, es un signo del número de elementos que el paciente ha podido comprender. En este ejemplo, el paciente debe haber memorizado los 5 elementos para poder recordar 4 de 5. Pedir al paciente que nombre inmediatamente los objetos cuando se los muestran indica la capacidad de codificar con rapidez el material nuevo. No se ha establecido claramente el tiempo que debe pasar para comprobar la recuperación y recuerdo de la información, aunque el paciente debería mantenerse ocupado después de que haya memorizado con éxito los elementos de la prueba de memoria para impedir que los ejercite.

«No era capaz de recordar el nombre de su escuela. No podía explicar en qué consistía su oficio, y solamente mencionaba su ocupación. En 1978 pensaba que Kennedy era el presidente de EE.UU. Desconocía la nacionalidad de Stalin». Es frecuente que las familias expliquen que los pacientes recuerdan episodios lejanos pero no lo que hicieron ayer. Nuestro excursionista no podía recordar ni los lejanos ni los recientes.

«Su lenguaje era fluido y articulado…». El habla y el lenguaje fluidos y bien articulados se mantienen en la enfermedad de Alzheimer temprana pero no en trastornos que cursan con una presentación de demencia subcortical, como la demencia vascular, la enfermedad de Parkinson, la hidrocefalia, el síndrome de inmunodeficiencia adquirida o la depresión. En la demencia subcortical el habla puede ser lenta y mal articulada y hay períodos de latencia muy prolongados entre la pregunta del médico y la respuesta del paciente.

«… pero presentaba alguna dificultad para encontrar la palabra adecuada, y a veces, formaba frases sin sentido. En ocasiones había llamado taza al vaso y "las fundas" a las montura de las gafas». La dificultad para encontrar la palabra adecuada y recordar su significado da paso a lo que se conoce como *habla vacía.* Las familias se ven sorprendidas

al comienzo de la enfermedad porque el deterioro del lenguaje del paciente interrumpe las conversaciones durante la cena. Los pacientes con enfermedad de Alzheimer desarrollan afasia después de 3 o 4 años de enfermedad; también tienen problemas para entender órdenes complejas y usan su propia jerga.

«Los cálculos simples le resultaban difíciles». Los cálculos dependen de las habilidades matemáticas, y también de la atención y la concentración. La pérdida de la capacidad para manejar el dinero es un signo precoz de la enfermedad de Alzheimer y es lógica a los 6 años de evolución.

«No era capaz de copiar un cubo o dibujar una casa». La pérdida de la capacidad de dibujar es un signo de apraxia y, a veces, se asocia a la pérdida de las habilidades cotidianas.

«La interpretación de las frases y los refranes era literal». La enfermedad de Alzheimer influye en los que la padecen en la interpretación de refranes y el reconocimiento de similitudes, por ejemplo, en qué se parecen una manzana y una naranja. Los resultados de estas pruebas son difíciles de evaluar, porque existen muchas respuestas correctas y el rendimiento depende del nivel cultural y educativo.

«Tampoco tenía conciencia de la naturaleza de su enfermedad». Estos pacientes declaran que no tienen ningún problema, pero admiten tenerlos de memoria. Este fenómeno no se ha analizado a fondo, pero podría representar agnosia. Ésta se produce en pacientes que tienen lesiones parietales derechas y abandonan su lado derecho negando cualquier parálisis. La negación de algo que no funciona podría representar una confianza excesiva que es típica de la manía o del fracaso de la autoevaluación en presencia de una apatía extrema. También podría interpretarse como un intento del paciente por mantener su dignidad e independencia.

«La exploración neurológica habitual y los análisis de sangre que se le practicaron no revelaron nada anormal». La exploración neurológica para el diagnóstico diferencial de la demencia indica trastornos de la marcha y movimientos lentos en pacientes con demencia subcortical, movimientos erráticos en la enfermedad de Huntington, temblor en la enfermedad de Parkinson, asterixis en el delirio y, más raramente, mioclonías en la enfermedad de Alzheimer. La conservación del movimiento motor preciso es la norma en la enfermedad de Alzheimer.

«Sin embargo, una tomografía computarizada mostró una atrofia cortical profunda». El deterioro cognoscitivo de la enfermedad de Alzheimer se debe a la pérdida de sinapsis (Terry y cols. 1994). Suele haber atrofia cortical que, a menudo, se describe erróneamente como un cambio relacionado con la edad. Si se tienen en cuenta la medición de los volúmenes y el metabolismo cerebrales en la interpretación de los escáneres craneales mejorará la exactitud y también será un medio para vigilar el declive, ya que los cambios de la estructura cerebral se correlacionan con el deterioro cognoscitivo (Aylward y cols., 1996; Jobst y cols., 1997). Las alteraciones del flujo sanguíneo cerebral detectados por la tomografía computarizada con emisión de fotón único son precoces y preceden a los cambios cognoscitivos (Huang y cols. 2002).

«La enfermedad progresó y requirió el ingreso en un hospital el mismo año que se le visitó por primera vez». Los pacientes con enfermedad de Alzheimer se quedan mudos en las fases finales de la enfermedad, pero también hay que descartar la existencia de una depresión, especialmente cuando pierden peso.

«Tenía tendencia a ir de un lado a otro en la sala del hospital; en una ocasión consiguió salir de la sala en la que estaba encerrado con llave y se le encontró a varios kilómetros del centro». En las fases avanzadas de la enfermedad es frecuente encontrar períodos de sobreactividad, deambulaciones y trastornos del sueño. A veces, es útil el tratamiento con timorreguladores como divalproex.

«Su aspecto físico, aparentemente normal y bueno, se encontraba en claro contraste con sus facultades mentales profundamente deterioradas; pero eventualmente, empezó a perder peso, permaneció en cama y presentó contracturas (contracciones musculares permanentes).

Falleció a la edad de 72 años como consecuencia de una neumonía». La duración de 11 años de la enfermedad de Alzheimer en este paciente se encuentra dentro del intervalo esperado.

«La autopsia efectuada reveló una atrofia cerebral; las preparaciones anatomopatológicas de su cerebro mostraron la presencia de placas y neurofibrillas propias de la enfermedad de Alzheimer». Sigue siendo importante realizar la autopsia, porque las variantes más nuevas de demencia, como la enfermedad con cuerpos de Lewy, no pueden diferenciarse de la de Alzheimer en los escáneres cerebrales. Las autopsias indican que el diagnóstico clínico planteado antes de la muerte del paciente es exacto en un 85 a 90% de las veces (Joachim y cols., 1988).

Tratamiento y control

El tratamiento y control de este tipo de pacientes comienzan recogiendo la historia del paciente y de su familia por separado. Aunque el paciente tenga un deterioro cognoscitivo demasiado importante para proporcionar una historia minuciosa, es importante respetar su dignidad y escuchar su opinión sobre la enfermedad. Los cuidadores dan los detalles de la historia y también, necesitan la comprensión y el apoyo del médico, por lo que es importante que el médico escuche lo que tienen que decir sobre el paciente. Hay que realizar un interrogatorio minucioso para revelar la presencia de síntomas no cognoscitivos, como la depresión, las ideas delirantes y las alucinaciones. Es útil usar una herramienta estructurada, como la Escala de síntomas de demencia (Loreck y cols., 1994). Después de recoger la historia y explorar al paciente, pregunto a él y a su familia si desean saber algo, quizás sobre el diagnóstico, el pronóstico y la etiología, que les pudiera contar. La mayoría está preocupada por la posibilidad de que los hijos del paciente hereden la enfermedad. En este sentido, se siguen los principios generales del consejo genético (Folstein y Folstein 1995,1998).

Después, recomiendo los dos tratamientos que, hasta la fecha, han demostrado su eficacia modificando la evolución de los síntomas: un inhibidor de la colinesterasa y vitamina E. Se utilizan tres inhibidores de la colinesterasa: donepezilo, galantamina y rivastigmina, en dosis variables. Los efectos secundarios de los inhibidores de la colinesterasa son temblor, náuseas, hemorragia gastrointestinal y *delirium*. Aún no se ha establecido la dosis óptima de vitamina E, pero en un estudio publicado se administraron 2.000 U/día (Sano y cols., 1997). Los síntomas no cognoscitivos, como la depresión, se tratan empíricamente con timorreguladores, antidepresivos y dosis bajas de antipsicóticos. El tratamiento con trazodona es útil para regular el sueño. Puede ser útil administrar benzodiazepinas durante el día antes de que el paciente tenga que realizar actividades que puedan resultar estresantes.

El paciente y su familia también necesitan un plan para el día a día. En este sentido, les ayudo a crear un calendario diario estructurado para estimular al paciente pero no de modo excesivo de forma que los cuidadores tengan períodos de descanso. A veces, es necesario mantener reuniones en las que participen los hijos del paciente, y, en ocasiones, sus nietos. A menudo, los pacientes no desean producir esta carga a sus hijos y no les piden ayuda. Hay otros aspectos de las interacciones entre el paciente y la sociedad que también hay que atender, como conducir o la gestión financiera, y se contemplará la posibilidad de conceder poderes notariales. Las visitas con la familia se programarán con una frecuencia que permita responder a preguntas sobre las situaciones que van surgiendo (p. ej., «¿deberíamos irnos de vacaciones?») y comprobar los efectos secundarios de los medicamentos. Primero visito a las familias una vez al mes, y después cada 3 meses. En cada visita hablo con el paciente a solas y le pregunto sobre sus preocupaciones; después, me reúno con la familia por separado. Como en la evaluación inicial, termino la visita reuniéndome con el paciente y su familia para resumir los resultados de la visita. En estas reuniones sólo se necesitan unos minutos con cada parte.

La asistencia de los pacientes con enfermedad de Alzheimer requiere la colaboración de muchos profesionales que, juntos, tratan la enfermedad, las reacciones del paciente ante ella, las conductas que desarrollan y la situación personal a la que se enfrenta el paciente y los miembros de su familia.

Bibliografía

Aylward EH, Rasmusson DX, Brandt J, et al: CT measurement of suprasellar cistern predicts rate of cognitive decline in Alzheimer's disease. J Int Neuropsychol Soc 2:89-95, 1996

Blacker D, Bertram L, Saunders AJ, et al: Results of a high-resolution genome screen of 437 Alzheimer's disease families. Hum Mol Genet 12(1):23-32, 2003

Braak H, Braak E: Neuropathological staging of Alzheimer-related changes. Acta Neuropathologica 82:239-259, 1991

Folstein MF, Whitehouse PJ: Cognitive impairment of Alzheimer disease. Neurobehav Toxicol Teratol 5(6):631-634, 1983

Folstein SE, Folstein MF: Genetic counseling for psychiatric disorders: teaching consultants about genotypes and phenotypes, in American Psychiatric Press Review of Psychiatry, Vol 14. Edited by Oldham JM, Riba M. Washington, De, American Psychiatric Press, 1995, pp 425-458

Folstein SE, Folstein MF: Genetic counseling in Alzheimer's disease and Huntington's disease: principles and practice, in Neurobiology of Primary Dementia. Edited by Folstein MF. Washington, Dc, American Psychiatric Press, 1998, pp 329-364

Goldstein K: The Organism. Boston, MA, Beacon Press, 1963, p 35

Huang C, Wahlund LO, Svensson L, et al: Cingulate cortex hypoperfusion predicts Alzheimer's disease in mild cognitive impairment. BMC Neurol 2(1):9, 2002

Joachim CL, Morris JH, Selkoe DJ: Clinically diagnosed Alzheimer's disease: autopsy results in 150 cases. Ann Neurol 24(1):50-56, 1988

Jobst KA, Barnetson LP, Shepstone BJ: Accurate prediction of histologically confirmed Alzheimer's disease and the differential diagnosis of dementia: the use of NINCDS-ADRDA and DSM-III-R criteria, SPECT, X-ray CT, and APO E4 medial temporal lobe dementias. The Oxford Project to Investigate Memory and Aging. Int Psychogeriatr 9 (suppl 1):191-222; discussion 247-252, 1997

Loreck DJ, Folstein MF: Depression in Alzheimer disease, in Depression in Neurological Disease. Edited by Starkstein SE, Robinson RG. Baltimore, MD, Johns Hopkins University Press, 1993, pp 50-62

Loreck DJ, Bylsma F, Folstein MF: The Dementia Symptoms Scale: a new scale for comprehensive assessment of psychopathology in Alzheimer's disease. Am J Geriatr Psychiatry 2(1):60-74, 1994

Maurer K Volk S, Gerbaldo H: Auguste D and Alzheimer's disease. Lancet 349:1546-1549, 1997

Rovner BW, Broadhead I, Spencer M, et al: Depression and Alzheimer's disease. Am J Psychiatry 146(3):350-353, 1989

Sano M, Ernesto C, Thomas RG, et al: A controlled trial of selegiline, alphatocopherol, or both as treatment for Alzheimer's disease. The Alzheimer's Disease Cooperative Study. N Engl J Med 336(17):1216-1222, 1997

Terry RD, Masliah E, Hansen LA: Structural basis of the cognitive alterations in Alzheimer's disease, in Alzheimer Disease. Edited by Terry RD, Katzman R, Bick K. New York, Raven Press, 1994, pp 179-196

Zweig RM, Ross CA, Hedreen JC, et al: The neuropathology of aminergic nuclei in Alzheimer's disease. Ann Neurol 24(2):233-242, 1988 [Research done at the Neuropathology Laboratory, Johns Hopkins University School of Medicine, Baltimore, MD. Article also printed in Prog Clin Biol Res 317:353-365, 1989]

Bibliografía recomendada

Folstein MF, Robinson R, Folstein SE, et al: Depression and neurological disorders: new treatment opportunities for elderly depressed patients. J Affect Disord Suppl 1:S11-S14, 1985

En los huesos

Una joven de Arkansas de 23 años de edad escribió una carta al director de un grupo de investigación de Nueva York después de ver un programa de televisión en el que éste describía su trabajo con pacientes que presentaban patrones alimentarios inusuales. En la carta, donde solicitaba ser aceptada en su programa, la joven explicaba su problema de la siguiente manera:

Hace algunos años, cuando iba al instituto, empecé a tomar laxantes para perder peso. Comencé tomando poca cantidad, pero tuve que ir aumentando su uso a medida que perdían eficacia. A los 2 años estaba tomando entre 250 y 300 píldoras de Ex-Lax® de una vez por cada vaso de agua que me bebía, 20 por trago. Podía perder hasta 9 kg en un período de 24 horas, la mayor parte correspondiente a agua y a algo de comida, y (podía) llegar a deshidratarme de tal forma que no me sostenía en pie y apenas podía hablar. Acabé en la enfermería de la universidad en varias ocasiones, con diagnósticos como intoxicación alimentaria, gastroenteritis aguda, etc., tomando dieta blanda y fármacos. Me daban de alta en uno o dos días. Me diagnosticaron una pequeña úlcera duodenal, que había desaparecido en el control radiográfico que me efectuaron en 1975.

Podía pasarme días sin comer, luego ingerir algo y, abrumada por sentimientos de culpabilidad por haber comido y por la propia *hambre* que sentía, me ponía a comer, comer y comer. Una muchacha que residía en el mismo piso que yo me contó que en alguna ocasión se había forzado el vómito de tal forma que evitaba el aumento de peso. Empecé a hacerlo de vez en cuando y comprobé que podía ingerir grandes cantidades de comida, vomitar y seguir perdiendo peso. Era la primavera de 1975. En pocos meses perdí hasta 23 kg, quedándome en 41 kg. Empezó a caérseme el pelo a mechones, y notaba cómo se me movían los dientes.

Nunca me había sentido más atractiva o más confiada por mi apariencia: liberada físicamente, con un buen tipo y flaca hasta los huesos. Veía delgadez mirara la parte de mi cuerpo que mirara, excepto el estómago después de un atracón, que destacaba por su llenado y distensión. Cuando me agachaba, se me marcaban las costillas y la columna vertebral. Después de vomitar, mi estómago volvía a estar plano, vacío. Cuanto más peso perdía, más miedo tenía de engordar. Había días en que no me atrevía a beber agua por miedo a que eso significara más kilogramos en la báscula y me hiciera sentir miserable. Y al poco tiempo, podía beber (o puedo beber; quizá debería estar escribiendo esta carta en *presente*) fácilmente 2 l de leche y de otros líquidos durante un atracón. Ya no necesitaba los laxantes para eliminar la comida que había ingerido y finalmente terminé por abandonarlos (aunque todavía tengo estreñimiento crónico, me dan náuseas cuando los veo en las tiendas).

Dedicaba muchas horas al día a hacer ejercicio físico que tonificara mi cuerpo de las continuas fluctuaciones de peso, y me uní al equipo de *jogging* de la universidad. Llevaba las zapatillas de *jogging* todo el día y corría para ir a clase y por la ciudad. Cada día, después de vomitar, iba a correr hasta que no aguantaba más y tenía que retirarme; acababa en tal estado, que el esfuerzo que significaba tomar un sorbo de agua ya me mareaba, sintiendo calambres en el estómago y en las piernas.

En mi último semestre, antes de dejar los estudios, me encontré por casualidad con un artículo que hablaba de la anorexia nerviosa. Me aterrorizó; mi propia obsesión por la comida y el peso era compartida por otras personas. No me había venido la regla durante 2 años. Por lo tanto, me obligué a mí misma a comer y digerir sanamente los alimentos. Lo odiaba. Estudié nutrición y empecé a forzarme de forma gradual a aceptar una nueva actitud frente a la comida (vitalizante), algo necesario para sobrevivir. Gané peso, enfrentándome abiertamente al terror que ello me producía. Desde entonces, mediante un sistema estricto y controlado he sido capaz de mantenerme en un aceptable estado nutricional: de 47 a 52 kg con una estatura de 1,70 m. Sé lo que necesito para sobrevivir y me lo como —una dieta equilibrada con la menor cantidad posible de calorías, formada en su mayor parte por verdura, fruta, pescado, productos integrales, etc.—. En 5 años no he comido nada parecido a una pizza, pasta o cerdo, dulces o nada que contenga grasas, fritos o pasteles sin sentirme muy enferma. En una ocasión me permití comer un helado. Pero, por lo general, me pongo enferma si me desvío mínimamente de la dieta.

Me resultaba difícil enfrentarme a la gente del instituto y perdía cursos, abandonando asignaturas, pero terminando bastante bien las pocas a las que seguía asistiendo. Lo absurdo de mi retraimiento me resultaba evidente incluso durante el último semestre, momento en el que decidí apuntarme a cursos por correspondencia, si bien vivía a pocas manzanas del edificio de la universidad a distancia, situado en el campus. Pensaba que sólo me atrevería a enfrentarme al resto de gente cuando «perdiera unos pocos kilogramos más».

Gorda. No puedo soportarlo. Este sentimiento es más fuerte y más desesperante que cualquier horror que me haya producido a mí misma. Si gano unos pocos kilogramos, odio tener que salir de casa y dejar que los demás me vean. Al mismo tiempo, me entristece pensar en los amigos y actividades que he ido dejando y en el estado de vitalidad que antes tenía.

Teniendo en cuenta este retraimiento, le sorprenderá a usted saber que trabajo actualmente de modelo. Hace un año, cuando controlaba un poco más lo de la comida y los vómitos, disfrutaba trabajando delante de la cámara, y lo hacía bastante bien. Últimamente he estado demasiado enferma, he perdido el tipo y tengo poca autoconfianza en mi físico para la disciplina de modelo. En este tiempo me he mantenido económicamente con trabajos de secretaria de media jornada y con algún que otro libro de fotografías que mis clientes me han solicitado. Pero la mayor parte del tiempo he hecho de secretaria. En ningún momento he podido dejar de sentirme enferma.

En mi época en el instituto, cuanto más vomitaba, más tiempo requería para hacerlo y más difícil me resultaba. Necesitaba utilizar distintos instrumentos para inducirme el vómito. Actualmente lo que hago es doblar dos cables eléctricos y empujarlos varios centímetros hacia dentro de mi garganta. Antes me administro de 6 a 10 dosis de jarabe de ipecacuana (una sustancia emética). Tengo callos en las rodillas del tiempo que paso agachada. El proceso de comer y vomitar suele conllevar unas 2 a 3 horas, algunas veces incluso 8. Me aterroriza meterme objetos en la boca y el dolor que ello me produce, y a veces, tengo la garganta tan inflamada que en ese momento resulta imposible manipularla y hago tiempo tomándome la ipecacuana. Me siento en el suelo, mordiéndome las uñas, y estirándome las pieles que rodean la zona ungueal con unas pinzas. Por lo general utilizo guantes de goma para evitar que esto suceda.

Después de vaciar el estómago por completo, me lavo extensamente. En poco tiempo me hidrato con una botella de bebida gaseosa y cojo un puñado de furosemida, un diurético de 40 mg (del que tengo numerosas recetas). A veces, siento que me desmayo, que me destemplo. Me sobrepongo echándome agua fría por la cara y cepillándome el pelo, pero mis manos todavía siguen temblando. Me tomo una aspirina si tengo ataques agudos de dolor en las manos..., sólo así puedo dormirme al cabo de un rato. Tengo los labios y los dedos azulados y fríos. Cuando me miro al espejo, veo mis venas resquebrajadas y manchas rojas alrededor de mis ojos. En 1 o 2 días desaparecen. Cuando todo acaba, siento un cierto alivio, la comida ya ha salido y ya no me siento horriblemente gorda. Y lloro a menudo..., esto me apacigua, me calma. De hecho es una tontería llorar para que alguien me oiga, alguien que me pueda ayudar, cuando yo soy la única responsable, la que me estoy escondiendo, haciendo daño.

Actualmente he apreciado una grieta en mi conducta, esa honestidad acerca de mi enfermedad. Espero que me reporte más ayuda que humillación. A veces, veo hipocresía en mis acciones y en mis intentos diligentes, pero llenos de miedo, para buscar ayuda. Mientras tanto, sigo enferma, noche tras noche. Y a menudo también durante el día.

Parece como si dos cuerpos estuvieran operando el uno contra el otro, cada uno determinando y medio cancelando los efectos del otro. Es la parte de mí que me fuerza a comer de lo que estoy hablando..., la que calma mi garganta con agua después de horas de hinchazón y la que toma suplementos de potasio para contrarrestar el efecto de los diuréticos y aspirinas para el dolor de las manos rasgadas. Es esta parte de mí la que entra en la consulta del psiquiatra dos veces por semana y toma conciencia del peligro que representa hacerme un daño tan serio a mí misma, y la que realiza pequeños, pero constantes, esfuerzos para reparar mi caída.

Suena como si yo estuviera siendo brutalmente acosada por alguna fuerza implacable. Es ridículo pensar de esta forma o permanecer llorando, porque las manos que llevan agua a mi garganta para calmar la hinchazón e intentan hacer pequeñas reparaciones son las mismas que perforan mi estómago con trozos de cable. No se trata de ningún demonio, sólo de mí misma.

Por si le soy necesaria, estoy enteramente a su disposición, suya

Nancy Lee Duval

Nancy Duval fue ingresada en la planta de investigación para estudio. Los datos adicionales de su historia revelaron que sus problemas de alimentación empezaron de forma gradual durante su adolescencia, llegando a ser graves durante los últimos 3 a 4 años. A los 14 años pesaba 58 kg y había llegado ya a su estatura adulta de 1,70 m. Se sentía «terriblemente gorda» y empezó a realizar dietas sin obtener grandes éxitos. A los 17 años pesaba 68 kg y empezó a hacer regímenes dietéticos más seriamente por miedo a que la pusieran en ridículo, llegando a los 59 kg durante el siguiente año. Recuerda haberse sentido muy deprimida, superada por la preocupación por el peso, e insignificante. Empezó a evitar las clases difíciles con el objetivo de no obtener nunca puntuaciones por debajo del sobresaliente, y comenzó a mentir sobre el instituto y las notas que obtenía por temor a ser puesta en ridículo. Sentía más ansiedad social cuando trataba con los muchachos, que culminó en su traslado a un colegio de muchachas en el último año de instituto.

Cuando entró en la universidad sus dificultades aumentaron. Tenía problemas para decidir cómo organizar su tiempo: cuándo estudiar, tener citas, ver a amigos. Cada vez estaba más desesperada por perder peso y empezó a utilizar laxantes, tal y como describe en la carta. A la edad de 20 años, en su segundo año de universidad, llegó a su peso mínimo: 39 kg (70% de su peso corporal ideal), y dejó de tener la regla.

Tal y como Nancy Duval describe en su carta, reconoció que existía un problema y finalmente se obligó a sí misma a ganar peso. Sin embargo, los episodios de sobreingesta y de vómitos que había iniciado el año anterior empeoraron. Preocupada por su peso y su alimentación, su rendimiento académico se resintió, y tuvo que dejar la universidad a la edad de 21 años.

Nancy Duval es la segunda de cuatro hijos y la única muchacha. Proviene de una familia de profesionales de clase media-alta. Por la descripción de la paciente, parece como si el padre hubiese tenido antecedentes de alcoholismo. Hay claros indicios de problemas entre la madre y el padre, y entre los hijos y los padres; pero ningún otro miembro de la familia se ha sometido nunca a tratamiento psiquiátrico.

Discusión sobre «En los huesos»

Nancy Duval padece anorexia nerviosa (DSM-IV-TR, pág. 659), trastorno que fue descrito por primera vez hace 300 años y que fue denominado con su nombre actual en 1868. Aunque las teorías sobre la causa de este trastorno han ido variando a lo largo del tiempo, sus rasgos esenciales han permanecido constantes. La paciente describe dichos rasgos de forma conmovedora.

Nancy tenía un miedo intenso e irracional a volverse obesa, a pesar de su estado de delgadez. Presentaba una alteración de su imagen corporal ya que se percibía a sí misma como gorda cuando en realidad su peso era similar al de la población general, y «nunca se había sentido más atractiva» cuando, de hecho, a los ojos de los demás, debía parecer grotescamente delgada. Perdió aproximadamente el 30% de su peso corporal mediante dietas, ejercicio físico, autoinducción del vómito y utilización de catárticos y diuréticos de forma descontrolada. En los últimos tres años no había tenido la regla.

De hecho, presentaba asimismo episodios recurrentes de atracones: ingesta rápida e incontrolada de alimentos ricos en calorías. Estos atracones se seguían de vómitos y remordimientos. Este patrón de atracones y purgas recurrentes, si hubiese tenido lugar de forma aislada, aseguraría el diagnóstico de *bulimia nerviosa tipo purgativo*. Sin embargo, cuando tiene lugar en el curso de una anorexia nerviosa, sólo se establece el diagnóstico de esta última entidad, aunque se especifica como de tipo compulsivo/purgativo.

Seguimiento

Nancy permaneció en la planta de investigación varias semanas, durante las cuales fue objeto de estudio, y bajo el control hospitalario fue capaz de abandonar el abuso de laxantes y diuréticos. Después de su vuelta a casa, continuó bajo tratamiento con un psiquiatra que practicaba psicoterapia de orientación psicoanalítica, dos sesiones por semana, que ya había iniciado 6 meses antes. Dicha terapia continuó por espacio de 6 meses más, aproximadamente, momento en que su familia se negó a seguir pagando sus honorarios. La paciente llegó también a la conclusión de que, aunque había conseguido algo de introspección sobre sus dificultades, no había sido capaz de modificar su conducta.

Dos años después de abandonar el hospital, escribió una carta diciendo que «estaba mucho mejor». Había vuelto a matricularse en la facultad, y hacía las prácticas del curso de forma satisfactoria. Había visitado a una dietista, y creía que esa forma de tratamiento resultaba positiva para aprender qué era una dieta normal y cómo podía mantenerse un peso normal. Recibía, asimismo, consejos de los psicólogos de la escuela, aunque no trató nunca con ellos de una forma directa sus problemas de alimentación. Su peso era normal y le venía la regla de forma regular. Continuó experimentando de forma intermitente dificultades con sus atracones y vómitos, pero la frecuencia y gravedad de estos problemas se había reducido de forma considerable. Nunca más había vuelto a abusar de diuréticos o laxantes.

Comentario sobre «En los huesos» por Katherine A. Halmi, M.D.*

El tratamiento eficaz de un paciente con un trastorno alimentario debe comenzar con una evaluación organizada e inteligente de dicho trastorno. Después de leer la carta de esta paciente, a la vez dramática y una llamada de socorro, el personal responsable de su tratamiento vio que era necesario completar la historia con otros datos pertinentes como la evolución de la talla y el peso para establecer un peso que fuera viable su mantenimiento en este caso. A los 14 años, Nancy había alcanzado su talla de adulto, 170 cm, y pesaba 58 kilos, siendo el peso normal para esta talla de 42,2 a 59,2 kilos, lo que correspondería a un índice de masa corporal (kilos divididos por talla en metros cuadrados) de 19 a 24. La dieta es el factor estresante más frecuente que induce un trastorno con atracones. Es cierto que la paciente participó en conductas de sobrealimentación, si es que no llegó a los atracones, después de períodos de restricción alimentaria hasta alcanzar un peso en torno a los 68 kilos a los

* *La doctora Halmi es profesora de psiquiatría en la Facultad de Medicina de la Universidad de Cornell y Directora del Programa de trastornos alimentarios. En los últimos 20 años, su investigación se ha centrado, principalmente, en los trastornos de la conducta alimentaria y en la anorexia y la bulimia nerviosas, con una amplia perspectiva que ha incluido estudios neuroendocrinos, estudios sobre terapias cognitivo-conductuales y farmacológicas, estudios metabólicos, investigaciones sobre la psicopatología asociada, estudios sobre la psicopatología del núcleo de los trastornos de la alimentación y estudios de seguimiento longitudinal. Es conocida internacionalmente por la publicación de sus investigaciones.*

17 años. En aquel momento, claramente tenía sobrepeso, con un índice de masa corporal en torno a 26,7. A la hora de establecer el peso adecuado también es útil saber cuál es cuando la paciente comienza a menstruar. Como había tenido sobrepeso, lo más razonable es establecerlo en una cifra intermedia del límite superior del intervalo normal, ya que requiere menos estrés para mantener un peso cercano al alto durante toda su vida.

A continuación, hay que evaluar los síntomas del trastorno alimentario. En el momento en que empezó a ir a la universidad, Nancy había perdido 14 kilos y su conducta alimentaria estaba fuera de control. En el instituto, comenzó a abusar de los laxantes lo que, fue seguido por la aparición de vómitos, llegando a pesar 35 kilos cuando se quedó amenorreica. Resulta algo sorprendente que haya sobrevivido a los períodos de pérdida de 9 kilos en 24 horas por el abuso gravísimo de píldoras de Ex-Lax® sin tener que acudir a urgencias por la aparición de arritmias cardíacas. A medida que la pérdida de peso era mayor, aumentó su miedo a engordar y el tiempo que pasaba haciendo ejercicio. Pero el miedo a las consecuencias de tener anorexia nerviosa la obligó a mantener un peso entre 42 y 46 kilos, valores inferiores al peso más bajo aceptable para una persona que mide 170 cm.

Habitualmente, cuanto más tiempo lleva una paciente autoinduciéndose el vómito, más fácil es vomitar aunque, aparentemente, no fue así con Nancy. El uso de ipecacuana puede ser muy peligroso porque puede provocar daños irreversibles en el músculo cardíaco dando lugar a una insuficiencia cardíaca. La combinación de ipecacuana, diuréticos y vómitos puede reducir peligrosamente la concentración de potasio en el suero y crear un entorno de arritmias cardíacas y muerte súbita, por lo que es preciso realizar de forma inmediata las pruebas médicas apropiadas. En la bioquímica sanguínea se encuentra una concentración sérica de potasio que, si es menor de 2,5 mEq/l, precisa la hospitalización. El electrocardiograma es imprescindible ante la larga historia de conductas que provocan la depleción de potasio. Las enzimas hepáticas pueden estar elevadas, dato que se asocia a la malnutrición, y el aumento de las concentraciones séricas de amilasa se debe a la gravedad de los vómitos autoinducidos. Es necesario el recuento sanguíneo completo porque el número de leucocitos es bajo debido a la emaciación y a la malnutrición. En las pacientes que tienen una conducta con atracones y purgas hay una importante asociación (entre el 30 y el 40%) de abuso de alcohol y sustancias, que debe ser explorado y verificado con un cribado en orina de sustancias tóxicas (Halmi, 2003).

Para planificar un programa terapéutico eficaz es necesario realizar un cribado de las enfermedades psiquiátricas asociadas más frecuentes, como el trastorno depresivo mayor y los trastornos de ansiedad (especialmente, el trastorno obsesivo-compulsivo, la fobia social y el trastorno por estrés postraumático). Se realizará un interrogatorio específico en busca de conductas impulsivas o autolesivas que se producen en la anorexia de tipo con atracones/tipo con purga. También hay que interrogar al paciente sobre su preocupación por el suicidio y los intentos de suicidio en el pasado. La evaluación del nivel actual de funcionalidad puede aportar más datos para valorar si es necesaria la hospitalización. La historia familiar de estas pacientes suele revelar alcoholismo, trastornos del estado de ánimo y trastornos de ansiedad. No es raro que estas familias tengan las más caóticas interacciones entre sus miembros.

Tratamiento: fase 1

La conducta de Nancy, con un trastorno alimentario fuera de control que pone en peligro su vida, requiere su hospitalización en un centro especializado (Halmi, 2003).

Uno de los problemas más preocupantes en el tratamiento de las conductas graves de bulimia y abuso de laxantes es que las sociedades responsables del pago de la asistencia médica no reconocen la necesidad de hospitalización de estas pacientes. En la mayoría de los casos, debe existir una desviación muy importante de los electrólitos, e incluso la paciente puede tener graves anomalías en el electrocardiograma para que las aseguradoras médicas aprueben la hospitalización. La única forma en la que la señora Duval podía recibir el tratamiento apropiado era siendo ingresada en una unidad de investigación financiada por el Estado, donde el tratamiento era gratuito si encajaba en un protocolo de investigación. Las pacientes con un abuso grave de atracones y laxantes no pueden reducir o interrumpir su conducta si no reciben tratamiento ingresadas en un centro, por lo que normalmente el tratamiento comienza y se interrumpe en el medio ambulatorio y, como consecuencia, su conducta se refuerza cada vez más.

El tratamiento que se administrará durante la hospitalización consistirá en: 1) vigilancia durante 24 horas para prevenir la respuesta de atracones y purgas; 2) sesiones de psicoterapia cognitivo-conductual individualizada; 3) múltiples sesiones de terapia de grupo para abordar aspectos como la imagen corporal y el trastorno alimentario, la autoestima y la autoeficacia, y la seguridad en sí misma, así como otros problemas específicos de la mujer; 4) consejo familiar, y 5) el tratamiento médico apropiado.

Para poder tratar las alteraciones médicas (p. ej., el desequilibrio de electrólitos y la deshidratación) es esencial interrumpir la conducta de atracones-purgas, por lo que se eliminan las oportunidades de darse atracones y el acceso a los alimentos se restringe a la hora de las comidas y refrigerios supervisados. Un experto en nutrición debe calcular las calorías necesarias para que la paciente mantenga su peso y se aumente cada pocos días la ingestión de calorías totales para que recupere peso si está por debajo de lo normal. Nancy podría ganar como mínimo 800 g a 1,2 kg por semana. En el hospital, se observa a las pacientes mientras comen y varias horas después, y el acceso al cuarto de baño también está restringido o supervisado para evitar los vómitos a escondidas. El ansia de darse atracones puede desaparecer si se aplican técnicas de relajación o se hace que la paciente participe en una actividad de su preferencia.

Para garantizar una ingestión adecuada de todos los nutrientes, es decir, aminoácidos, minerales, vitaminas y ácidos grasos, y permitir el cálculo preciso de la ingestión calórica diaria, el paciente recibe 6 comidas iguales a lo largo del día. Cuando la paciente se encuentra dentro del 85% del intervalo del peso que se ha marcada como objetivo se van añadiendo alimentos y, si continúa aumentando el peso, puede pasar a una dieta en bandejas que también permite calcular exactamente la ingestión y las pérdidas. La paciente debe pesarse cada mañana después de orinar y, en general, es bueno comentar con ella la evolución del peso. Gradualmente se van eliminando las bandejas con alimentos preseleccionados, primero el desayuno, después la comida y luego la cena, para que ella misma pueda practicar eligiendo sus propios alimentos antes de ser dada de alta del hospital.

Hay muy pocos estudios aleatorizados y controlados sobre el tratamiento de la anorexia nerviosa que aporten recomendaciones sobre la terapia basada en la evidencia. Hay datos que indican la eficacia de los inhibidores selectivos de la recaptación de serotonina (ISRS) en la disminución de la conducta de atracones y purgas y quizás, también en la prevención de la recaída de la pérdida de peso en la anorexia nerviosa (*Fluoxetina Bulimia Nervosa Collaborative Study Group*, 1992; Kaye y cols., 2000). Por tal motivo, comenzaría el tratamiento de Nancy con un ISRS como la fluoxetina cuando alcance el 85% del peso que se ha marcado como objetivo, ya que los ISRS no son muy útiles cuando la paciente se encuentra por debajo de ese umbral.

En un entorno controlado con los pacientes ingresados, la terapia conductual fue eficaz induciendo el aumento de peso (Vitousek, 2002). La terapia conductual incluye un contrato de contingencias en el que el paciente y el terapeuta acuerdan los premios (p. ej., los privilegios de visita, el aumento de la actividad física y la actividad social) que la paciente irá recibiendo cuando consiga aumentar el peso. La terapia conductual se usa para restaurar el peso, lo que es necesario por dos razones. En primer lugar, la emaciación provoca irritabilidad, depresión, preocupación por el alimento y trastornos del sueño. En segundo lugar, el deterioro cognitivo es una consecuencia frecuente de la emaciación. Es muy difícil conseguir cambios conductuales mediante la psicoterapia en un paciente que padece los efectos psicológicos y emocionales de la emaciación (Halmi, 2003).

A medida que Nancy pierde peso, se va volviendo más perfeccionista y deprimida. También tenía una mayor ansiedad social a la hora de interrelacionarse con chicos hasta que se aisló de la mayoría de sus compañeros. Su manera de pensar era rígida y extrema, especialmente en las cuestiones relacionadas con el peso y la imagen corporal. También tenía pensamientos distorsionados sobre algunos aspectos de la autoestima y de la autoadecuación, con un concepto de sí misma de que era muy ineficaz. Estas distorsiones cognitivas se abordan mejor a través de la terapia cognitiva individual, cuyas técnicas para el tratamiento de la anorexia inicialmente desarrollaron Garner y Bemis (1985) y fueron mejoradas recientemente por Kleifield y cols. (1996). Los estudios clínicos controlados han demostrado que la terapia cognitivo-conductual (TCC) es más eficaz que el tratamiento farmacológico u otras formas de psicoterapia. En las sesiones de terapia individuales, Nancy tuvo que aprender reestructuración cognitiva y técnicas para solucionar problemas. La reestructuración cognitiva es un método en el que los pacientes aprenden a identificar los pensamientos automáticos y a enfrentarse con sus principales creencias. Los pacientes son conscientes de sus pensamientos negativos específicos, presentan argumentos y datos que apoyan su validez y después, presentan los argumentos y datos que ponen en duda su validez. Por último, los pacientes llegan a una conclusión razonada basada en la evidencia. La solución de problemas es un método por el que los pacientes aprenden a razonar cuando se enfrentan a situaciones difíciles relacionadas con el alimento o con situaciones interpersonales, y es especialmente relevante en hechos que podrían desencadenar comportamientos de anorexia o bulimia. Cuando los pacientes aprenden a usar estas técnicas son menos vulnerables ante las conductas de anorexia como medio para afrontar situaciones difíciles.

Por ejemplo, el ejercicio de reestructuración cognitiva de Nancy consistía en que reconociera la distorsión cognitiva que tenía de que si aumentaba algunos kilos de peso, todo el mundo lo notaría. Debía enumerar los datos que apoyaban esta idea y después, los que iban en contra. Con ayuda de su terapeuta, podría darse cuenta de que la mayoría de las personas no notarían que había ganado peso y que, incluso, la encontrarían igual de atractiva, si no más. Entonces, Nancy debería llegar a la conclusión lógica de que es ridículo un comportamiento drástico como negarse a salir de casa.

Un ejemplo de la solución de problemas consiste en hacer que Nancy reconozca su problema de alimentación con atracones, para pensar después en métodos distintos que le permitieran dejar de hacerlo. Una posibilidad es que pudiera comer a intervalos regulares de 3 a 4 horas para prevenir un aumento excesivo del hambre, o bien, que pudiera participar en varias conductas alternativas a los atracones. Después, Nancy decidirá la estrategia que va a seguir en la próxima semana, y practicarla. En su siguiente sesión de terapia debería comentar la eficacia o los problemas que ha tenido con la estrategia elegida.

Nancy también podría beneficiarse de la repetición de los ejercicios de análisis de rentabilidad, especialmente útiles en un momento en el que la paciente está tentada a participar en conductas perjudiciales con respecto a sus trastornos alimentarios. En un análisis de rentabilidad, Nancy debe enumerar los costes de una de sus conductas, por ejemplo, los vómitos, en un lado del papel y los beneficios en el otro. Los costes del vómito podrían consistir en problemas médicos por los daños dentales y la debilidad por la concentración baja de potasio, mientras que los costes sociales incluirían el aislamiento social. Los beneficios consistirían en evitar o huir de los problemas interpersonales o en los aspectos de la madurez, como la independencia.

Por último, podría ser beneficioso para Nancy realizar algunas sesiones conjuntas de orientación con sus padres, porque parece que hay muchos problemas en sus relaciones familiares y depende mucho de ellos, que están financiando su terapia.

Durante la hospitalización y antes del alta, Nancy debería mantener sesiones de orientación con un nutricionista que le proporcionara planes dietéticos alternativos y le ayudara a entender qué debería comer para mantener el peso entre los límites normales. Entre las personas sin estudios, y muchos terapeutas mal informados, es frecuente el mito de que descubrir la «causa» curará al paciente con anorexia nerviosa y abandonará su conducta de atracones y purgas. En realidad, ¿sabremos alguna vez cuál es la causa real de la enfermedad y si hay un único factor que determine su evolución? Utilizando la psicoterapia dinámica, la paciente puede ser consciente de que hay algunas relaciones entre los episodios del pasado y el desarrollo de su conducta alimentaria, pero que por sí mismos no aportan información sobre la «causa» ni conducirán al cambio de conducta, como ha podido averiguar esta joven.

Tratamiento: fase 2

La TCC debería continuar después del alta. Es importante señalar que 2 años después de que Nancy abandonara el programa de investigación en el hospital aún seguía presentando atracones y vómitos ocasionales, aunque con menor frecuencia. La psicoterapia cognitivo-conductual ambulatoria es eficaz en el tratamiento de la conducta de atracones y purga, por lo que también sería beneficiosa y eficaz en el caso de Nancy (Fairburn y cols., 1995). Observó que, aunque tenía menos dificultades para mantener la psicoterapia orientada con procedimientos psicoanalíticos después de la hospitalización, aún no podía cambiar su conducta. Las técnicas que aprenden los pacientes en la terapia cognitiva también podrían aplicarse para solucionar los problemas que se plantean en las relaciones interpersonales y en otras situaciones estresantes.

Como la tasa de recaídas es alta tanto en la anorexia como en la bulimia nerviosa (aproximadamente del 40%), es probable que fuera una buena idea mantener 3 o 4 sesiones de «refuerzo» en el primer año con el fin de revisar las técnicas y métodos de TCC que fueron útiles con ella, para que pueda mantener el peso y abandonar la conducta de atracones y purgado (Mitchell y cols., 2001).

Bibliografía

Fairburn CG, Norman PA, Welch SL, et al: A prospective study of outcome in bulimia nervosa and the long-term effects of three psychological treatments. Arch Gen Psychiatry 52:304-312, 1995

Fluoxetine Bulimia Nervosa Collaborative Study Group: Fluoxetine in the treatment of bulimia nervosa: a multicenter placebo-controlled double-blind trial. Arch Gen Psychiatry 49:139-147, 1992

Garner DM, Bemis KM: A cognitive-behavioral approach to anorexia nervosa, in Handbook of Psychotherapy for Anorexia Nervosa and Bulimia. Edited by Garner DM, Garfinkel PE. New York, Guilford Press, 1985, pp 107-146

Halmi KA: Eating disorders: anorexia nervosa, bulimia nervosa and obesity, in Textbook of Clinical Psychiatry. Edited by Hales RE, Yudolfsky SC. Washington, DC, American Psychiatric Publishing, 2003, pp 1001-1021

Kaye WH, Nagata T, Weltzin TE, et al: Double-blind placebo-controlled administration of fluoxetine in restricting and purging-type anorexia nervosa. Biol Psychiatry 49:644-652, 2000

Kleifield EI, Wagner S, Halmi KA: Cognitive-behavioral treatment of anorexia nervosa. Psychiatr Clin North Am 19:715-734, 1996

Mitchell JE, Peterson CB, Myers T, et al: Combining pharmacotherapy and psychotherapy in the treatment of patients with eating disorders. Psychiatr Clin North Am 24:315-323, 2001

Vitousek KB: Cognitive-behavioral therapy for anorexia nervosa, in Eating Disorders and Obesity. Edited by Fairburn CG, Brownell KD. New York, Guilford Press, 2002, pp 308-313

Viajero en el tiempo

Este caso se ha adaptado con permiso de Volkmar FR, Klin A, Schultz RT, y cols.: Asperger's disorder (clinical case conference). Am J Psychiatry 157(2):262-267, 2000.

Evalué a Robert Edwards, de 12 años de edad, tras la solicitud de sus padres, preocupados por sus dificultades sociales de larga evolución. Aunque Robert era un niño superdotado en sus estudios, cada vez estaba más aislado socialmente. Había nacido a término tras un embarazo sin complicaciones. Sus padres no se habían preocupado por la evolución de Robert en sus primeros años de vida; dijo sus primeras palabras con 1 año de edad y frases completas a los 16 meses. Alcanzó el control de esfínteres entre los 3 y los 4 años, pero no alcanzó el control vesical hasta casi los 6 años. Aunque su desarrollo motor era algo torpe y patoso, sus padres dijeron que era un lector precoz y ávido que pareció aprender a leer gracias a su interés por las cintas de vídeo; por ejemplo, leyó las *Crónicas de Narnia* en la guardería. Las dificultades sociales se apreciaron por primera vez cuando Robert entró en los cursos preescolares a los 3 años. Por ejemplo, se acercaba de una forma poco apropiada a los demás niños desde atrás y dándoles un abrazo. Fue trasladado a un centro preescolar más estructurado y de tipo docente, donde se comportó algo mejor, aunque pronto se vio que era un niño más bien excéntrico, en parte por su especial interés por la astronomía, un interés muy intenso que interfería con todos los aspectos de su vida (p. ej., en cualquier conversación con los compañeros inevitablemente los llevaba a conversar o jugar sobre temas relacionados con estrellas y planetas). Con el tiempo, su interés le llevó a incluir juegos de ordenador, sus normas y los programadores y compañías que los producen.

A los 5 años, se analizó a Robert para que recibiera terapia ocupacional cuando se observó que tenía un tono motor bajo. A los 8 años, un psiquiatra lo estudió y estableció un diagnóstico de trastorno de ansiedad, aparentemente debido a la gran ansiedad que le producían las situaciones sociales. Se le aplicó una terapia de juegos durante aproximadamente 1 año, interrumpiéndose ya que parecía que no era efectiva. Después pasó a una escuela infantil y a un colegio normales. Sus necesidades educativas especiales no se identificaron hasta los 10 años: a los 10 años y 3 meses se realizó un estudio psicológico con la Escala de inteligencia de Wechsler para Niños, 3.ª edición (Wechsler, 1987), con un CI verbal de 145, un CI del rendimiento de 119 y un CI completo de 135. La división entre sus capacidades verbales y no verbales fue significativa y relativamente fuera de lo común. El estudio de los logros reveló varias habilidades, por ejemplo, la puntuación estándar de la lectura fue de 134, con 125 para la escritura, 159 para el razonamiento matemático y 101 para la expresión escrita (siendo 100 la media normal en cada prueba). Tenía dificultades significativas con las tareas que requerían coordinación visual-motora, como la escritura manual. En aquel momento, Robert tenía problemas motores; andaba torpemente y tenía dificultades para montar en bicicleta y escribir, dificultades que fueron una preocupación suficiente como para solicitar los servicios de una terapia ocupacional y física. En el colegio, el profesor de Robert comenzó a realizar algunos cambios, evolucionando bien en algunas áreas (p. ej., participó en el programa de matemáticas para niños superdotados).

Aparte de una historia de laringitis y alergias recurrentes, el estado de salud general de Robert era bueno. Nunca se le había hecho un electroencefalograma ni una resonancia magnética, ni tampoco se había planteado la posibilidad de un trastorno convulsivo. Su audición se encontraba dentro de límites normales. Su hermano mayor tenía antecedentes de retraso motor leve pero no había historia familiar de depresión ni dificultades sociales entre los miembros de la familia. Tampoco había historia familiar de autismo.

Evaluación actual

Robert, que había tenido que desplazarse lejos de su domicilio para la evaluación, fue estudiado durante varios días. Estaba acompañado por su madre, que aportó información sobre sus antecedentes y su funcionalidad actual. Rápidamente las dificultades sociales fueron evidentes durante nuestras conversaciones, respondió a mi saludo, con una respuesta correcta pero repentina («Hola, ¿sabe qué hora es?») y después, se volvió de lado con una sonrisa más bien desproporcionada que no varió mucho durante algún tiempo. Sus respuestas a las expresiones o gestos faciales de los demás fueron incoherentes y no respondió a los estímulos sociales. Evitaba rápidamente el contacto con los ojos y parecía buscar algo entre la gente. Habitualmente, sus expresiones emocionales, tanto vocales como gestuales, carecían de variabilidad y modulación. Hay que mencionar una excepción notable, referida a la conversación sobre sentimientos de tristeza y resquemor en la que comentó brevemente su dificultad para hablar con los demás sobre la tristeza y se preguntaba si hacerlo valía la pena.

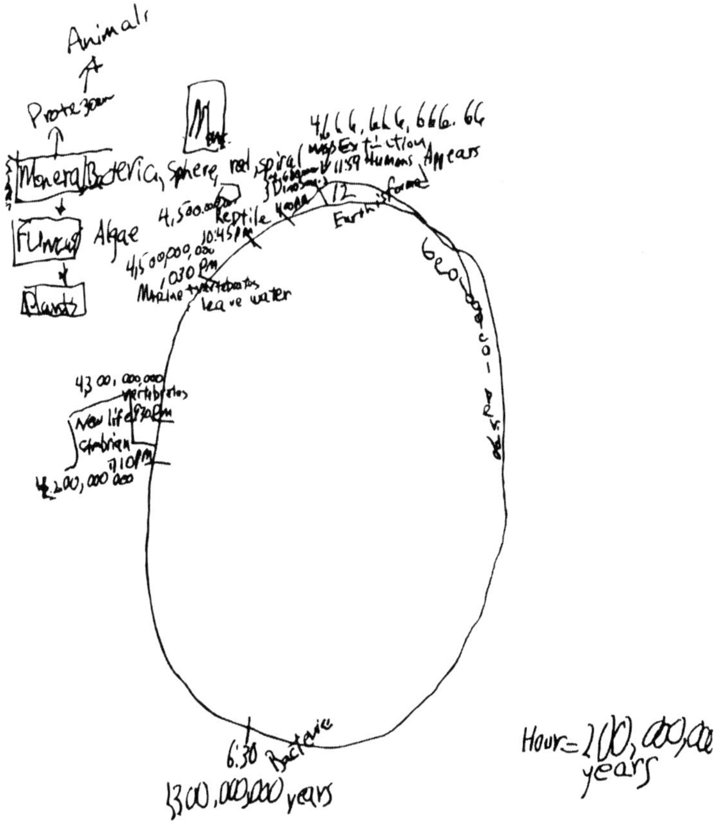

Dibujo realizado por Robert durante la evaluación, que muestra su interés por el tiempo. Los dibujos muestran la historia del universo desde el momento de su creación (12 de la noche) a través del tiempo geológico, la llegada de las bacterias (6:30), etc. Por otra parte, en la figura se muestra su profundo interés (y conocimientos) sobre este tema, que tendía a englobarlo todo y, por otra parte, que sus capacidades motoras finas no estaban tan bien desarrolladas.

Definición autobiográfica

Mi nombre es Robert Edwards. Soy inteligente y soy una persona insociable pero adaptable. Me gustaría disipar cualquier rumor incierto sobre mí, no soy comestible, no puedo volar, no puedo usar telecinesia y mi cerebro no es lo suficientemente grande como para destruir a todo el mundo cuando se despliegue. No enseño a mi cobaya de pelo largo, Cronos, a comerse todo lo que tenga a la vista (esta ès una característica de la naturaleza de los cobayas de pelo largo).

Aunque algo quieto y reservado inicialmente, se animó mucho a medida que se fue sintiendo cómodo conmigo. En ese momento, comenzó a describir su interés por la astronomía y, más adelante (véase el dibujo), por el tiempo, realizando un largo monólogo en el que describió la historia del universo y las distintas épocas del tiempo que se muestran en su dibujo. Después de que Robert comenzara a hablar sobre este tema, volvía sobre ello con gran intensidad y vigor a pesar de mis reiterados intentos por redirigir la conversación. Este interés aparecía también repetidamente en su trabajo escolar (p. ej., en una definición autobiográfica que había preparado recientemente, véase más arriba).

Robert describió a 2 niños que consideraba sus amigos, aunque estas relaciones parecían basarse casi exclusivamente en su interés por los ordenadores. Su idioma era bastante sofisticado, pero algo monótono y pedante. No demostraba tener un pensamiento desorganizado, negaba síntomas vegetativos de depresión (p. ej., problemas de sueño o apetito), aunque su estado de ánimo tenía claramente un predominio depresivo que parecía ser más evidente cuando se hablaba de sus sentimientos por el colegio. Se describía a sí mismo como aislado y retraído en una situación de grupo que era nueva para él, aunque mencionó que era un excelente orador en público siempre y cuando la exposición fuese una exposición formal que pudiera ensayar y memorizar por adelantado.

Robert no estaba demasiado preocupado por los estímulos superfluos, podía centrarse en su trabajo con rapidez y no mostraba conductas motoras poco habituales (p. ej., conductas de autoestimulación o tics). Intentó poner en hora mi reloj, porque decía que llevaba 5 minutos de retraso.

Se repitió la evaluación de la capacidad intelectual de Robert y, de nuevo, se encontró una discrepancia significativa y muy infrecuente entre los CI verbal y de rendimiento, a favor del primero. Sus habilidades de coordinación visual-motora estaban deterioradas, al igual que sus habilidades de planificación, organización y perspectiva visual-espacial. Los tests de vocabulario expresivo y receptivo revelaron que tenía una desviación de 3 puntos por encima de la media. Su estilo de comunicación era bastante formal y pedante (p. ej., cuando le pidieron que buscara otra palabra para «llamar», Robert dijo «hacer señas» y para la palabra «delgado» dijo «con problemas de dimensiones»). Tenía dificultades con aquellas tareas que requerían la integración de la información no verbal (p. ej., expresiones faciales, gestos y proximidad corporal) para interpretar la perspectiva de los demás, por lo que, por ejemplo, no comprendía bien el sarcasmo o la ironía y se tomaba al pie de la letra las expresiones de los demás, sin pensar en su tono de voz o en su expresión facial. Le era difícil mantener la conversación, excepto cuando se hablaba de los temas que elegía y después podría no responder a las entradas que le daba su oponente en la conversación (p. ej., daba muestras de aburrimiento o de querer cambiar de tema de conversación). Al medir el comportamiento adaptativo (Sparrow y cols., 1984), el resultado indicó que las habilidades interpersonales estaban al nivel de un niño de 2 años y 7 meses.

Discusión sobre «Viajero en el tiempo»

Los problemas de Robert se apreciaron por primera vez cuando ingresó en la escuela de preescolar a los 3 años de edad, y ya era evidente que no había desarrollado las relaciones adecuadas con sus compañeros según su edad. Cuando le evaluamos a los 12 años, observé una falta de reciprocidad social (p. ej., una sonrisa no modulada, evitaba el contacto visual, no había variaciones en su voz y en sus gestos) que probablemente, había estado presente desde que era pequeño. No obstante, el síntoma más llamativo es su preocupación totalmente anormal por la astronomía. Esta combinación de preocupación intensa por un área de interés tan concreto y deterioro de la capacidad de respuesta social y emocional en un niño que no muestra signos de retardo del desarrollo cognitivo, del lenguaje o de las actividades de autoayuda es característica del trastorno de Asperger (DSM-IV-TR, pág. 96). Esta afección se diferencia del trastorno autista por el desarrollo cognitivo y del lenguaje normal y a menudo, como sucede en este caso, precoz. Los niños con trastorno de Asperger presentan un deterioro significativo de su funcionalidad social aunque pueden comportarse bien en un área académica u ocupacional en particular.

Comentario sobre «Viajero en el tiempo» por Fred Volkmar, M.D.*

El caso de Robert ilustra muchas de las características clínicas asociadas al trastorno de Asperger, afección que fue incluida recientemente en el DSM-IV (American Psychiatric Association, 1994) definida por una discapacidad social grave del paciente (del tipo que se observa en el autismo) pero con una capacidad precoz de lenguaje bien conservada. De acuerdo con la descripción original de Asperger (Asper-

**El doctor Volkmar es profesor de psiquiatría infantil, pediatría y psicología en la cátedra Irving B. Harris, de la Universidad de Yale. Desde hace tiempo está particularmente interesado en el autismo y trastornos relacionados y su interés por el trastorno de Asperger se despertó debido a su trabajo en el estudio de campo del autismo en el DSM-IV. Es coeditor del* Handbook of Autism *(3.ª edición, en prensa) y coautor, junto con Ami Klin y Sara Sparrow, de* Asperger Syndrome *(Klin y cols., 2000). Es editor asociado del* Journal of Autism and Developmental Disorders, *del* Journal of Child Psychology and Psychiatry *y del* American Journal of Psychiatry.

ger, 1944), habitualmente la preocupación de los padres surge después de los primeros 3 años de edad, al contrario que en el autismo, que con frecuencia, es motivo de preocupación antes de los 2 años. A menudo, las capacidades verbales actúan como el medio de conexión del niño con los demás, aunque sea de forma limitada. Aunque técnicamente no es necesario para realizar el diagnóstico, es habitual que haya un interés circunscrito a un tema poco frecuente (es decir, técnicamente, es suficiente con cualquiera de los intereses restringidos que se mencionan en el trastorno autista). Estos intereses tienden a basarse en datos y, en realidad, interfieren con el desarrollo del niño y son distintos de las capacidades poco frecuentes que demuestran los autistas (p. ej., dibujo, música o cálculo del calendario) que tienden a ser de una naturaleza más mecánica y que, habitualmente, aparecen en el marco de un retraso mental global. A menudo, se asocia con una torpeza motora. Tal como se define actualmente en el DSM-IV-TR, el diagnóstico de autismo tiene preferencia sobre el diagnóstico de trastorno de Asperger si se cumplen los criterios de ambos. En el caso de Robert no se encontraban las dificultades del lenguaje características del autismo y el inicio aparente del trastorno se sitúa después de los 3 años de edad.

Aunque la asignación diagnóstica de Robert se considera relativamente directa, hay algunas controversias sobre este concepto diagnóstico. El término *trastorno de Asperger* se ha utilizado de formas muy diferentes para indicar tipos distintos de un trastorno penetrante del desarrollo (p. ej., como sinónimo de un autismo de funcionalidad elevada, de adultos con autismo o del trastorno penetrante del desarrollo sin otra especificación [TPD-NOS]) (Klin y Volkmar, 2003). Además, se han propuesto otros conceptos diagnósticos para afecciones similares, por ejemplo, el trastorno del procesamiento semántico-pragmático (Bishop, 1989), los problemas de aprendizaje del hemisferio derecho (Ellis y cols., 1994) y la discapacidad de aprendizaje no verbal (Rourke, 1989). Aunque estos temas no se habían resuelto, hay datos que indican importantes diferencias entre el autismo y el TPD-NOS. Por ejemplo, en el estudio de campo del DSM-IV, los pacientes que tienen un diagnóstico clínico de trastorno de Asperger eran distintos en varios aspectos de los pacientes con autismo y TPD-NOS, ya que los primeros tenían un patrón diferente de CI verbal-rendimiento (a favor del primero) comparados con los pacientes con autismo y éstos, por el contrario, tenían un deterioro social significativamente mayor que los casos con TPD-NOS (Volkmar y cols., 1994). En otros estudios se han propuesto diferencias en los perfiles neuropsicológicos (Klin y cols., 1995), en la historia familiar (Volkmar y cols., 1998) y en las afecciones psiquiátricas asociadas (Ghaziuddin y cols., 1998), diferencias que pueden tener importantes implicaciones en el tratamiento e investigación de los pacientes con trastorno de Asperger.

Se ha puesto mucho interés en el problema de las afecciones asociadas al trastorno de Asperger, mencionándose en varias publicaciones casos en los que existen niveles más altos de psicosis o conducta violenta (Ghaziuddin y cols., 1998) aunque no hay estudios controlados. En mi experiencia, y en el caso de Robert, la depresión es la afección asociada más frecuente. Habitualmente, el inicio de la depresión comienza en la adolescencia a medida que el niño va siendo consciente cada vez más de sus discapacidades sociales, y se siente frustrado por ellas. Es importante no pasar por alto esta depresión, que puede tratarse con psicoterapia y con medicamentos (o con ambos métodos). Rourke (1989) ha escrito sobre las implicaciones del perfil inusual de discapacidades del aprendizaje que aparecen con frecuencia en los sujetos con un trastorno de Asperger.

Aunque la discapacidad social del trastorno de Asperger y del trastorno autista se definen igual, existen importantes diferencias en su tratamiento. Al contrario de lo que sucede en el autismo, en el trastorno de Asperger el estilo cognitivo está fuertemente sesgado hacia la funcionalidad verbal. Aunque las habilidades del idioma se conservan relativamente y sirven como *línea vital* para la interacción social, a menudo, se produce una discrepancia significativa entre la sofisticación de la forma y la estructura lingüísticas por un lado y el uso social del lenguaje, por otro. Por desgracia, los educadores (y otras personas) pueden engañarse ante las habilidades verbales del sujeto, y pueden atribuir sus escasas habilidades sociales y mal rendimiento en las tareas no verbales al negativismo u otras conductas volitivas. En consecuencia, estos sujetos pueden verse como portadores de un trastorno conductual o un «desajuste social y emocional» para pasar después al grupo de niños con trastorno de la conducta. Esta asignación hace que el niño que tiene un trastorno de Asperger sea una víctima perfecta con victimizadores perfectos (Klin y Volkmar, 1997). No resulta sorprendente que el niño desarrolle una depresión cuando va creciendo su aislamiento social que, a menudo, se enfrenta a un cierto deseo de mantener el contacto social.

En cuanto a la intervención, las mejores capacidades verbales que se asocian al trastorno de Asperger indican la utilidad de los programas de tratamiento verbales que habitualmente no están indicados en el autismo (p. ej., pueden estar indicadas la psicoterapia y la orientación muy estructuradas y orientadas a la resolución del problema). Las habilidades verbales pueden usarse para enseñar técnicas para solucionar problemas que pueden generalizarse de una situación a otra. Por ejemplo, puede enseñarse al niño un conjunto de reglas para identificar entradas contextuales como la localización, la expresión facial o la proximidad y los gestos corporales, que hacen que los comentarios sean más apropiados y que se puedan comenzar temas de conversación e inferencias sociales. Por ejemplo, Robert podría usar los planteamientos verbales explícitos para solucionar los problemas sociales. También pueden implantarse técnicas verbales similares para la solución de problemas, que ayuden al niño a enfrentarse a situaciones más nuevas o con cargas emocionales (p. ej., ayudando al niño a ser más consciente de la ansiedad en respuesta un cambio o una novedad y después, usando un conjunto de rutinas verbales para elaborar las reglas de afrontamiento). Las entradas verbales también pueden usarse para ayudar a un niño con trastorno de Asperger a desarrollar actividades completas con demandas motoras más exigentes, fragmentando cada tarea en sus pasos específicos y promoviendo la autorregulación verbal. La planificación vocacional debe incluir los puntos fuertes y débiles de cada sujeto (p. ej., puede ser importante plantear los problemas visual-motores y visual-espaciales) (Klin y Volkmar, 1997).

A Robert le ayudaron varias intervenciones, como dar información sobre el trastorno de Asperger a sus profesores, implantar un programa de habilidades sociales y una psicoterapia dirigida que incluyó una terapia de solución de problemas orientada a la realidad. Este modelo es bastante importante para Robert, que tiene dificultades en su funcionalidad social, algunos defectos neuropsicológicos en las pruebas de dibujo y capacidad de afrontamiento y deficiencia en la percepción de las caras.

Bibliografía

American Psychiatric Association: Diagnostic and Statistical Manual, 4th Edition, Text Revision. Washington, DC, American Psychiatric Association, 2000

Asperger H: Die «autistichen Psychopathen» im Kindersalter. Archive fur psychiatrie und Nervenkrankheiten 117:76-136, 1944

Bishop DV: Autism, Asperger's syndrome and semantic-pragmatic disorder: where are the boundaries (special issue: autism)? Br J Dis Comm 24(2):107-121, 1989

Ellis HD, Ellis DM, Fraser W, et al: A preliminary study of right hemisphere cognitive deficits and impaired social judgments among young people with Asperger syndrome. Eur Child Adolesc Psychiatry 3(4):255-266, 1994

Ghaziuddin M, Weidmer-Mikhail E, Ghaziuddin N: Comorbidity of Asperger syndrome: a preliminary report. J Intell Dis Res 42(Pt 4):279-283, 1998

Klin A, Volkmar FR: Asperger syndrome, in Handbook of Autism and Pervasive Developmental Disorders, 2nd Edition. Edited by Cohen DJ, Volkmar FR. New York, Wiley & Sons, 1997, pp 94-122

Klin A, Volkmar FR: Asperger syndrome-diagnosis and external validity. Child Adolesc Psychiatr Clin North Am 12(1):1-15, 2003

Klin A, Volkmar FR, Sparrow SS, et al: Validity and neuropsychological characterization of Asperger syndrome: convergence with nonverbal learning disabilities syndrome. J Child Psychol Psychiatry 36(7):1127-1140, 1995

Klin A, Volkmar FR, Sparrow SS (eds): Asperger Syndrome. New York, Guilford Press, 2000

Rourke BP: Nonverbal Learning Disabilities: The Syndrome and the Model. New York, Guilford, 1989

Sparrow S, Balla D, Cicchetti D: Vineland Adaptive Behavior Scales. Circle Pines, MN, American Guidance Service, 1984

Volkmar FR, KIin A, Siegel B, et al: Field trial for autistic disorder in DSM-IV. Am J Psychiatry 151(9):1361-1367, 1994

Volkmar FR, Klin A, Pauls D: Nosological and genetic aspects of Asperger syndrome. J Autism Dev Disord 28(5):457-463, 1998

Wechsler D: Wechsler Intelligence Scale for Children, 3rd Edition. San Antonio, TX, Psychological Corporation, 1987

Metiéndose en todo

Eddie, un niño de 9 años de edad, recibe la visita de un psiquiatra infantil, a petición de los profesores de la escuela, por los problemas que crea en clase. En este curso escolar fue expulsado en dos ocasiones durante un día. Su profesor comunica que es un niño tan intranquilo y nervioso que sus compañeros de clase no pueden concentrarse. Apenas puede permanecer sentado en su silla un rato; se levanta, deambula por la clase y habla con los otros niños mientras están trabajando. Cuando el profesor consigue que se siente, Eddie agita los pies y las manos y tira las cosas al suelo. No parece saber qué es lo que va a hacer a continuación, y repentinamente puede hacer cosas escandalosas. Su expulsión más reciente fue por balancearse en el lugar de fijación de un fluorescente de la clase. Como no podía bajar, la clase se convirtió en un verdadero gallinero.

La madre de Eddie comunica que la conducta de su hijo ha sido problemática desde que era un bebé y que a los 3 años de edad era un torbellino. Siempre ha dormido poco y ha sido el primero en levantarse. De pequeño lo rastreaba y husmeaba todo, especialmente por la mañana, cuando se levantaba a las 4,30 o a las 5 de la madrugada y bajaba las escaleras de casa solo. Los padres se levantaban y encontraban el salón y la cocina hechos un desastre. A la edad de 4 años, consiguió abrir la puerta de la casa, salió a la calle y anduvo por una avenida muy transitada, pero, afortunadamente, un peatón lo recogió. No fue aceptado en una guardería por su mal comportamiento; después de pasar un año muy problemático en el jardín de infancia, se incorporó un programa especial de conducta para niños de primer y segundo curso. Actualmente está en una clase normal, pero pasa mucho tiempo con un profesor especial. Cuando está en la clase con los otros compañeros, es incapaz de participar en los juegos, ya que no puede esperar su turno, debido a su impaciencia.

Los tests psicológicos han mostrado que Eddie tiene unas capacidades iguales al promedio de la clase, pero su rendimiento es algo inferior al que cabría esperar. Su nivel de atención es, según el psicólogo, «virtualmente inexistente». No tiene interés en ver la televisión y no le gustan los juegos que requieren concentración y paciencia. No es una persona popular entre sus compañeros; prefiere estar fuera de su casa y jugar con su perro o ir en bicicleta. Sus juguetes están prácticamente destrozados, y su madre no logra que Eddie tenga las cosas en orden.

Eddie ha sido tratado con un estimulante, metilfenidato, a dosis bajas. Con el tratamiento, su conducta ha mejorado mucho y se encuentra muy tranquilo y probablemente más atento.

Discusión sobre «Metiéndose en todo»

La conducta de Eddie muestra los síntomas característicos de un trastorno por déficit de atención con hiperactividad (DSM-IV-TR, pág. 105). Presenta síntomas de hiperactividad/impulsividad: tiene dificultades para permanecer sentado, sube a lugares extraños y le cuesta esperar su turno cuando juega con los compañeros. Asimismo, muestra síntomas de distracción, no es capaz de mantener la atención, no escucha lo que se le dice y no le gusta nada de lo que requiere paciencia y concentración.

Comentario sobre «Metiéndose en todo» por Peter S. Jensen, M.D.*

¡Es un niño de armas tomar! Debido a que tenía muchas dificultades cuando jugaba fuera de casa, es un alivio que siga vivo. Sin embargo, en muchos aspectos, Eddie presenta un cuadro clásico de DATH grave. Muestra signos de un deterioro significativo en el domicilio, donde sus padres realmente no dan abasto. En el colegio, también presenta deterioro, menor en logros académicos reales que en el área de comportamiento y relaciones con los compañeros. Es importante señalar que con frecuencia, el paciente con DATH tiene dificultades en las relaciones con los compañeros y problemas en el hogar con los padres (Hinshaw, 2002), si bien estas caracte-

---

* *El doctor Jensen es profesor de la Cátedra Ruane de psiquiatría infantil y director del Center for the Advancement of Children's Mental Health en la Universidad de Columbia. Comenzó a estudiar el déficit de antención con hiperactividad (DATH) hace 20 años, poco después de terminar su residencia de psiquiatría. Influido por el difunto Dennis Cantwell, M.D., manifestó un gran interés por los tratamientos multimodales de DATH y creó una consulta para su evaluación y tratamiento mientras servía en el Ejército en Augusta, Georgia. Después, se trasladó al Nacional Institute of Mental Health (NIMH), donde, siendo jefe de la Sección de investigación de los trastornos de la infancia y adolescencia, desarrolló un ambicioso plan a largo plazo para facilitar el desarrollo e implantación de un extenso estudio clínico multicéntrico en el que se analizaron los tratamientos multimodales de la DATH. Este estudio, el estudio MTA (NIMH Multimodal Treatment Study of Children With ADHD), se ha convertido en el estándar para el desarrollo de estudios clínicos de calidad en el ámbito de la psiquiatría infantil. Mientras estuvo en el NIMH el doctor Jensen encabezó la Conferencia de consenso de los institutos nacionales de salud sobre DATH de 1998. Esta conferencia fue el origen de su última publicación, junto con Jim Cooper, M.D., titulado* Attention Deficit Hyperactive Disorder: State of the Science; Best Practices *(Jensen y Cooper, 2002).*

rísticas no forman parte de los criterios diagnósticos que definen el trastorno. Es fundamental conocer el ámbito de estos deterioros, porque son precisamente los problemas en casa y en el colegio los que desembocan en afecciones asociadas, en particular, en el trastorno desafiante negativista y en el de la conducta, así como en trastornos del estado de ánimo y de ansiedad. Por ejemplo, sabemos que las dificultades conductuales precoces ponen en marcha un patrón de comportamientos coercitivos recíprocos entre padres e hijos que, a menudo, dan lugar a problemas posteriores de conducta negativista-desafiante y otros relacionados con los problemas de conducta. El padre puede intentar forzar una buena conducta en su hijo, y éste, a su vez, va aumentando el nivel de incumplimiento o agresión. De igual modo, el niño con fracaso escolar o que percibe el rechazo de sus compañeros tiene más probabilidades tanto de internalizar como de externalizar los problemas (Hinshaw, 2002; Hinshaw y cols., 2002). Finalmente, todas estas dificultades desembocan en comportamientos problemáticos en muchos de estos niños (Biederman y cols., 1991). Por lo que sabemos de Eddie, parecía sentirse bien en esta escalada de acontecimientos adversos.

A partir de este breve relato, hay muchas cosas que no sabemos sobre Eddie: ¿cuál es la naturaleza actual de los problemas familiares que han tenido los padres? Un niño como este podría generar un patrón de paternidad violenta o coercitiva que, a su vez, condujese a un aumento de la agresividad, el enfado, el descenso de la autoestima, la falta de motivación, el fracaso escolar y la asociación con otros compañeros con problemas similares (Hinshaw y cols., 2002). ¿Están de acuerdo los padres con el diagnóstico y el tratamiento?, ¿han podido instituir las estrategias de modificación conductual apropiadas en su casa?, ¿tiene uno o ambos progenitores un DATH? Esto haría difícil que fueran coherentes y que siguieran el plan conductual de premios y castigos ante comportamientos apropiados e inapropiados en el hogar. ¿Cómo se lleva con sus hermanos? (sospecho que puede no llevarse bien). Si no se lleva bien, ¿cómo podrían estos problemas afectar a las demás dificultades, con respecto a su propio sentimiento de que las cosas «no van bien» y de que esta conducta agresiva o explosiva está justificada en su casa?

¿Qué pasa con su situación en el colegio? En la breve introducción se nos dice que anteriormente había participado en un programa de educación especial y ahora acude a una clase normal, lo que indica que los primeros esfuerzos escolares han dado sus frutos con un cierto grado de éxito al mitigar la intensidad de su comportamiento. ¿Tiene una buena relación con su profesor actual?, ¿trabajan los padres y profesores juntos para moldear su comportamiento escolar con los premios adecuados en casa?, ¿es colaborador y está motivado para intentar ejercer algún tipo de control sobre su propio comportamiento?, ¿el profesor ha podido instituir los métodos apropiados de modificación conductual que pudieran aportar beneficios significativos y que incluso, pudieran reducir las necesidades de medicación de estos niños?, ¿se dedica a balancearse colgado de la lámpara de la clase, no sólo dentro de una «conducta de DATH» sino también intentando llamar la atención y admiración de sus compañeros porque parece que la mayor parte de las estrategias normales fracasan con él?

Sabemos que tiene dificultades en las relaciones con los compañeros, pero ¿tiene al menos, un amigo que pueda llamar como tal?, ¿tiene alguna habilidad en la que sea bueno y con la que él mismo se sienta bien? El éxito en estas áreas puede anular sus dificultades en el colegio y en casa pero, por desgracia para Eddie, en este relato también podemos leer que no encuentra muchos atractivos en casa, en el colegio o con los compañeros, pero le gustan los animales y montar en bicicleta. ¿Podrían utilizarse estas aficiones en áreas en las que se mejorasen sus habilidades y su autoestima, de forma que, por ejemplo, tener una mascota y aprender a cuidarla, aprender a hacer piruetas con la bicicleta, participar en carreras de bicicross o participar en otras actividades al aire libre como pescar, ir de excursión o hacer camping, etc.?

Sabemos que Eddie «ha recibido tratamiento con un estimulante en dosis bajas» pero, ¿recibe tratamiento actualmente? En caso contrario, ¿por qué? Con frecuencia, los padres tienen grandes reservas sobre la medicación, en parte porque las informaciones que aparecen en los medios de comunicación sobre el uso de estimulantes son negativas y sesgadas (Jensen y cols., 1999); los padres también son remisos a continuar con su administración porque perciben cambios en la personalidad del niño, en el sueño o en el apetito, que los demás pueden no apreciar en su plenitud o que no los toman tan en serio como ellos (Greenhill y cols., 2001). Es fundamental trabajar con los padres, aclarar sus ideas erróneas y encontrar un tratamiento terapéutico que no sólo sea eficaz en los síntomas, sino también aceptable teniendo en cuenta las preocupaciones y los valores de la familia.

¿Por qué ha recibido sólo «dosis bajas» de la medicación? Los datos más recientes indican que el objetivo de «normalizar» la conducta de los niños con DATH se alcanza en dos tercios de los casos cuando se usan los tratamientos adecuados (MTA Cooperative Group, 1999a). Frecuentemente, los médicos se quedan lejos de la dosis óptima, ya sea porque no se sienten muy cómodos cuando usan estos medicamentos, o porque tienen miedo de inducir efectos secundarios. A veces, cambian de un medicamento a otro cuando se demuestra que las dosis adecuadas del primero son insuficientes para conseguir una funcionalidad adecuada (MTA Cooperative Group, 1999a, 1999b).

Tanto Eddie como su familia tienen una comprensión adecuada a su edad de lo que es el DATH. Con frecuencia, cuando hablo con estos niños y sus padres les comento que tener un DATH es como necesitar gafas: con un DATH es difícil centrarse y prestar atención, incluso aunque se desee hacerlo, y que, por tanto, los tratamientos, ya sean farmacológicos o con terapia conductual (los dos únicos demostrados) le ayudarán a que no sea tan difícil prestar atención. Me gusta asegurarme que un niño como Eddie sepa que es responsable de su propia conducta y que la medicación no «le hace ser un niño bueno». Como las gafas, la medicación sólo hace que le sea más fácil centrarse y prestar atención a las cosas que son importantes, así que puede hacerlo si «quiere hacerlo».

Es fácil equivocarse a la hora de valorar cuánto autocontrol tiene un niño con DATH, ya que sus padres pueden ver que puede montar en bicicleta durante horas o jugar sin parar a los videojuegos («podría hacerlo si quisiera» es una frase que usan los padres con frecuencia). Los padres y profesores también necesitan entender que gran parte del comportamiento de Eddie no es intencionado y que, en la mayoría de los casos (aunque no en todos), no es que no se acuerde o que no le importe, es sólo que estas simples tareas requieren mantener la atención y tener determinadas cosas en mente, aspectos ambos que son mucho más difíciles para el niño que para las demás personas (parece haber una alteración de las funciones ejecutivas cerebrales en estos niños [Barkley, 1997]). Por tanto, el truco para los adultos consiste en restringir un poco las actividades, evitar los métodos punitivos o severos (que, a menudo, se vuelven contra estos niños), ser paciente para repetir los recordatorios necesarios y usar métodos positivos (p. ej., un sistema de recompensa cuando la conducta en casa o en el colegio es la adecuada) y muchos elogios cuando el niño tiene un comportamiento correcto. En la mayoría de los niños con DATH esta técnica disminuye y evita las interacciones negativas entre el niño y los adultos que pueden desembocar en un aumento progresivo de la agresión y del fracaso en un número cada vez mayor de escenarios y situaciones.

La mayoría de los niños con DATH, más del 90%, responden a uno o más medicamentos estimulantes (Swanson, 1993). Para un niño que acaba de comenzar a tomar medicación elijo un fármaco de acción prolongada, como metilfenidato (18 mg) o Adderall XR® (10 mg), ajustando gradualmente la dosis al alza cada 3 a 5 días mediante una entrevista telefónica y gracias a las informaciones que proporcionan los padres sobre la respuesta y cualquiera de los posibles efectos secundarios. Los medicamentos deben ajustarse al alza hasta llegar a un punto en el que la funcionalidad del niño sea comparable a la de la mayoría de sus compañeros de clase (es decir, «ya no puede mejorar más») o hasta que los efectos secundarios prohíban aumentar la dosis. Si no se consigue un buen resultado con este método, debe intentarse con otra clase de fármacos estimulantes (p. ej., cambiando de metilfenidato a una anfetamina) (Greenhill, 2002). También hay datos importantes que apoyan la eficacia de los antidepresivos tricíclicos y debe valorarse su uso cuando ningún estimulante haya conseguido resultados satisfactorios (Biederman y Spencer, 2002). También se ha demostrado una buena eficacia de otros fármacos como bupropión y un inhibidor selectivo de la recaptación de norepinefrina que ha aprobado recientemente la Food and Drug Administration de los EE.UU., atomoxetina. Este último fármaco tiene la ventaja de que se administra una vez al día y de no considerarse una sustancia controlada por la Drug Enforcement Agency, con lo que no es tan problemático repetir la receta. Desde 2000, también hemos asistido a la llegada de estimulantes realmente eficaces durante todo el día (12 horas) que evitan tener que administrar el fármaco en el colegio y los problemas de administrarlo a última hora de la tarde (Greenhill, 2002).

Aunque los fármacos son significativamente más eficaces que la terapia conductual en la mayoría de los niños, también muchos se benefician cuando se añaden programas de modificación conductual en el hogar y en la escuela (Hinshaw y cols., 1998). Puede ser especialmente beneficioso añadir componentes conductuales en el tratamiento de niños con varias enfermedades asociadas (Jensen y cols., 2001), técnica que tiene un gran valor para los padres y profesores que, a menudo, se sienten algo indefensos si todo lo que se hace es ofrecerles medicación. Los datos más recientes indican que la estrategia global más eficaz consiste en combinar medicamentos y terapia conductual (Hinshaw y cols., 1998; Jensen y cols., 2001).

Las terapias conductuales (Hinshaw y cols., 1998) implican el trabajo del progenitor (o profesor) con el niño para identificar los comportamientos objetivo que deben ser potenciados (o eliminados) para después implantar un programa de recompensas positivas a corto y largo plazo para que el niño mantenga comportamientos apropiados, junto con un uso juicioso y moderado de consecuencias negativas (p. ej., la pérdida de privilegios o de salidas).

Por ejemplo, en el caso de Eddie podría ser muy importante que los padres y el profesor se unieran para instituir un programa que le ayude en su comportamiento escolar durante sus trabajos en el colegio y que fuera apoyado por los padres mediante recompensas después del colegio si este comportamiento es el apropiado. Un procedimiento habitual consiste en que el profesor rellene una breve lista de comprobación (una «tarjeta diario» de la conducta) con 4 o 5 conductas que Eddie debe reforzar. Después introduce esta tarjeta en su mochila y el niño la lleva a casa para sus padres. Si Eddie puede realizar un cierto número de estas conductas (p. ej., 4 de 5), puede elegir entre varias recompensas que el niño y los padres han ido seleccionando con antelación, como la posibilidad de poder montar en bicicleta un tiempo extra o jugar media hora más a un videojuego, etc. Con el tiempo, va aumentando la frecuencia y dificultad de las conductas diarias escogidas a medida que Eddie tiene éxito en el logro de sus objetivos, con lo que se va «moldeando» gradualmente su comportamiento según los patrones más apropiados. Los médicos que no tienen mucha experiencia en estos tratamientos deben buscar a un colega experto al que poder emitir al niño, o bien formarse ellos mismos en estos métodos mediante cursos de educación médica continuada.

A menudo resulta muy útil añadir soluciones académicas (p. ej., haciendo que el niño tenga un tutor disponible para debatir sobre un tema concreto). Cuando ha surgido un conflicto significativo al terminar una clase, o cuando el niño y el profesor no pueden mantener una buena relación, a veces resulta útil cambiar a los profesores para que el niño pueda volver a empezar. Los médicos deben ayudar a los padres para obtener recursos escolares y los servicios especiales cuando los necesitan, como es frecuente, según la Ley de educación de sujetos con discapacidad o según la Sección 504 de la ley de estadounidenses con discapacidad.

A través de los medios de comunicación, los padres pueden haber recibido informaciones incorrectas y estar preocupados ante la posibilidad de que los tratamientos estimulantes a largo plazo tengan un riesgo de consumo de sustancias. No obstante, la mayoría de los resultados de la investigación señalan en dirección contraria, es decir, los tratamientos adecuados reducen el riesgo de consumo de sustancias en el futuro (Wilens, 2002). Asimismo, los padres pueden estar preocupados por los acontecimientos adversos que pueden tener estos medicamentos en el cerebro en desarrollo del niño. De nuevo, estas preocupaciones no se basan en datos reales y, de hecho, se ha demostrado que un DATH no tratado tiene efectos bastante importantes no sólo a corto plazo, sino también sobre la evolución a medio y largo plazo (Loney y cols., 2002).

A pesar de que persistentemente los estudios se centran en las posibles causas del DATH, no se ha demostrado que aspectos como la dieta, los aditivos alimentarios como los colorantes, el azúcar refinado, demasiada televisión y los oligoelementos tengan ninguna relación causal con este trastorno (Arnold, 2002). Entre las posibles causas se han señalado los factores genéticos, los episodios prenatales y posnatales y el traumatismo craneal (Swanson y Castellanos, 2002), pero aún no se conoce la etiología del DATH.

En muchos casos, el DATH es un trastorno que tiene un tratamiento gratificante, ya que las respuestas suelen ser inmediatas y espectaculares. Muchos de los resultados problemáticos a largo plazo parecen estar relacionados con la acumulación de las afecciones asociadas a lo largo del tiempo, que, por sí mismas, pueden ser devastadoras (p. ej., el trastorno de conducta, el abuso de sustancias y el fracaso escolar). Es frecuente que la ayuda de los niños con DATH se reduzca a ayudarles a sobrevivir a los años escolares, aportando suficientes dosis de fuerza y suficiente autoestima como para que un día puedan elegir su propia área vocacional, no se sobrecargan con patrones de conducta antisocial, problemas legales, consumo de sustancias o incluso la disminución de las esperanzas de los pacientes y de sus familias.

Bibliografía

Arnold LEA: Treatment alternatives for attention deficit hyperactivity disorder, in Attention Deficit Hyperactivity Disorder: State of the Science; Best Practices. Edited by Jensen PS, Cooper JR. Kingston, NJ, Civic Research Institute, 2002, pp 13-1-13-29

Barkley RA: Behavioral inhibition, sustained attention, and executive functions: constructing a unifying theory of ADHD. Psych Bull 121:65-94, 1997

Biederman J, Spencer TJ: Non-stimulant treatments for ADHD, in Attention Deficit Hyperactivity Disorder: State of the Science; Best Practices. Edited by Jensen PS, Cooper JR Kingston, NJ, Civic Research Institute, 2002, pp 11-1-11-16

Biederman J, Newcom J, Sprich S: Comorbidity of attention deficit hyperactivity disorder with conduct, depressive, anxiety, and other disorders. Am J Psychiatry 148:564-577, 1991

Greenhill LL: Stimulant medication treatment of children with attention deficit hyperactivity disorder, in Attention Deficit Hyperactivity Disorder: State of the Science; Best Practices. Edited by Jensen PS, Cooper JR. Kingston, NJ, Civic Research Institute, 2002, pp 9-1-9-27

Greenhill LL, Swanson JM, Vitiello B, et al: Determining the best dose of methylphenidate under controlled conditions: lessons from the MTA titration. J Am Acad Child Adolesc Psychiatry 40:180-187, 2001

Hinshaw SP: Is ADHD an impairing condition in childhood and adolescence?, in Attention Deficit Hyperactivity Disorder: State of the Science; Best Practices. Edited by Jensen. PS, Cooper JR. Kingston, NJ, Civic Research Institute, 2002, pp 5-1-5-21

Hinshaw SP, Klein RG, Abikoff H: Childhood attention-deficit hyperactivity disorder: nonpharmacologic and combination treatments, in A Guide to Treatments That Work. Edited by Nathan PE, Gorman JM. New York, Oxford University Press; 1998, pp 26-41

Hinshaw SP, Owens EB, Wells KC, et al: Family processes and treatment outcome in the MTA: negative/ineffective parenting practices in relation to multimodal treatment. J Abnorm Child Psychol 28:555-568, 2002

Jensen PS, Cooper JR (eds): Attention Deficit Hyperactivity Disorder: State of the Science; Best Practices. Kingston, NJ, Civic Research Institute, 2002

Jensen PS, Kettle L, Roper MS, et al: Are stimulants over-prescribed? Treatment of ADHD in four U.S. communities. J Am Acad Child Adolesc Psychiatry 38:797-804, 1999

Jensen PS, Hinshaw SP, Kraemer HC, et al: ADHD comorbidity findings from the MTA study: comparing comorbid subgroups. J Am Acad Child Adolesc Psychiatry 40:147-158, 2001

Loney J, Kramer JR, Salisbury H.: Medicated and umnedicated ADHD children-adult involvement with legal and illegal drugs, in Attention Deficit Hyperactivity Disorder: State of the Science; Best Practices. Edited by Jensen PS, Cooper JR. Kingston, NJ, Civic Research Institute, 2002, pp 17-1-17-16

MTA Cooperative Group: A 14-month randomized clinical trial of treatment strategies for attention deficit hyperactivity disorder. Arch Gen Psychiatry 56:1073-1086, 1999a

MTA Cooperative Group: Moderators and mediators of treatment response for children with attention-deficit/hyperactivity disorder. Arch Gen Psychiatry 56:1088-1096, 1999b

Swanson J: Effect of stimulant medication on hyperactive children: a review of reviews. Exceptional Child: 60:154-162, 1993

Swanson JM, Castellanos FX: Biologic bases of ADHD: neuroanatomy, genetics, and pathophysiology, in Attention Deficit Hyperactivity Disorder: State of the Science; Best Practices. Edited by Jensen PS, Cooper JR. Kingston, NJ, Civic Research Institute, 2002, pp 7-1-7-20

Wilens TE: Attention deficit hyperactivity disorder and substance use disorders-the nature of the relationship, subtypes at risk, and treatment issues, in Attention Deficit Hyperactivity Disorder: State of the Science; Best Practices. Edited by Jensen PS, Cooper JR. Kingston, NJ, Civic Research Institute, 2002, pp 19-1-19-17

La montaña rusa

Cuando finalmente la desesperada esposa de Ernest Eaton consiguió convencerle para que ingresara y se sometiese a un examen, él tenía 37 años y estaba en paro. Durante varios años no había llevado a cabo ninguna actividad. Después de una semana en que se había pasado todas las noches saliendo y todos los días de compras, la señora Eaton le amenazó con abandonarle si no accedía a visitarse en un hospital psiquiátrico. El psiquiatra de guardia le encontró verborreico, jovial, seductor y sin evidencias de ideas delirantes o alucinaciones.

Los problemas del señor Eaton habían empezado 7 años antes, cuando trabajaba como inspector de seguros y experimentó durante algunos meses y de forma leve e intermitente síntomas depresivos, ansiedad, fatiga, insomnio y pérdida de apetito. En ese momento, atribuyó estos síntomas al estrés del trabajo, y en pocos meses volvió a ser el de siempre.

Pocos años después, durante un examen médico de rutina, se le descubrió una masa tiroidea asintomática. Un mes después de que le fuese extirpada (se trataba de un quiste tiroideo papilar), el señor Eaton notó cambios drásticos de humor. En concreto, fueron 25 días de energía acusada, hiperactividad y euforia, seguidos por 5 días de depresión, durante los cuales dormía mucho y sentía que apenas podía moverse. Este patrón de períodos alternativos de expansividad y depresión, aparentemente interrumpidos por sólo unos pocos días de «normalidad», fue repitiéndose sucesivamente durante los siguientes años.

En los períodos de euforia, el señor Eaton se mostraba optimista y con gran confianza en sí mismo, pero temperamental y fácilmente irritable. Su juicio y su actividad eran irregulares, gastaba grandes sumas de dinero en compras innecesarias y para él poco comunes, como una cadena de alta fidelidad de elevado precio y varias crías de doberman. Asimismo, confesaba haber tenido conductas sexuales de tipo impulsivo. Durante los períodos de depresión solía quedarse en la cama todo el día debido a la fatiga, la falta de motivación y el estado de ánimo deprimido. Se sentía culpable por los excesos e imprudencias de las semanas previas. Dejaba de comer, de lavarse y de afeitarse. Después de varios días en este estado, el señor Eaton solía levantarse de la cama una buena mañana sintiéndose mejor, y en 2 días volvía a su trabajo, con frecuencia desarrollando una labor frenética, aunque inefectiva, que le permitiese recuperar lo que había dejado de hacer durante los períodos de depresión.

Aunque tanto su mujer como él mismo negaban consumo alguno de drogas, aparte de las ingestas de alcohol que realizaba durante los períodos de hiperactividad, el señor Eaton había sido despedido de su trabajo 5 años antes debido a que su supervisor estaba convencido de que su hiperactividad debía estar motivada por el consumo de drogas. Su mujer lo había apoyado económicamente desde entonces.

Cuando finalmente aceptó ser evaluado psiquiátricamente hace 2 años, el señor Eaton se comportó de forma muy poco colaboradora, abandonando una y otra vez los diversos tratamientos que le eran prescritos, como el litio, los neurolépticos y los antidepresivos. Sus cambios de estado de ánimo habían continuado con pocas interrupciones hasta el momento del ingreso actual.

En el hospital, los resultados de la exploración física, analítica, hemograma, tomografía computarizada y examen cognoscitivo fueron totalmente anodinos. Las pruebas tiroideas revelaron evidencias de laboratorio de un cierto grado de hipofunción tiroidea, aunque no presentaba signos clínicos de enfermedad tiroidea. Después de una semana cambió a su estado depresivo característico.

Discusión sobre «La montaña rusa»

En este caso no resulta difícil efectuar el diagnóstico de trastorno bipolar I, episodio más reciente maníaco (DSM-IV-TR, pág. 435). En sus períodos hiperactivos, el señor Eaton mostraba los síntomas característicos de un episodio maníaco: disminución de la necesidad de dormir, hiperactividad, verborrea e implicación excesiva en actividades placenteras sin reflexionar en sus consecuencias. Durante los períodos de depresión, reunía los criterios sintomáticos, pero no de duración, de un episodio depresivo mayor. Como había presentado más de 4 episodios de manía en un período de un año, separados por períodos de depresión, se añadió al diagnóstico de trastorno bipolar I la categoría de con ciclos rápidos (DSM-IV-TR, pág. 476).

A diferencia del señor Eaton, no todos los pacientes con ciclos rápidos experimentan cambios predictibles de manía a depresión sin que medien períodos de eutimia. Los ciclos rápidos suelen implicar uno o más episodios maníacos o hipomaníacos, como en este caso, pero también se diagnostica si todos los episodios son depresivos, maníacos o hipomaníacos, siempre y cuando estén separados por períodos de remisión (o cambios al polo opuesto).

Seguimiento

Después de tres semanas en el hospital, el estado de ánimo del señor Eaton era estable gracias al tratamiento con litio y tiroxina, esta última añadida más para estabilizar el humor que para tratar la hipofunción tiroidea detectada mediante pruebas de laboratorio. Después del alta hospitalaria, encontró rápidamente un trabajo y permaneció estable durante el año siguiente. Al encontrarse mejor decidió que no necesitaba la medicación y abandonó el tratamiento con litio. En pocas semanas volvió a presentar un episodio maníaco y tuvo que ser ingresado de nuevo.

Comentario sobre «La montaña rusa» por Gary S. Sachs, M.D.*

El señor Eaton tiene un trastorno bipolar I y antecedentes de ciclos rápidos. Una vez establecido este diagnóstico, debería aplicarse el tratamiento según el procedimiento de terapia de ciclos rápidos que se utiliza en nuestra clínica, en el que se organiza el tratamiento de los ciclos rápidos en torno a varios puntos de decisión. El primero de ellos es que este tratamiento general consiste en determinar la necesidad de tratar un episodio agudo. Como se demuestra en este caso, los síntomas de manía aguda justifican, en general, el ingreso del paciente para su tratamiento.

Si bien los ciclos rápidos se definieron con relación a la mala respuesta del señor Eaton al tratamiento con litio, la respuesta que se indica a este fármaco y la tiroxina hace que sea razonable repetir su administración en la fase aguda de manía. Dada su excelente respuesta previa al tratamiento, su pronóstico tras la reanudación parece ser bastante bueno. No es raro que los tratamientos que parecen ser ineficaces sean beneficiosos cuando se usan sistemáticamente. Los datos apoyan el uso de tiroxina en dosis altas para los ciclos rápidos refractarios. En este caso, no se menciona la dosis de tiroxina utilizada, pero su uso requiere monitorización. Una revisión más de-

---

* *El doctor Sachs es profesor asociado de psiquiatría en la Facultad de Medicina de Harvard, adjunto clínico de psiquiatría y director del programa de trastorno bipolar del estado de ánimo del Hospital General de Massachussets y Director del Partners Bipolar Treatment Center. El doctor Sachs se licenció en medicina en la Facultad de Medicina de la Universidad de Maryland. Fue interno de medicina de familia y psiquiatría en el Hospital Universitario de Maryland, Baltimore, y fue residente de psiquiatría y jefe de residentes del Acute Psychiatric Service en el Hospital General de Massachussets, en Boston. El doctor Sachs es el investigador principal del Nacional Institute of Mental Health Systematic Treatment Enhanced Program for Bipolar Disorder. Trabaja como asesor científico de la Nacional Depresión and Manic Depression Association, coeditor jefe de* Clinical Approaches to Bipolar Disorder *y participa en varios comités editoriales. El doctor Sachs es autor de más de 150 artículos, resúmenes, libros, revisiones y capítulos de libros.*

tallada de la agudeza de los síntomas y de la frecuencia de ciclos en los últimos cuatro episodios bien podría condicionar un tratamiento agudo distinto o adicional, por ejemplo, con un antipsicótico atípico o una benzodiazepina. Una vez lograda la remisión estable, el eje del tratamiento debe desplazarse para prevenir la recurrencia y mejorar al máximo la calidad de vida del paciente. Cuando el paciente se encuentra en estado de remisión, es el momento de revisar el tratamiento con tiroxina y su continuidad a largo plazo y, si es necesario, realizar un estudio diagnóstico endocrino adicional.

La segunda decisión, la evaluación de los posibles factores secundarios, incluye no sólo la valoración del estado neuroendocrino, el consumo de sustancias psicoactivas, los hábitos de sueño y las afecciones médicas generales asociadas, sino también el tratamiento de las relaciones interpersonales y del estilo de vida, por ejemplo, las demandas laborales o los viajes que pudieran debilitar la estabilidad circadiana.

La afección tiroidea subclínica del señor Eaton complica el diagnóstico. El hipotiroidismo no se considera un factor etiológico de la manía aguda, por lo que la aparición de ésta justifica el diagnóstico de un trastorno bipolar primario del estado de ánimo. Los investigadores no han podido demostrar sistemáticamente la asociación entre el hipotiroidismo y los ciclos rápidos (Bauer y cols., 1990; Cowdry y cols., 1983; Kusalic, 1992; Wehr y cols., 1988), por lo que el diagnóstico de trastorno bipolar I del señor Eaton es correcto. La evolución de su enfermedad con ciclos rápidos podría ser un elemento primario de su trastorno o bien, secundario a su enfermedad tiroidea. El consumo de alcohol parece no cumplir los criterios de abuso, pero el consumo compulsivo sería, en todo caso, un aspecto importante que se debe tener en cuenta para el tratamiento. En la conversación con el señor Eaton se intentaba obtener un compromiso negociado para mantener un período prolongado de sobriedad, ya que un trastorno bipolar y un consumo de alcohol no controlados son factores de riesgo de suicidio y de otros desenlaces potencialmente desastrosos. En consecuencia, también se debería ofrecer disulfiram para ayudar al paciente a mantener su resolución de controlar el consumo de alcohol (Isometsa, 2001; Nilsson y Axelsson, 1990).

En la tercera decisión se recomienda una disminución gradual de cualquier antidepresivo estándar que actualmente se pudiera estar utilizando. Sabemos que el señor Eaton no está tomando ningún fármaco de este grupo.

En la cuarta decisión se recomienda optimizar o añadir fármacos timorreguladores. Ante la experiencia previa del señor Eaton con el litio, este fármaco parece una buena elección, siempre que se mantenga el éxito en la fase actual de tratamiento, pero es importante determinar si el señor Eaton lo considera aceptable.

Se animará al señor Eaton a participar en la revisión de las opciones sobre la medicación, el estilo de vida y la psicoterapia. En su caso, una vez que los síntomas agudos permiten mantener una conversación productiva, sería útil trabajar en colaboración con él y con su familia en un tratamiento a largo plazo para prevenir futuras recurrencias. Es muy frecuente interrumpir el tratamiento médico cuando el paciente lleva un año controlado, en particular, al comienzo de una enfermedad bipolar. Hablar sobre esta decisión permite ir mejorando el plan de tratamiento.

Si los efectos adversos del litio desempeñaran un papel sustancial en la decisión del señor Eaton de interrumpir su uso, se le ofrecerán otras alternativas. La presentación de varias opciones permite al paciente seleccionar tratamientos entre un «menú de elecciones razonables». Por ejemplo, se ha demostrado que la administración de lamotrigina es favorable en pacientes con ciclos rápidos y que retarda la recurrencia de los episodios en pacientes sin ciclos rápidos. Por otro lado, el ácido valproico, la carbamazepina y los fármacos antipsicótico atípicos, como olanzapina, también son opciones basadas en la evidencia para el tratamiento a largo plazo. El señor Eaton, y quienes le apoyan, deben conocer los efectos secundarios de cada tratamiento y aprender procedimientos sencillos para mantener un buen estado de ánimo, mientras que las formas específicas de intervención psicosocial, como la terapia cognitivo-conductual, la terapia centrada en la familia y la terapia interpersonal del ritmo social son adyuvantes útiles del tratamiento farmacológico con timorreguladores.

La decisión de continuar el tratamiento a menudo presenta una disparidad de criterios entre el paciente sobre su situación y el personal sanitario que le atiende y de otras personas significativas que le rodean. Con frecuencia, el diagnóstico del paciente no se comprende o no se acepta, por lo que en el período inmediatamente posterior al episodio agudo hay que centrarse en el establecimiento de un acuerdo entre el paciente y el personal, ya que es uno de los principales objetivos del tratamiento a largo plazo. El paciente y su familia deberían entender que, por su naturaleza, el trastorno bipolar es una afección crónica recurrente. A menudo resulta útil hacer que el paciente describa y nombre su afección. Aunque es deseable, el acuerdo sobre si etiquetar su problema como «trastorno bipolar» o «ciclos rápidos» no debe ser un obstáculo para dispensar el tratamiento. Las decisiones terapéuticas tomadas en el caso del señor Eaton pueden comentarse en relación con su relativa juventud y sus antecedentes de logros laborales. Las personas toman malas decisiones sobre sí mismas pero un planteamiento de colaboración en el que se presenten a los pacientes elecciones razonables y una valoración realista de su pronóstico puede mejorar el seguimiento del tratamiento, porque en la mayoría de los casos, mantendrán una conducta de acuerdo a los planes que reflejan sus ideas y preferencias personales.

El grado de acuerdo entre los médicos y los pacientes en el diagnóstico y tratamiento apropiados varía en función de tres realidades principales: la situación clínica actual, la alianza terapéutica y la experiencia individual previa. Es útil reconocer explícitamente la interrelación entre los síntomas del estado de ánimo y la capacidad de mantener un plan de tratamiento durante un período de eutimia. La tendencia a ensalzar los planes de tratamiento en las épocas de bienestar es tranquilizadora, aunque es fácil dejarlos de lado cuando la enfermedad distorsiona el juicio tras su uso a largo plazo. A menudo, los pacientes interrumpen la medicación como una forma de demostrar que se encuentran bien. En un plan de colaboración redactado por escrito, el paciente puede describir aquellos signos precoces de los episodios inminentes y establecer las directivas que deben seguir tanto la familia como el personal sanitario en las intervenciones específicas. Al distribuir su plan de tratamiento ante estas contingencias previsibles entre sus allegados, el paciente mantiene su autonomía durante los períodos de bienestar, pero otorga el poder de actuar en su nombre cuando la enfermedad nubla su juicio. Muchos pacientes entenderán que este proceso es similar a las provisiones constitucionales que se otorgan a la vicepresidencia.

La quinta decisión, evaluar el resultado del tratamiento, establece un análisis retroactivo entre la intervención y la evaluación. El tratamiento continuado incluye evaluaciones clínicas sistemáticas del estado de ánimo, con monitorización de los parámetros analíticos, el tratamiento de los acontecimientos adversos, favorecer un buen estado de ánimo, de la sobriedad y de mantener un diario sobre el estado de ánimo, medidas que pueden usarse específicamente para evaluar el beneficio de cada intervención. Es razonable evaluar el resultado del tratamiento en un período de 3 ciclos, o de 6 meses, el período mayor de ambos. En el primer año son pocos los pacientes que consiguen la resolución completa de los ciclos pero se anima a continuar el plan de tratamiento cuando los registros longitudinales del diario indican que los episodios van haciéndose más escasos, más breves o más leves.

No obstante, la falta de mejoría lleva al paciente hasta la sexta decisión: añadir otras intervenciones timorreguladoras. Aunque el orden en el que se introducen los fármacos debe reflejar, de nuevo, la colaboración con el paciente, es frecuente ofrecer primero los fármacos más benignos de eficacia demostrada, como los mencionados anteriormente, y después, aquellos que no han demostrado su eficacia o que tienen un riesgo sustancial de producir efectos adversos intolerables.

Los pacientes que padecen durante años ciclos rápidos mantenidos en ausencia de un factor secundario suelen responder mal al tratamiento. Se enfrentan a riesgos de salud por la acumulación de un número excesivo de medicamentos ineficaces, por lo que resulta razonable interrumpir un tratamiento cuando esa intervención no es beneficiosa, o cuando contribuye al empeoramiento.

La séptima decisión es que en cada visita de seguimiento se valorará la necesidad de retroceder el tratamiento hasta el de un episodio agudo. Esta recomendación no contradice el plantemiento general descrito cuando el episodio es mixto, de manía o hipomanía, pero la sintomatología depresiva puede requerir períodos de tratamiento con antidepresivos. La determinación de aplicar intervenciones potencialmente desestabilizantes debe tomarse cuando se necesite mantener la seguridad del paciente y según su tolerancia a la disforia.

Bibliografía

Bauer MS, Whybrow PC, Winokur A: Rapid cycling bipolar affective disorder, I: association with grade I hypothyroidism. Arch Gen Psychiatry 47(5):427-432, 1990

Cowdry RW, Wehr TA, Zis AP, et al: Thyroid abnormalities associated with rapid-cycling bipolar illness. Arch Gen Psychiatry 40(4):414-420, 1983

Isometsa ET: Psychological autopsy studies-a review. Eur Psychiatry 16(7):379-385, 2001

Kusalic M: Grade II and grade III hypothyroidism in rapid-cycling bipolar patients. Neuropsychobiology 25(4):177-181, 1992

Nilsson A, Axelsson R: Lithium discontinuers, I: clinical characteristics and outcome. Acta Psychiatr Scand 82(6):433-438, 1990

Wehr TA, Sack DA, Rosenthal NE, et al: Rapid cycling affective disorder: contributing factors and treatment responses in 51 patients. Am J Psychiatry 145(2):179-184, 1988

Bibliografía recomendada

American Psychiatric Association: Diagnostic and Statistical Manual of Mental Disorders, 4th Edition, Text Revision. Washington, DC, American Psychiatric Association, 2000

Bauer M, McBride L: Structured Group Psychotherapy for Bipolar Disorder: The Life Goals Program. New York, Springer Publishing Company, 1996

Bauer MS, Whybrow PC: Rapid cycling bipolar affective disorder, II: treatment of refractory rapid cycling with high-dose levothyroxine: a preliminary study. Arch Gen Psychiatry 47(5):435-440, 1990

Bowden CL, Calabrese JR, Sachs G, et al: A placebo-controlled 18-month trial of lamotrigine and lithium maintenance treatment in recently manic or hypomanic patients with bipolar I disorder. Arch Gen Psychiatry 60(4):392-400, 2003

Cole DP, Thase ME, Mallinger AG, et al: Slower treatment response in bipolar depression predicted by lower pretreatment thyroid function. Am J Psychiatry 159:116-121, 2002

Coryell W, Endicott J, Keller M: Rapid cycling affective disorder: demographics, diagnosis, family, and course. Arch Gen Psychiatry 49:126-131, 1992

Dunner D, Fieve R: Clinical factors in lithium carbonate prophylaxis failure. Arch Gen Psychiatry 30:229-233, 1974

Frank EK, Kupfer DJ, Ehlers CL, et al; Interpersonal and social rhythm therapy for bipolar disorder: integrating interpersonal and behavioral approaches. Behav Therapist 17:143-149, 1994

Miklowitz D: Psychotherapy in combination with drug treatment for bipolar disorder. J Clin Psychopharmacol 16(suppl 1):56S-66S, 1996

Sachs GS, Thase MT: Bipolar Disorder: A Systematic Approach to Treatment. London, Dunitz Press, 2000

Sachs GS, Thase M: Bipolar disorder therapeutics: maintenance treatment. Biol Psychiatry 48:573-581, 2000

Strakowski SM, DelBello MP, Fleck DE, et al: The impact of substance abuse on the course of bipolar disorder. Biol Psychiatry 48:477-485, 2000

Todavía estudiante

La psicoterapeuta de Ellen Waters decidió remitirla para una consulta psicofarmacológica debido a la persistencia de su estado de ánimo deprimido y sus crisis de angustia. Se trata de una mujer de 37 años, estudiante graduada, que vive sola y trabaja como asistente sanitaria a domicilio. Completó las prácticas de un doctorado en sociología hace 3 años, pero todavía no ha empezado la tesis.

Ellen es, sin duda, una mujer de aspecto infeliz y, de hecho, describe haberlo sido la mayor parte de su vida, sin haber pasado por temporadas de felicidad real. Su padre tenía una historia de problemas con el alcohol, y en su casa solía haber un clima de constante crispación. Niega abusos sexuales o físicos, pero manifiesta que en su casa «abusaban emocionalmente» de ella. Fue remitida por primera vez para tratamiento después de que llevara a cabo una tentativa de suicidio a la edad de 14 años; durante los últimos años, ha pasado por muchos momentos en los que su habitual depresión leve se tornaba considerablemente peor, aunque nunca ha solicitado asistencia médica.

Hace 2 años, después de salir 4 años con un hombre, quedó claro que éste no tenía ninguna intención de casarse, ni tan sólo de irse a vivir con ella. Desde aquel momento empezó a sentirse más deprimida y a experimentar crisis agudas de angustia, y fue a partir de entonces cuando empezó a someterse a sesiones de psicoterapia.

Desde el mes anterior a la consulta actual, admite que ha estado deprimida la mayor parte del tiempo. Ha ganado aproximadamente 4,5 kg de peso debido a que pica constantemente patatas fritas o galletas, o bien se prepara bocadillos de manteca de cacahuete. Suele despertarse en mitad de la noche, y no puede volver a dormirse hasta al cabo de unas horas; como consecuencia de ello, se pasa el día siguiente somnolienta, completando un total de 18 horas de sueño cada jornada. Refiere sentirse aplastada por su propio peso, así como pesadez de piernas y brazos, y una sensación constante de cansancio. Cavila continuamente sobre sus propios fracasos y no puede concentrarse en la lectura. Aunque siempre ha deseado estar muerta, últimamente no ha realizado ningún intento de suicidio.

El humor de Ellen es claramente reactivo a los acontecimientos favorables. Pequeñas muestras de atención por parte de su terapeuta o de su novio pueden hacerla sentir realmente bien durante horas. Presenta una reactividad extrema frente a cualquier tipo de frustración. Si un amigo no ha vuelto a llamarla, o si alguien se muestra interesado en ella y luego la olvida, se siente desolada hasta el punto de no poder trabajar. Entonces se queda en casa, come en exceso y evita salir con la gente.

El expediente académico y laboral de Ellen ha sido errático. Tiene un master en psicología y trabajó como consejera durante un tiempo, aunque encontró este trabajo demasiado pesado. A continuación, empezó un programa de doctorado en sociología; completó las prácticas del curso, pero las interrumpió para realizar un cursillo de fisioterapia. Nunca ha conseguido trabajar en un mismo empleo durante más de 2 años y ha dedicado la mayor parte de su vida adulta a estudiar. Su relación actual es la que ha durado más tiempo. Antes había vivido con un hombre, pero fue una relación breve y tumultuosa. Sus novios la han descrito como «demandante y dependiente», y parece que su actual pareja teme sus constantes demandas de atención.

Aunque Ellen explica una depresión crónica, cuando se le pregunta sobre períodos «demasiado buenos» describe muchos episodios de estado de ánimo anormalmente elevado, que se han prolongado durante varios meses. En estas temporadas puede dormir 4 o 5 horas cada noche, pagar grandes facturas de teléfono y sentir cómo le corren las ideas por la cabeza. Es capaz de hacer muchas cosas y culminarlas, pero sus amigos se muestran obviamente preocupados por este cambio en su conducta, urgiéndola a que «frene» y «se calme». Estos episodios nunca le han acarreado problemas.

Discusión sobre «Todavía estudiante»

La prolongada historia de síntomas depresivos leves de Ellen sugiere el diagnóstico de trastorno distímico. Sin embargo, sus múltiples episodios de humor elevado, disminución de la necesidad de dormir, aumento de actividad y pensamientos veloces indican claramente episodios hipomaníacos (DSM-IV-TR, pág. 411), que descartan el diagnóstico de trastorno distímico en favor del de trastorno bipolar II (DSM-IV-TR, pág. 443). Debido a su episodio depresivo mayor actual (aumento de peso, insomnio, dificultades de concentración, autodepreciación, ideación suicida), especificaríamos además un episodio actual depresivo.

Mientras que la mayoría de pacientes que padecen un episodio depresivo mayor tienen problemas para dormir y pérdida del apetito, Ellen suele dormir 18 horas y ha experimentado un aumento del hambre. Estos rasgos, a menudo denominados «síntomas vegetativos inversos», en presencia de hipersensibilidad al rechazo y estado de ánimo deprimido que mejora en respuesta a acontecimientos positivos, permiten la especificación adicional de con «síntomas atípicos». Se ha demostrado que este cuadro clínico se asocia a una buena respuesta a los inhibidores de la monoaminooxidasa y a una mala respuesta a los antidepresivos tricíclicos clásicos.

Ellen también se queja de «crisis de angustia». Sospechamos que presenta los síntomas característicos de las crisis de angustia y preocupación por su posible recurrencia, aunque no muestra síntomas agorafóbicos. De cumplirse estas premisas, añadiríamos el diagnóstico de trastorno de angustia sin agorafobia (DSM-IV-TR, pág. 490).

Comentario sobre «Todavía estudiante» por Mark Bauer, M.D.*

Cuando Ellen era una niña, la psiquiatría estadounidense se encontraba en una crisis de identidad grave. La sólida base psicoanalítica que se manejaba previamente en gran parte de la psiquiatría, tan fuertemente establecida después de la posguerra de la Segunda Guerra Mundial, se había ido debilitando progresivamente por su incapacidad para plantear empíricamente los principales aspectos teóricos y clínicos. Mientras tanto, Szasz, Laing, Bateman y otros autores reivindicaban que todos los trastornos mentales eran producto de factores psicosociales, llegando a decir que los trastornos mentales graves, como la esquizofrenia, eran la única respuesta cuerda ante una sociedad demente. Por otro lado, Klein, Fieve, Dunner, Rickels, Prien, Goodwin, Emrich y otros padres de la psicofarmacología moderna estaban aportando datos sobre la posible erradicación de los trastornos conductuales complejos y en muchos casos, la restauración de la función normal mediante la administración de preparados farmacéuticos simples. Las mentes menos astutas usaron estos importantes avances para proponer que la psiquiatría debería deshacerse de sus raíces psicosociales y convertirse en una subespecialidad médica.

---

* *El doctor Bauer obtuvo el título de B.A. en la Universidad de Chicago y el de M.D. en la Universidad de Pensilvania. Actualmente, es profesor asociado de psiquiatría en la Universidad Brown y trabaja en el Providence (RI) Veterans Affairs Medical Center. Ha sido investigador principal de becas federales todos los años desde su residencia. Ha recibido galardonespor su investigación, docencia, administración y asistencia clínica, siendo nombrado 2 veces Exemplary Psychiatrist por la Nacional Alliance for the Mentally Ill. Las contribuciones científicas del doctor Bauer comprenden el uso del tratamiento con hormona tiroidea en dosis altas para el tratamiento bipolar con ciclos rápidos, así como importantes avances en la evaluación, fenomenología y evolución del trastorno bipolar. Desde 1991 se centra en el desarrollo y comprobación de métodos que mejoren la administración del tratamiento en el trastorno maniaco-depresivo, en particular utilizando métodos prácticos de colaboración. En dos de los libros del doctor Bauer se subraya el método de tratamiento práctico de colaboración que aquí se comenta, en uno con gran detalle para el trastorno bipolar (Bauer y McBride, 2003,) y en el otro, para el uso en la práctica clínica general en varios trastornos (Bauer, 2003a).*

George L. Engel entró en esta discusión con su importantísimo artículo publicado en *Science* en el que diseñaba un modelo biopsicosocial para toda la medicina, incluida la psiquiatría (1977). En efecto, Engel dijo que la psiquiatría se sitúa exactamente donde debería estar, siendo los médicos y las bases teóricas los que pueden plantear las raíces tanto biológicas como psicosociales de los problemas clínicos. La medicina y la cirugía deberían utilizar también un planteamiento biopsicosocial para todos los problemas que se tratan en esos ámbitos, incluso cuando sean hechos agudos y, aparentemente, sólo biológicos, como el infarto agudo de miocardio. Es probable que haya una raíz psicosocial común a todos estos problemas, e incluso, si no la hay es, necesario tratar los factores psicosociales para evaluar a las personas que los padecen y plantear su tratamiento.

A continuación revisaremos la perspectiva biopsicosocial de la evaluación y planificación del tratamiento en el caso de Ellen. En primer lugar, hay cuatro principios de evaluación que nos orientarán para establecer el diagnóstico apropiado mediante procesos (Bauer, 2003a):

1. *Un síntoma no hace un síndrome.* ¿Cuáles son los principales síntomas que presenta Ellen? Depresión, angustia y una reactividad del estado de ánimo con sensibilidad ante el rechazo. Es fácil pasar de cualquiera de estos síntomas a un síndrome o diagnóstico; es sencillo pero plagado de errores. Se podrían cometer fallos al asumir que el problema era un trastorno de personalidad o un trastorno de ajuste, y condenar a Ellen a seguir durante años una psicoterapia general de apoyo. También se podría cometer un error si se acepta que, simplemente, tiene un trastorno depresivo mayor o un trastorno de angustia y se prescriben alegremente medicamentos porque en el futuro pueden ser seguros. Se necesita más información y, si se hubiera obtenido, Ellen podría haberse ahorrado varios años de sufrimiento. En realidad, lo habitual es que casos como éste pasen 7 años padeciendo el trastorno antes de establecer el diagnóstico correcto (Lish y cols., 1994).
2. *El diagnóstico guía el tratamiento.* Igual que ocurre en otros ámbitos de la medicina, el diagnóstico determina el tratamiento. Si nos saltamos el paso del diagnóstico y nos decidimos, por ejemplo, a prescribir un inhibidor selectivo de la recaptación de serotonina «seguro» a Ellen para tratar su angustia y sus síntomas de depresión, seremos responsables de causarle más problemas. ¿Cómo?
3. *El trastorno psiquiátrico es longitudinal y también transversal.* Aunque demostrásemos que Ellen tiene actualmente un episodio de depresión mayor, incluso con características atípicas, no llegaríamos aún a un diagnóstico exacto. Si estudiásemos el caso de Ellen longitudinalmente, veríamos que también tenía lo que parecían ser episodios leves de hipomanía. Está claro que es arriesgado administrar sólo antidepresivos a un paciente con trastorno bipolar II sin establecer un seguimiento estrecho y una buena formación, porque los antidepresivos pueden precipitar una hipomanía (p. ej., Joffe y cols., 2002).

4. *Todos los comportamientos tienen un diagnóstico diferencial.* Todos los comportamientos, y no sólo los síntomas, tienen un diagnóstico diferencial. A medida que identifiquemos los síntomas de hipomanía de Ellen, aunque cumplan los criterios del DSM, debemos preguntarnos: «¿Serán estos síntomas el centro del tratamiento?». O bien: ¿son comportamientos aceptables para la paciente?». Deberíamos recordar que una condición *sine qua non* para establecer un diagnóstico del DSM es que los síntomas deben provocar una disfunción o un sufrimiento subjetivo. ¿Qué sucedería si Ellen construyese su vida en torno a estos períodos de hipomanía? ¿Qué sucedería si no quisiera perderlos? Este tema deberá plantearse en un marco práctico de colaboración.

Así que tenemos a Ellen: tiene un trastorno bipolar II y ahora está deprimida, con características atípicas y crisis de angustia. La solución consiste en retirar los medicamentos y proporcionar alguna educación básica y consejos para vivir afrontando su problema. ¿Correcto? ¿Es eso todo?

En primer lugar, volvamos al aspecto de los medicamentos. Esta es la parte fácil, ya que las normas de práctica clínica que nos ayudan al respecto no son precisamente escasas, incluidas las normas basadas en la evidencia de la American Psychiatric Association (2002), de la Canadian Psychiatric Association (Haslam y cols., 1997), del US Department of Veterans Affairs (Bauer y cols., 1999) y del Texas Department of Mental Health and Mental Retardation (Suppes y cols., 2002) o incluso las Normas de consenso de expertos basadas en una encuesta entre expertos (Sachs y cols., 2000), aunque cada una de ellas está apoyada por una reducida cantidad de datos empíricos (Bauer y Mitchner, 2004). Desde mi perspectiva, propondría el tratamiento con litio o quizás con lamotrigina porque son los fármacos que tienen bien documentada su eficacia en los episodios depresivos agudos que aparecen durante el trastorno bipolar. Si las condiciones fueran favorables, y hablaremos de ello desde el punto de vista biopsicosocial y de colaboración, más adelante, propondría el uso de inhibidores de la monoaminooxidasa, como tranilcipromina o fenelzina, que han demostrado su eficacia en dos de estudios clínicos controlados con pacientes con episodios depresivos con características atípicas en el trastorno bipolar (Himmelhoch y cols., 1991; Thase y cols., 1992), así como en pacientes con depresión atípica con crisis de angustia (Quitkin y cols., 1990). También son una opción los inhibidores de la recaptación de serotonina porque son más seguros aunque hay pocos datos recogidos en estudios controlados sobre su uso en episodios atípicos de depresión.

Pero primero averigüemos qué es lo que piensa Ellen. ¿Por qué? Ciertamente, es bueno abordar a un paciente que acude a nosotros en busca de ayuda como participantes fundamentales en su propio tratamiento sencillamente en virtud de las consideraciones básicas de su dignidad humana, pero también con un buen sentido clínico:

- En una evaluación, es probable que obtengamos la mejor información de Ellen si ella sabe que estamos intentando entender su propio punto de vista sobre sus síntomas y el impacto que tienen en ella.
- En cuanto al tratamiento, es fundamental colaborar e identificar una lista de síntomas objetivo o una lista de problemas a la que se dé prioridad según los valores y necesidades del sujeto.
- De igual modo, para conseguir la máxima implicación de la paciente en el tratamiento tenemos que identificar los efectos secundarios (farmacológicos pero también psicoterapéuticos) que Ellen desea evitar especialmente; todos los tratamientos tienen costes al mismo tiempo que beneficios (véase Bauer, 2003a).

Nuestro papel en este procedimiento de colaboración es menos el de un médico paternalista y más el de un «entrenador» que intenta ayudar a Ellen a vivir con sus dificultades específicas. Ejerceremos una presión basada en nuestra experiencia y pericia profesional, pero no necesariamente con nuestros valores.

¿Qué es lo que más le importa a Ellen? Sin duda, la depresión y la angustia. La depresión es el problema que causa la mayoría de las disfunciones en el trastorno bipolar, e incluso los niveles subsindrómicos de depresión causan disfunción (revisado por Bauer y cols., 2001).

Por tanto, al menos la depresión y la angustia necesitan tratamiento. Ahora bien, si tenemos en cuenta los aspectos psicosociales de su enfermedad, comenzaremos haciendo más preguntas sobre la persona enferma. ¿Es Ellen una persona inteligente y está motivada suficientemente para controlar su enfermedad con un cierto grado de independencia?, ¿puede relacionar su patrón típico de síntomas durante los episodios y, lo que es más importante, reconocer y describir los síntomas de alerta iniciales?, ¿puede identificar los desencadenantes de los episodios?, ¿puede recibir asistencia de forma adecuada entre las sesiones?, ¿cuál es su forma de actuar cuando tiene problemas con los síntomas?, ¿abandona el tratamiento?, ¿«actúa con el dolor», es decir, puede continuar actuando en sus distintos roles a pesar de los síntomas depresivos?, ¿bebe o consume sustancias?, y ¿ cuáles son los costes y beneficios de cada respuesta individual (es decir, toda respuesta de afrontamiento tiene sus costes y beneficios, aunque aparentemente no sean aconsejables o socialmente aceptables)? Por último, ¿reside en un entorno social que la apoya en el control de sus síntomas y en el cumplimiento del tratamiento, o es probable que haya impedimentos?

Por tanto, si Ellen es suficientemente lista como para controlar su enfermedad y si sus crisis de hipomanía no son demasiado destructivas, podemos utilizar tranilcipromina o fenelzina mientras sea capaz de identificar los síntomas de alarma precoces, tenga a otras personas que puedan ayudarla a hacerlo (lo que es preferible), o tenga un acceso adecuado al personal sanitario. De lo contrario, el tratamiento con litio o lamotrigina podría ser una primera apuesta más segura. Si la respuesta es insuficiente, podría añadirse un antidepresivo.

Este es otro punto en el que entra en juego nuestra pericia profesional. Ellen dice que la depresión es el problema, pero por nuestra experiencia profesional sabemos que la hipomanía también puede deteriorar las relaciones, el trabajo, etc. Además, la incoherencia de las relaciones y los propios cambios entre los síntomas de manía y de depresión permiten medir la morbilidad: ¿cómo reaccionan, actúan y piensan el esposo, los compañeros de trabajo o los hijos cuando no saben si aparecerá la «doctora Jekyll» o la «señora Hyde»? Por tanto, debemos evaluar este aspecto y proporcionar información al respecto.

En conjunto, es bastante probable que Ellen no sea una observadora válida de sus síntomas, de los signos de aviso precoces, de los desencadenantes y de las respuestas para afrontarlos como debiera. Podemos ayudarla a identificar y trabajar con estas respuestas utilizando cualquiera de los distintos tratamientos psicosociales, porque parece que estas tareas comprenden el núcleo de la mayoría de las intervenciones psicosociales en el trastorno bipolar (revisado en el capítulo 5 de Bauer y McBride, 2003). Para ella sería mejor tener acceso a una psicoterapia formal pero, en caso contrario, se podrían aplicar los mismos principios de colaboración en cualquier tipo de consulta y por un médico con suficiente formación.

Por tanto, comparada con estos factores psicosociales, la elección biológica de litio frente a lamotrigina, frente a tranilcipromina frente a alguna combinación parece ser relativamente sencilla. Son los factores psicosociales, y el tratamiento de colaboración entre ellos, los que compondrán o romperán el tratamiento biológico de Ellen. En realidad, podría decirse que un método de colaboración, que ayude a este tipo de sujetos a atender el «modelo médico» de sus trastornos mentales graves sería la respuesta, 25 años más tarde, al reto de Engel de entender e intervenir en todo el espectro de aspectos biopsicosociales de la enfermedad.

Bibliografía

American Psychiatric Association: Practice guideline for the treatment of persons with bipolar disorder (revision). Am J Psychiatry 159(suppl):1-50, 2002

Bauer MS: The Field Guide to Psychiatric Assessment and Treatment. Philadelphia, PA, Lippincott Williams & Wilkins, 2003a

Bauer MS: Bipolar (manic-depressive) disorder, in Psychiatry. Edited by Tasman A, Kay J, Lieberman AJ. Philadelphia, PA, Saunders, 2003b, pp 1237-1270

Bauer MS, McBride L: Structured Group Psychotherapy for Bipolar Disorder: The Life Goals Program, 2nd Edition. New York, Springer, 2003

Bauer MS, Mitchner L: What is a «mood stabilizer?» an evidence-based response. Am J Psychiatry 161:3-18, 2004

Bauer MS, Callahan A, Jampala C, et al: Clinical practice guidelines for bipolar disorder from the Department of Veterans Affairs. J Clin Psychiatry 60:9-21, 1999

Bauer MS, Kirk G, Gavin C, et al: Correlates of functional and economic outcome in bipolar disorder: a prospective study. J Affect Disord 65:231-241, 2001

Engel GL: The need for a new medical model: a challenge for biomedicine. Science 129:186-196, 1977

Haslam D, Kennedy S, Kusumakar V, et al: The treatment of bipolar disorder: review of the literature, guidelines, and options. Can J Psychiatry 42:675-99S, 1997

Himmelhoch J, Thase M, Mallinger A, et al: Tranylcypromine versus imipramine in anergic bipolar depression. Am J Psychiatry 148:910-916, 1991

Joffe RT, MacQueen GM, Marriott M, et al: Induction of mania and cycle acceleration in bipolar disorder: effect of different classes of antidepressant. Acta Psychiatr Scand 105:427-430, 2002

Lish J, Dime-Meenan S, Whybrow P, et al: The National Depressive and Manic Depressive (DMDA) survey of bipolar members. J Affective Disord 31:281-294, 1994

Quitkin FM, McGrath PJ, Stewart JW, et al: Atypical depression, panic attacks, and response to imipramine and phenelzine: a replication. Arch Gen Psychiatry 47:935-941, 1990

Sachs GS, Printz DJ, Kahn DA, et al: The Expert Consensus Guideline Series: Medication Treatment of Bipolar Disorder, 2000. Minneapolis, MN, Postgraduate Medicine, 2000

Suppes T, Dennehy EB, Swann AC, et al: Report of The Texas Consensus Conference Panel on Medication Treatment of Bipolar Disorder 2000. J Clin Psychiatry 63:288-299, 2002

Thase M, Mallinger A, McKnight D, et al: Treatment of imipramine-resistant recurrent depression, IV: a double-blind crossover study of tranylcypromine for anergic bipolar depression. Am J Psychiatry 149:195-198, 1992

El hombre elefante

Chris es un carpintero de 31 años, tímido, de aspecto ansioso, que ha sido hospitalizado después de un intento de suicidio por asfixia, introduciendo la cabeza en una bolsa de plástico. Solicita hablar con el psiquiatra en una habitación oscura. Lleva una gorra de béisbol inclinada hacia delante, de tal forma que le cubre la frente y parte de los ojos. Con la mirada fija en el suelo, Chris se queja de que no tiene amigos, le acaban de despedir del trabajo y su novia cortó la relación que mantenían hace pocos días. Cuando el psiquiatra le pide que se extienda, Chris replica, «Es realmente difícil hablar de esto, doctor. No sé si seré capaz. Es demasiado embarazoso. Bueno, supongo que debería empezar contándole... después de todo, he venido al hospital por ello. Se trata de mi nariz». «¿Su nariz?», pregunta el psiquiatra. «Sí, estas enormes marcas de viruela en mi nariz. ¡Son grotescas! Parezco un monstruo. ¡Soy tan horroroso como el hombre elefante! Sólo puedo pensar en estas marcas. He estado pensando en ellas cada día durante los últimos 15 años. Incluso tengo pesadillas sobre ellas. Y creo que todo el mundo puede verlas y se ríe de mí por su causa. Por eso siempre llevo esta gorra. No podía hablar de ello con usted en una habitación iluminada... se daría cuenta de lo repugnante que soy.»

El psiquiatra no fue capaz de ver las grandes marcas de viruela a las que Chris se refería, incluso cuando le examinó en una habitación iluminada. Chris es, de hecho, un hombre elegante con poros faciales de apariencia normal. El psiquiatra comenta: «No veo rastro de marcas de viruela. ¿Es posible que la visión que usted tenga de estas marcas esté distorsionada, y tal vez estas marcas de viruela sean sólo poros faciales normales?».

«Resulta una pregunta difícil de contestar», replica Chris. «He intentado mantener esta preocupación como un secreto, dado lo vergonzoso que me resulta. Tengo miedo de que la gente crea que soy un presumido. Pero se lo he contado a unas pocas personas, y han intentado convencerme de que las marcas no son realmente visibles. A veces me arrepiento de tener estas creencias y creo que probablemente estoy distorsionando la realidad y no son tan horribles. Pero entonces me vuelvo a mirar en el espejo y las veo grandes y horrorosas, y en ese momento estoy convencido de que la gente se ríe de mí. Pueden intentar convencerme, pero no servirá de nada. Y cuando lo intentan, creo que, simplemente, se compadecen de mí y sólo pretenden animarme. Eso me ha afectado en muchos aspectos, doctor», añade Chris. «Puede que realmente le cueste creerlo, pero este problema ha arruinado mi vida. Sólo puedo pensar en mi cara. Dedico horas al día mirándome las marcas en el espejo. No puedo resistir la tentación. Por ello empecé a faltar al trabajo cada vez más, y dejé de salir con mis amigos y mi novia. Me ponía tan nervioso cuando la gente me miraba, que empecé a recluirme en casa la mayor parte del tiempo. A veces, cuando no tenía más remedio que salir a la calle, cruzaba los semáforos en rojo para no tener que detenerme y someterme a la experiencia de ver cómo era contemplado por todo el mundo. La gorra me ayudó al principio, pero no cubría todas las marcas. Intenté disimularlas con maquillaje durante un tiempo, pero pensé que la gente vería el maquillaje y no serviría de nada. La única vez que me sentí cómodo fue el día de Halloween en que me puse la máscara de Batman de mi sobrino. Nadie podía ver las marcas. Faltaba tanto al trabajo que me despidieron. Mi novia me aguantó mucho tiempo, pero al final ya no pudo más. Una de las cosas realmente dura para ella fue que empecé a preguntarle unas 50 veces diarias si realmente ella podía ver las marcas. Creo que ésa fue la gota que colmó el vaso. Si pudiera escoger preferiría padecer un cáncer. Seguro que sería menos doloroso. Esto que tengo es como una flecha que atraviesa mi corazón.»

Chris siguió contando que había acudido a un dermatólogo para pedirle un tratamiento de abrasión, pero el procedimiento fue rechazado porque «el dermatólogo dijo que no había nada que hubiera de someterse a abrasión». Al final, consiguió convencer a otro dermatólogo para que le efectuara la intervención, pero no quedó satisfecho con el resultado. Estaba tan desesperado por las supuestas marcas, que llevó a cabo dos intentos de suicidio. Su última tentativa ocurrió después de mirarse en el espejo y comprobar lo horrible que era. Explicó al psiquiatra, «Vi lo desagradable que era mi cara y pensé: no estoy seguro de que valga la pena vivir así si tengo que estar todo el tiempo pensando en ella». Su primer intento de suicidio había motivado un ingreso hospitalario; pero como Chris estaba tan avergonzado de su preocupación y pensó que no le iban a tomar en serio, se guardó el secreto y sólo comentó que estaba deprimido.

Discusión sobre «El hombre elefante»

La apariencia de Chris es normal; sin embargo, él está muy preocupado por un supuesto defecto de su cara. Esta preocupación le ha causado un claro malestar clínico y ha interferido significativamente en su actividad. Aunque se trata de un caso claro de trastorno dismórfico corporal (TDC) (DSM-IV-TR, pág. 574), no es atípico; los intentos de suicidio no resultan infrecuentes en este trastorno, ya que puede haber un grave deterioro de las relaciones sociales, laborales o de otras áreas de actividad importantes. Sin embargo, los grados de malestar clínico y de disfunción asociados a este trastorno siguen un espectro de gravedad; algunas personas que padecen el trastorno —aunque sufren malestar y quizá su nivel de actividad no llegue al esperado— lo llevan relativamente bien.

Comentario sobre «El hombre elefante» por Katharine A. Phillips, M.D.*, y Rocco Crino, Ph.D.**

Chris es un caso grave, aunque no atípico, de TDC (Phillips, 1996, 2001). Como muchos otros pacientes, inicialmente dijo al personal del hospital sólo que estaba deprimido, porque le inquietaba que, si mencionaba la preocupación por su aspecto, lo consideraran tonto o vanidoso. Antes de administrar un tratamiento eficaz para el TDC es necesario diagnosticarlo de forma apropiada (Phillips, 1996, 2001). El diagnóstico es fundamental, porque el TDC no tratado provoca un deterioro importante de la funcionalidad, hospitalización e incluso puede conducir al suicidio. En varios estudios se ha documentado que los médicos no reconocen y no diagnostican correctamente el TDC (Phillips, 2001) y el paciente no comunica voluntariamente los síntomas porque es una situación embarazosa que le causa vergüenza, y el médico no pregunta. Si se documentan síntomas de TDC pueden diagnosticarse erróneamente como depresión, trastorno obsesivo-compulsivo, fobia social, agorafobia, trastorno de personalidad por evitación, trastorno psicótico SOE o incluso esquizofrenia. El tratamiento fracasará si su objetivo es alguna de estas afecciones, y no el TDC.

Algunos pacientes que acuden para recibir tratamiento psiquiátrico están bien informados sobre el TDC (e incluso, pueden tener que convencer a un médico escép-

* *La doctora Phillips es profesora de psiquiatría de la Facultad de Medicina Brown y directora del Programa de trastorno dismórfico corporal e imagen corporal en el Hospital Butler de Providence, Rhode Island. Lleva investigando y tratando a los pacientes con TDC desde 1990, con experiencia en unos 800 pacientes que presentan este tipo de trastornos. Su trabajo pionero, centrado principalmente en la psicopatología y el tratamiento farmacológico del TDC, ha hecho que este trastorno sea ahora conocido por el público general y por los profesionales relacionados. Ha escrito y editado varios libros sobre el TDC y la imagen corporal, incluido The Broken Mirror: Understanding and Treating Body Dysmorphic Disorder (Phillips, 1996).*

** *El doctor Crino es Senior Lecturer en la Facultad de Psiquiatría de la Universidad de Nueva Gales del Sur y director de la unidad de trastornos de ansiedad del Hospital St. Vincent de Sydney, Australia. Desde 1988 ha trabajado ampliamente en el tratamiento del trastorno obsesivo compulsivo y afecciones relacionadas. En 1999 estableció un programa de tratamiento cognitivo-conductual para el TDC. Ha publicado varios artículos en el área de la ansiedad y trastornos relacionados y es coautor de* The Treatment of Anxiety Disorders *(Cambridge University Press, 1994).*

tico de que este es el diagnóstico correcto) mientras que otros son escépticamente arrastrados hacia el tratamiento por los miembros angustiados de su familia. Otro tercer grupo verá al psiquiatra de mala gana a instancias de un dermatólogo o cirujano cauteloso, y acude a la consulta sólo porque ve al psiquiatra como un billete para recibir el tratamiento estético deseado. Independientemente de la motivación del paciente, es importante educar sobre el TDC, explicando que se trata de un trastorno de la imagen corporal relativamente frecuente y tratable. Muchos pacientes dan la bienvenida al diagnóstico de TDC y a la información de que su tratamiento es posible, mientras que otros (habitualmente, los que no lo entienden bien, o nada en absoluto) rechazan el diagnóstico y el tratamiento. Puede ayudar si el tratamiento psiquiátrico se centra en disminuir la preocupación excesiva por los defectos del aspecto percibidos y el sufrimiento, y en mejorar de la funcionalidad y la calidad de vida. Habitualmente es inútil detenerse a comentar o a argumentar si el defecto es «real»; por el contrario, sería útil explicar que las personas que tienen un TDC tienen opiniones muy diferentes sobre cómo el paciente afectado busca razones que no siempre son bien comprendidas por las demás personas. Después, se le puede alentar para que se centre en el tratamiento para mejorar su vida.

Nuestro planteamiento general de los pacientes que desean recibir un tratamiento dermatológico o quirúrgico, o cualquier otro tratamiento no psiquiátrico (p. ej., electrólisis) consiste en decir que no se puede predecir cuál será la respuesta de cada sujeto a estos tratamientos, sino que, como máximo, sabemos que habitualmente será ineficaz en el TDC y que, incluso, puede empeorar las preocupaciones sobre el aspecto (Phillips, 1996, 2001). Hemos visto a muchos pacientes que se arrepienten sinceramente de haberse sometido a estos tratamientos (no obstante, los que dañan su piel con cortes pueden necesitar asistencia dermatológica y psiquiátrica). Explicaremos que el riesgo del tratamiento psiquiátrico es mucho menor, no hace que los pacientes piensen que su aspecto es peor, es probable que les ayude a sentirse mejor y mejore su vida, por lo que vale la pena intentarlo.

Comenzaríamos el tratamiento de Chris con un inhibidor de la recaptación de serotonina (IRS) y terapia cognitivo-conductual (TCC). Aunque la investigación sobre ambos tratamientos aún es escasa, son los mejor estudiados y parecen ser eficaces en la mayoría de los pacientes con TDC (Neziroglu y Khemlani-Patel, 2002; Phillips, 2002). Se desconoce qué tratamiento es más eficaz, o si la utilización de ambos fármacos de forma combinada es mejor que su uso por separado. Según nuestra experiencia clínica, recomendaríamos siempre tratar a un paciente gravemente enfermo como Chris con un IRS. Se siente demasiado deprimido y con un riesgo de suicidio demasiado alto como para no utilizarlo. Además, algunos pacientes con TDC tienen depresión, ansiedad, ideas delirantes o una desmotivación laboral tan graves que necesitan la TCC. El tratamiento de estos pacientes con un IRS puede mejorar los síntomas de TDC hasta el punto en que pueden participar significativamente en la TCC. Un tratamiento razonable de los pacientes con síntomas de una intensidad moderada consiste en usar un IRS o TCC, o ambos, mientras que en el TDC leve puede ser preferible comenzar con el TCC. No obstante, a la hora de elegir el tratamiento del TDC moderado es importante tener en cuenta también otros factores como las enfermedades asociadas, las preferencias del paciente y la disponibilidad de los terapeutas con experiencia en la aplicación de la TCC en el TDC.

En dos estudios controlados, tres estudios abiertos y varios informes y series de casos se indica que los IRS son eficaces en el TDC (Hollander y cols., 1999; Phillips, 1996, 2002; Phillips y cols., 2001, 2002). La respuesta a un IRS consiste en la disminución del sufrimiento y del tiempo que se está preocupado por el «defecto», mejorando la funcionalidad (p. ej., volviendo al trabajo o a la escuela), mejorando los síntomas depresivos, disminuyendo las conductas repetitivas (p. ej., mirarse en el espejo) y mejorando la opinión de sí mismo y el pensamiento de referencia. Es importante señalar que estos fármacos son más eficaces que los demás, incluidos los antidepresivos no IRS. Un resultado interesante, y clínicamente importante, es que, según los estudios, el IRS solo es eficaz en pacientes con TDC delirante (es decir, los que están completamente convencidos de que tienen un aspecto anormal y que no pueden convencerse de lo contrario [Hollander y cols., 1999; Phillips, 2001, 2002]). Este método podría ir contra la razón, ya que los síntomas psicóticos de otros trastornos se tratan habitualmente con antipsicóticos. Por desgracia, se dispone de muy pocos datos sobre la eficacia de estos fármacos en el TDC, aunque los que existen (que son principalmente retrospectivos) indican que los antipsicóticos solos no son eficaces, incluidos los casos de en los pacientes con ideas delirantes (Phillips, 2002).

Es muy importante usar una dosis de IRS suficientemente alta durante un tiempo suficientemente prolongado (Phillips, 2001, 2002). Aunque no hay estudios en los que se comparen distintas dosis de IRS, la experiencia clínica indica que los pacientes con TDC requieren dosis mayores que las que se usan en la depresión. En la práctica clínica del primer autor de este comentario, las IRS usadas y sus dosis han sido: fluoxetina (66,7 ± 23,5 mg/día), fluvoxamina (308,3 ± 49,2 mg/día), paroxetina (55,0 ± 12,9 mg/día), sertralina (202,1 ± 45,8 mg/día), clomipramina (203,3 ± 52,5 mg/día), citalopram (71,4 ± 27,3 mg/día) y escitalopram (30,4 ± 10,1 mg/día); todas estas dosis están en el límite superior o incluso por encima del intervalo de la dosis recomendada (Phillips y cols., 2001). También es importante que la prueba con el IRS dure lo suficiente. En la mayoría de los estudios (en los que se usaron pautas de ajuste de dosis bastante rápidas) se ha descrito una media del tiempo hasta la respuesta del orden de 6 a 9 semanas, necesitando algunos pacientes hasta 12 o incluso 16 semanas para responder a la medicación. Podemos ver pacientes que no mejoran y que antes habían recibido muchos ciclos breves (p. ej., de 4 a 8 semanas) con IRS en dosis bajas; a menudo, estos casos se habían diagnosticado de depresión pasando por alto el TDC.

No existe una fórmula para ajustar la dosis en todos los casos, puesto que dependerá de varios factores como la gravedad de la enfermedad (siendo aconsejable un ajuste más rápido de la dosis en los casos más graves, especialmente en los suicidas), la tolerancia a la medicación y las preferencias del paciente. No obstante, un objetivo razonable sería alcanzar la dosis máxima recomendada por el fabricante (si una dosis inferior no es suficiente) 5 a 9 semanas después de comenzar el tratamiento, si se tolera. Es posible que con este método se alcance una dosis más alta de lo necesario (aunque la dosis siempre se podrá reducir en el futuro) pero tiene la ventaja de que no se pasa por alto una respuesta porque el tratamiento es insuficiente, a la vez que se impiden tratamientos de prueba innecesariamente prolongados que pudieran dar lugar a un ajuste más lento de las dosis al alza.

La experiencia clínica indica que las recaídas son poco frecuentes si se continúa el tratamiento con IRS y que muchos pacientes presentan una mejoría superior. Aunque no se han realizado estudios formales sobre la interrupción del tratamiento, parece que la mayoría de los casos recidivan cuando se interrumpe la administración del IRS (Phillips y cols., 2001). Por tanto, podríamos tratar a un paciente con TDC grave durante años y pensaríamos en mantener a un paciente como Chris con un IRS durante el resto de su vida. Normalmente continuaremos administrando un IRS eficaz durante un mínimo de 1 a 2 años. Si el paciente desea continuar después con el tratamiento, planificaremos cuidadosamente la pauta seleccionando un momento en el que el estrés sea mínimo para ir disminuyendo gradualmente la dosis del IRS a lo largo de varios meses. Se desconoce si el tratamiento con TCC puede disminuir el riesgo de recaída cuando se interrumpe el IRS; es una pregunta importante que es necesario estudiar.

Si Chris no responde al primer IRS (p. ej., en una prueba de 12 a 14 semanas de citalopram alcanzándose una dosis de 60 mg/día en las semanas 5 o 6) hay varias posibilidades (Phillips, 1996, 2002). Una de ellas consistiría en aumentar la dosis del IRS (excepto clomipramina) por encima de la dosis máxima recomendada (p. ej., alcanzando los 80 a 100 mg/día de citalopram o paroxetina). Después de una prueba inicial de 12 semanas, suele ser necesario un período de 2 a 3 semanas con una dosis mayor de lo normal para ver si funcionará. No usamos este método sistemáticamente, sino sólo cuando el paciente tiene una respuesta parcial e inadecuada con la dosis máxima recomendada pero tolera bien la medicación. Este método es aún más atractivo si varios IRS no han sido útiles en ese paciente, en cuyo caso las demás opciones tienen menos probabilidades de utilizarse. Otra opción consiste en cambiar a otro IRS y, si fuera necesario, realizar estudios secuenciales de todos los IRS. Un porcentaje importante de pacientes que no responde a la prueba inicial con IRS lo hará ante un IRS en el futuro (Phillips y cols., 2001).

Otra opción más consistiría en añadir otro fármaco al IRS. Entre las opciones potencialmente eficaces se encuentran buspirona, un antipsicótico atípico, clomipramina u otro antidepresivo (p. ej., bupropión o venlafaxina) (Phillips, 2002; Phillips y cols., 2001). Es necesario monitorizar cuidadosamente la dosis de clomipramina cuando se combina con un IRS. El aumento podría tener más sentido en los pacientes con respuesta parcial a un IRS, pero también puede intentarse si la respuesta al IRS ha sido sólo mínima o incluso nula. La combinación de un antipsicótico atípico con un IRS, aunque prácticamente no se ha estudiado, es particularmente atractiva en un paciente con ideas delirantes. Se desconoce cuál es la estrategia más eficaz, si es mejor aumentar la dosis o cambiar a otro IRS. El aumento de la dosis es más interesante si hay un riesgo alto de consecuencias graves debido a la recidiva, lo que podría ocurrir cuando se cambia al paciente desde un IRS parcialmente eficaz. Los pacientes muy ansiosos, agitados y con sufrimiento pueden beneficiarse de la adición de una benzodiazepina al IRS (aunque somos remisos a hacerlo en pacientes con historia de abuso de sustancias). En los pacientes en los que han fracasado varios IRS puede intentarse venlafaxina o un inhibidor de la monoaminooxidasa (p. ej., fenelzina o sulfato de tranilcipromina).

También se ha demostrado la eficacia de la TCC en el TDC (Neziroglu y Khemlani-Patel, 2002; Phillips, 1996). Los datos sobre la eficacia de la TCC proceden de varias series de casos (Marks y Mishan, 1988) y también de dos estudios aleatorizados en los que la TDC se comparó con controles de una lista de espera sin tratamiento (Rosen y cols., 1995; Veale y cols., 1996). En un estudio se incluyeron pacientes muy diferentes a Chris, ya que todos eran mujeres con un TDC relativamente leve, muchas de ellas preocupadas por su peso y la forma de su cuerpo (Rosen y cols., 1995). No obstante, otras publicaciones incluían hombres y mujeres, con síntomas más graves y típicos del TDC (Marks y Mishan, 1988; Neziroglu y Khemlani-Patel, 2002; Veale y cols., 1996).

Cuando se inicie la TCC con Chris, nosotros comenzaríamos evaluando detenidamente sus síntomas de TDC. En esta evaluación se debería incluir la valoración de sus pensamientos sobre su aspecto, los datos que los apoyan y sus conductas de comprobación (p. ej., mirarse en el espejo), conductas de tranquilización, conductas de camuflaje (p. ej., llevar un sombrero y maquillaje) y conductas de evitación (p. ej., saltarse los semáforos en rojo, no permitir que la gente se le acerque o evitar las habitaciones bien iluminadas). Para que colabore en el tratamiento nos centraríamos en una conversación sobre la naturaleza prolongada, angustiosa y deteriorante de sus preocupaciones y le educaríamos sobre el modelo de TCC con el desarrollo de una conceptualización individualizada del caso para generar un plan de tratamiento y resaltar cómo sus comportamientos refuerzan sus preocupaciones y creencias.

Podríamos provocar una prevención inicial de la respuesta para disminuir estas conductas de refuerzo, explicando que si se controlan, se minimizarán la preocupación y el sufrimiento. Podríamos hacer una lista de estos comportamientos y puntuar cada uno de ellos según la ansiedad que se provocaría si se controlase esa conducta en particular (p. ej., «¿Qué ansiedad le provocaría no llevar sombrero cuando sale de casa?»). Una vez establecidas las puntuaciones de ansiedad, el paciente podría disminuir (lo ideal sería que interrumpiera) cada conducta siguiendo un orden jerárquico desde la menor hasta las situaciones que le provoquen la máxima ansiedad. Mirarse en el espejo y en otras superficies reflectantes (p. ej., ventanas o la parte posterior de la cuchara) es una de las conductas más importantes que se deben controlar. La mayoría de los pacientes con TDC comprueban tan excesiva y minuciosamente su aspecto que es muy probable que consigan una imagen distorsionada de sí mismos. Chris permanece a escasos centímetros del espejo durante varias horas cada día, mirando y estudiando fijamente sus poros, lo que, sin duda, los hace parecer mayores de lo que son en realidad. De igual modo, mirarse en otras superficies reflectantes sólo reforzará más su imagen distorsionada porque estas superficies (p. ej., los parachoques de los coches, los plásticos brillantes o superficies cromadas) devolverán un reflejo distorsionado. Aunque es difícil controlar totalmente esta comprobación en el espejo, conseguir que Chris se mantenga a más de un metro del espejo cuando se peine o durante su aseo habitual, sin acercarse al espejo en ningún momento, sería un objetivo realista. Algunos expertos también recomendarían un «reentrenamiento delante del espejo», en el que los pacientes aprenden a describir de forma objetiva (y no negativa) todo su cuerpo (y no sólo las áreas que les disgustan) cuando se miran en el espejo. Este reentrenamiento se hace sólo en momentos específicos del día y no debe incluir comprobaciones excesivas (es decir, ritualizantes).

También haríamos que Chris realizara algunos experimentos conductuales que se diseñarían para comprobar lo que piensa de su aspecto y para aportarle datos que refuten sus opiniones. Por ejemplo, mediante el establecimiento de una tarea sencilla, pero minuciosamente diseñada sobre una hipótesis específica podría comprobar su creencia de que los demás se preocupan especialmente de su aspecto y están horrorizados por su «desfiguración». La hipótesis podría ser que si entra en una tienda a comprar algo, el 80% de la gente retrocederá ante él con una mirada de horror en su cara y se alejarán antes de 5 segundos. Otra hipótesis podría ser que si camina por una acera atestada de gente, el 75% de las personas que se le acerquen cruzarán al otro lado de la calle antes de cruzarse con él por ser tan horroroso. El paciente debe realizar estas tareas y lo mejor es que lo haga con el médico (al menos inicialmente), quien también comprobará si esta hipótesis es verdadera. Después del experimento, el paciente y el médico comentan si se ha producido el resultado esperado y qué es lo que el paciente ha aprendido de esta tarea. Este proceso no sólo comienza a exponer a Chris a sus situaciones más temidas (es decir, a su exposición en público) sino que también permite al médico poner en duda con cuidado algunas de sus creencias a partir de los resultados del experimento. Al igual que la exposición estándar, los experimentos conductuales se realizan jerárquicamente (desde el más fácil al más difícil). A la hora de diseñar este tipo de tareas es importante describirlas claramente antes de realizarlas y definir una hipótesis muy concreta que el paciente formulará con la ayuda del médico. Los comportamientos que Chris espera de los demás tienen que ser definidos claramente para que no malinterprete sus miradas o sonrisas normales. Por ejemplo, debería determinar cuántas personas se ríen verdaderamente de él, se quedan mirándole intencionadamente o se alejan de él con una clara mirada de horror o disgusto. Estos experimentos conductuales se ampliarán para incluir otras situaciones que se evitaban previamente, como las reuniones sociales, las salidas, la proximidad de otras personas o permanecer bajo luces brillantes y esperar en los semáforos. La exposición repetida a estas situaciones le haría llegar datos contrarios a sus creencias y le ayudarían a habituarse a estas situaciones que antes le provocaban ansiedad.

También haríamos una reestructuración cognitiva, como la desarrollada por Beck, para su depresión y trastornos de ansiedad. En la reestructuración cognitiva, el paciente identifica los pensamientos negativos automáticos (p. ej., «aquí todos piensan que tengo un aspecto deformado»), las creencias nucleares subyacentes (p. ej., «siempre estaré solo por mi aspecto») y los errores cognitivos (p. ej., leer la mente, leer el futuro, ideas catastrofistas). El terapeuta ayuda al paciente a estudiar los datos a favor y en contra de estas ideas y a generar creencias más exactas y útiles. Como la mayoría de los pacientes tienen una idea de sí mismos mala o nula, además de síntomas importantes de depresión, en general recomendaríamos usar tratamientos cognitivos en forma de reestructuración cognitiva, experimentos conductuales, o ambos, además de las técnicas conductuales estándar, como la exposición y la prevención de la respuesta. En nuestra experiencia, la combinación de experimentos conductuales, reestructuración cognitiva y exposición y prevención de la respuesta es esencial en la terapia cognitivo-conductual del TDC. También es importante que el médico asigne trabajos para hacer en el hogar con el objetivo de que el paciente practique estos métodos de TCC entre las sesiones para aumentar al máximo los beneficios.

Bibliografía

Hollander E, Allen A, Kwon J, et al: Clomipramine vs desipramine crossover trial in body dysmorphic disorder: selective efficacy of a serotonin reuptake inhibitor in imagined ugliness. Arch Gen Psychiatry 56:1033-1039, 1999

Marks IM, Mishan J: Dysmorphophobic avoidance with disturbed bodily perception: a pilot study of exposure therapy. Br J Psychiatry 152:674-678, 1988

Neziroglu F, Khemlani-Patel S: A review of cognitive and behavioral treatment for body dysmorphic disorder. CNS Spectrums 7:464-471, 2002

Phillips KA: Body dysmorphic disorder, in Somatoform and Factitious Disorders (Review of Psychiatry Series, Volume 20, Number 3). Edited by Phillips KA. Washington,DC, American Psychiatric Publishing, 2001, pp 67-94

Phillips. KA: Pharmacologic treatment of body dysmorphic disorder: review of the evidence and a recommended treatment approach. CNS Spectrums 7:453-460, 2002

Phillips KA: The Broken Mirror: Understanding and Treating Body Dysmorphic Disorder. Revised and expanded edition. New York, Oxford University Press, 2004

Phillips KA, Albertini RS, Siniscalchi J, et al: Effectiveness of pharmacotherapy for body dysmorphic disorder: a chart-review study. J Clin Psychiatry 62:721-727, 2001

Phillips KA, Albertini RS, Rasmussen SA: A randomized placebo-controlled trial of fluoxetine in body dysmorphic disorder. Arch Gen Psychiatry 59:381-388, 2002

Rosen JC, Reiter J, Orosan P: Cognitive behavioral body image therapy for body dysmorphic disorder. J Consulting Clin Psychol 63:263-269, 1995

Veale D, Gournay K, Dryden W, et al: Body dysmorphic disorder: a cognitive behavioral model and pilot randomized controlled trial. Behav Res Ther 34:717-729, 1996

La discotequera

Diana Miller, de 25 años, asistió a una unidad de tratamiento de larga estancia en un hospital psiquiátrico después de un intento de suicidio. Aislada en su enorme casa de las afueras de la ciudad, con sus padres de vacaciones, deprimida y desesperadamente sola, se preparó un cóctel de diazepam y whisky escocés, se lo bebió y a continuación llamó a su psiquiatra.

Diana había sido una niña tratable con un mediocre rendimiento escolar hasta cumplir los 12 años. En ese momento, su carácter, hasta entonces jovial y animado, cambió de forma drástica: se volvió demandante, hosca y rebelde, oscilando rápidamente de una euforia desmedida a crisis de llanto y depresión. Se enroló en una banda de jóvenes «marchosos», empezó a mostrar actitudes promiscuas, abusó de la marihuana y de los alucinógenos, y huyó de casa a la edad de 15 años con un joven de 17. Dos semanas después, tras haber burlado a los investigadores privados que sus padres habían contratado, regresaron a casa. Retomó sus estudios en la escuela, pero volvió a abandonar la actividad académica en su primer año de instituto. Sus relaciones con los hombres eran tormentosas, llenas de pasión, de una ansiedad insoportable y con frecuentes discusiones violentas. Buscaba siempre nuevas sensaciones y solía emborracharse; bailaba a sus anchas por las mesas de las discotecas, acababa con hombres extraños y en ocasiones practicaba el sexo con ellos en sus coches. Si rechazaba sus peticiones sexuales, a veces la abandonaban en medio de la calle. Después de uno de estos incidentes, a la edad de 17 años, realizó su primer intento de suicidio, cortándose las venas, lo que motivó su primera hospitalización.

Tras este primer ingreso, Diana fue remitida a un terapeuta para realizar psicoterapia dinámica, de forma intensiva en 2 sesiones semanales, para lo que mostraba escasas aptitudes. Dedicaba la mayor parte de las sesiones a criticar a su familia, de la que pretendía obtener «el 100% de atención». Llamaba a su terapeuta varias veces al día para contarle una u otra «crisis».

Durante este largo período de tratamiento ambulatorio inoperante, interrumpido por varias hospitalizaciones breves, Diana mostraba una gran variedad de síntomas. Tenía miedo incluso de desplazarse sola a la consulta del terapeuta. Estaba deprimida, con ideación suicida y sentimientos de desesperanza. Bebía de forma excesiva y llegaba a los 40 mg/día de diazepam. Realizaba atracones de comida que luego compensaba con dietas drásticas. Estaba obsesionada con el tema de las calorías y con la necesidad de tener su comida cortada de una forma particular y dispuesta en el plato de un modo determinado. Si su madre no cumplía estos requerimientos, Diana reaccionaba con ataques de ira, a veces tan extremos que llegaba a romper la vajilla, teniendo que ser contenida físicamente por su propio padre.

Diana nunca ha trabajado, excepto unos pocos meses como recepcionista en la empresa de su padre. Nunca se ha planteado qué es lo que quiere hacer en la vida, aparte de vivir con un «hombre romántico». Nunca ha tenido amigas, y su única fuente de cariño es su perro. A menudo suele sentirse «devorada» por el aburrimiento.

Los esfuerzos de su terapeuta para que fijara unos límites en su vida apenas tuvieron resultado. Rechazó asistir a Alcohólicos Anónimos o acudir a un programa de día o a un centro de rehabilitación vocacional, ya que pensaba que ella estaba «por encima» de estas cosas. En cambio, languidecía en su casa y mostraba cada vez más depresión y agorafobia, llegando a los 80 mg/día de diazepam. Fue otro intento de suicidio grave lo que desembocó en su actual (séptimo) ingreso psiquiátrico.

Discusión sobre «La discotequera»

La historia clínica de Diana, repleta de diferentes síntomas a lo largo de los años, puede sugerir varios trastornos del Eje I. La depresión y el intento de suicidio que motivaron su última hospitalización sugieren el diagnóstico de un trastorno depresivo mayor, un trastorno distímico, o ambos. Debido a que este caso nos llegó varios años después del ingreso, disponemos de información insuficiente para poder asegurarlo.

El aumento progresivo de la dosis de diazepam (con el desarrollo resultante de tolerancia al fármaco) y su consumo continuado a pesar de sus efectos negativos sugieren el diagnóstico de dependencia de diazepam (DSM-IV-TR, pág. 321). Sus atracones de comida pueden haber llegado a ser lo suficientemente frecuentes como para establecer el diagnóstico de trastorno por atracón (DSM-IV-TR, pág. 877).

Pero lo que resulta más chocante es su vida caótica de siempre, su patrón permanente de humor y relaciones interpersonales inestables, y su impulsividad. Estos síntomas sugieren un trastorno de la personalidad del Eje II, en este caso y de forma primaria, un trastorno límite de la personalidad (TLP) (DSM-IV-TR, pág. 794). Diana muestra al menos cinco de los síntomas característicos de este trastorno. Sin duda ha tenido relaciones interpersonales inestables e intensas, y las «discusiones violentas» sugieren una alternancia entre polos tan extremos como la idealización y la devaluación. Tiene una alteración de su propia identidad (falta de objetivos en la vida), conductas impulsivas en diversas áreas (sexo, abuso de sustancias, alimentación), conducta suicida recurrente, inestabilidad afectiva (cambios de humor súbitos), ira intensa e inapropiada, y sospechamos que el hecho de haberse sentido «devorada» por el aburrimiento constituye una prueba de la presencia de sentimientos crónicos de vacío.

Como suele suceder en los casos de trastornos graves de la personalidad, hay síntomas de otros trastornos de la personalidad de forma simultánea: narcisista (ella está «por encima» de los Alcohólicos anónimos), histriónico (búsqueda de sensaciones), obsesivo-compulsivo (rigidez en relación con la comida), y dependiente (incapacidad para salir adelante sin su familia).

Seguimiento

En el hospital, Diana se quejaba de que las enfermeras eran «crueles» con ella, y de que el resto de pacientes la «odiaban». Se dedicaron muchas sesiones a orientar a la familia, aconsejándoles que resistieran sus demandas de volver a casa. Se mostraba extraordinariamente sensible a las disminuciones mínimas de la dosis de diazepam, de tal forma que ésta sólo podía disminuirse 1 mg cada vez. Se requirieron 3 meses hasta que se «limpió» del fármaco. A continuación, sus progresos fueron inesperadamente positivos. Su carácter volvió a ser jovial. Cada vez colaboraba más con el equipo terapéutico y se mostraba más abierta y amigable con el resto de pacientes. Aprendió el trabajo de secretaria en un programa de rehabilitación del hospital, y desapareció el miedo de salir de casa y sus exigencias con respecto a la comida. Al final de los 10 meses de estancia, había establecido una buena amistad con otra paciente convaleciente, y ambas decidieron alquilar juntas un apartamento. Asimismo, encontraron trabajo de media jornada, de tal manera que Diana pudo proseguir terapia ambulatoria en sesiones semanales.

Diana respondió primariamente a la psicoterapia de apoyo, que ponía énfasis en su educación, exhortación, estimulación y fijación de límites. Estaba demasiado ansiosa y activa como para beneficiarse del enfoque psicodinámico que requería introspección y reflexión. Sus breves ingresos no podían navegar en contra de la marea que representaban sus múltiples e intensos síntomas, de los que el consumo abusivo de sustancias era el más amenazante. Para Diana, lo que pareció funcionar mejor fue un ingreso de larga estancia, en que pudieran simultanearse el tratamiento apropiado del abuso de sustancias y la práctica de rehabilitación vocacional. La obligada separación del ambiente familiar ayudó a ella y a su madre a comprobar que podían vivir una sin la otra.

Durante 7 años de seguimiento, Diana ha conseguido establecerse, sigue trabajando y vive con la misma compañera de piso, siendo capaz de visitar a sus padres con regularidad sin recaer en el viejo patrón de interdependencia madre-hija. La búsqueda de sensaciones sigue constituyendo una parte importante de su adaptación (le gusta la ropa llamativa, las discotecas y los conciertos de rock), pero se muestra menos impulsiva, no bebe alcohol y no ha vuelto a ponerse en peligro en aventuras con hombres extraños.

Nota: El doctor John Gunderson comenta primero este caso, y después las doctoras Kathryn E. Korslund y Marsha M. Linehan.

Comentario sobre «La discotequera» por John Gunderson, M.D.*

El tema del diagnóstico diferencial no es particularmente complicado en el caso de Diana. Sus precipitados cambios del estado de ánimo, incluida la «euforia», indicarían un trastorno bipolar atípico pero se podrían pasar por alto los orígenes interpersonales de sus cambios de estado de ánimo. El hecho de que «su evolución haya sido inesperadamente buena» después de retirar el tratamiento con diazepam podría interpretarse como un signo de un trastorno del estado de ánimo inducido por sustancias, pero se habría dejado de lado la forma en que sus problemas precedieron al abuso de sustancias. Diana presenta la mayoría de los aspectos prototípicos del diagnóstico del TLP (es decir, afectos lábiles y rápidamente cambiantes, relaciones intensas e inestables, y conductas autodestructivas y potencialmente autodestructi-

* *El doctor Gunderson es profesor de psiquiatría en la Facultad de Medicina de Harvard y director de The Borderline Center del hospital McLean de Belmont, Massachusetts. Sus investigaciones ayudaron a definir el TLP y después demostraron que su evolución variable, a menudo, se relaciona con la variabilidad de los tratamientos que reciben estos pacientes. Su experiencia clínica ha permitido ampliar todos los niveles de asistencia y las modalidades de terapia. En su libro de texto* Personality borderline: A Clinical Guide *(Gunderson, 2001) combina su amplia experiencia clínica con su apreciación personal de las lecciones aprendidas durante sus investigaciones.*

vas). Una vez constatado que sigue el prototipo, cabe añadir que Diana tenía características de TLP cuando comenzó el tratamiento a los 17 años, lo que la incluiría en el subgrupo de mejor pronóstico dentro de este trastorno, como la historia de afectación de sus relaciones sentimentales (marcadas por sentimientos activos y positivos [es decir, «pasión» y «nostalgia»]), la implicación continuada de su familia y su apoyo durante el tratamiento (la «sobreimplicación» de la familia es un signo de buen pronóstico en el TLP) (Hoffman y Hooley, 1998) y los recursos económicos para que sea posible el tratamiento de alta calidad.

Aspectos del tratamiento: de 12 a 17 años, adolescencia

El hecho de que la conducta de Diana se volviera rebelde y peligrosa sólo después de los 12 años implica la existencia de conflictos relacionados con su llegada a la adolescencia, es decir, la perspectiva de su separación de la familia, la necesidad de «poseer» su propia sexualidad y establecer relaciones primarias con sus compañeros y, en el marco de una familia orientada al éxito, la perspectiva de poder medir su evolución por su éxito competitivo. El exceso de sus conductas de adolescencia (es decir, promiscuidad, fármacos y alejamiento) significa el esfuerzo de inadaptación para dominar estos temas y, consciente o inconscientemente, también representa un «grito de socorro». En este caso, las respuestas de sus padres a sus problemas conductuales se registran sólo con la contratación de detectives privados para recuperarla cuando, a los 15 años, se marchó de casa. No está claro si sus padres o sus profesores (la autoridad en el colegio) titubearon a la hora de solicitar ayuda psiquiátrica o si la paciente sencillamente rechazó cumplir con las advertencias apropiadas. En cualquier caso, comenzó a visitar al psicoterapeuta sólo después de su primera hospitalización a los 17 años.

No sabemos por qué Diana era tan vulnerable al estrés del adolescente, pero está claro que carecía de un entorno en el que se sintiera segura con sus propios impulsos y sentimientos y protegida de los peligros del exterior. La necesidad de este entorno seguro comienza dentro de su propia casa y es imprescindible ayudar a su familia a crear este ambiente (es decir, cambiar sus respuestas ante Diana). El tratamiento de Diana debería comenzar con las intervenciones con los padres, que habitualmente estarán más motivados y listos para hacer los cambios que sus hijos adolescentes. En general, los padres reciben favorablemente la información sobre el TLP, sintiéndose más tranquilos cuando saben que los conocimientos sobre este trastorno son amplios y que, para ellos, es bastante fácil reconocer que sus mecanismos de afrontamiento no han funcionado. Se han desarrollado normas para que se mantengan implicados, eviten las peleas y establezcan un conjunto más coherente de respuestas que no refuercen la disfunción límite de su hija (Gunderson, 2001). En un estudio reciente se documenta cómo los cambios situacionales que disminuyen el estrés y aumentan el apoyo pueden dar lugar a soluciones espectaculares de la psicopatología límite (Gunderson y cols., 2003). Una intervención familiar, con o sin la participación de Diana, podría establecer la diferencia fundamental en el desarrollo de problemas conductuales mantenidos que permitirán identificar en el futuro el TLP en esta paciente.

Aspectos del tratamiento: de 17 a 25 años

Después de comenzar el tratamiento a los 17 años, Diana desarrolló una relación regresiva caracterizada por una dependencia depresiva, monótona y aferrada a su terapeuta (crisis recurrentes con llamadas diarias) y también, al parecer, con sus padres. Imagínense lo que debe haber sido para sus padres tener a una hija adulta que «necesita» ser llevada de la mano a la psicoterapia y «que le corten la comida de una forma concreta». Los problemas conductuales quedan fuera del problema del hogar que había marcado el comienzo de su adolescencia y son remplazados ahora por conductas igualmente de inadaptación dentro del hogar. Se alejó de sus compañeros y de la competición y su incapacidad para regular ahora sus comportamientos se manifiesta por el abuso de alcohol y diazepam, por atracones y síntomas obsesivo-compulsivos. De nuevo, ante esta descripción del caso no se dice mucho de la respuesta de la familia frente a estos comportamientos disfuncionantes; a pesar de ello; está claro que ninguno de sus progenitores puede poner límites al comportamiento de Diana ni hay datos que indiquen que la madre haya estado reforzando algunos de estos comportamientos de manera inconsciente. Deduzco que Diana es un rehén para sus padres. Se nos cuenta muy poco sobre las respuestas del terapeuta ante ella en este período, parece que ha encontrado que Diana no responde ante las limitaciones en el comportamiento y que era «poco apta» para la introspección. A pesar de ser ingresada otras 5 veces, la paciente fue languideciendo y rechazando otros tratamientos que se le recomendaron hasta que, a los 25 años, llevó a cabo un intento de suicidio grave.

La combinación de psicoterapia y psicofarmacología que Diana recibió es la típica que se ofrece a los pacientes ambulatorios habituales con TLP. A menudo, es útil, y a veces, suficiente, pero entre los 17 y 25 años fue inapropiada para una persona como Diana. En esta combinación falta algo esencial para Diana: las terapias sociales, que abordan los problemas que se observan con referencia al ajuste y la competencia social. Estas terapias de «rehabilitación» son particularmente importantes para los jóvenes con un TLP que lo externalizan. Los casos como el de Diana tienen que aprender a pararse y pensar cómo enfrentarse a sus esfuerzos para externalizar sus problemas, escuchar los problemas de los demás sin intentar escapar ni solucionarlos, oponerse cuando reciban críticas desagradables sin luchar ni gritar y «poseer» sus sentimientos y saber que son «normales». Estas experiencias de aprendizaje aparecen con un proceso de educación, por ejemplo, experiencias correctoras, dirección, refuerzo y expectativas. La envoltura que proporciona la formación de las habilidades sociales, que es el eje central de la terapia conductual dialéctica, y las habilidades interpersonales que son el eje de la terapia interpersonal de grupo, son un ejemplo de los modos que, como las experiencias de aprendizaje social en una generación anterior de pacientes límite, podía obtenerse de las comunidades terapéuticas en hospitales o residencias, dan la oportunidad de superar los obstáculos sociales impuestos por el desarrollo. Como ya hemos comentado, para un adolescente o un adulto joven que vive en su casa, la terapia social más sencilla y directa implica la «adaptación» al entorno doméstico trabajando con los padres. Es fundamental implicar a la familia después de que suceda un episodio mayor, incluso si la familia de Diana, o los profesores en el colegio, no han percibido de alguna manera que Diana necesitaba ayuda antes de su primera hospitalización a los 17 años.

Para alguien como Diana fue una coincidencia desafortunada que su tratamiento dependiera de los beneficios de la psicoterapia ambulatoria de orientación psicodinámica. El entrenamiento psicodinámico es invariablemente útil para la comprensión de los pacientes límite, pero no se puede esperar que ellos mismos se impliquen (y cambien) desde la introspección y el conocimiento de sí mismos (es decir, las características distintivas de la psicoterapia psicodinámica) cuando viven en un entorno desestructurado, están subjetivamente muy alterados o cuando no pueden o no están dispuestos a controlar sus comportamientos. Las intervenciones iniciales deben dirigirse al «mantenimiento del entorno», y después, al sufrimiento subjetivo y a los problemas conductuales. Habría sido más útil disponer de un director del caso con conocimiento de los procedimientos dinámicos que pudiera trabajar con el entorno de la paciente (es decir, con la familia y el sistema escolar de Diana) y que pudiera dar prioridad a su sufrimiento subjetivo y a la pérdida de control conductual. Durante esta fase del tratamiento, si no antes, se necesitaba conocer los tipos de intervenciones que fueron identificados posteriormente por su terapeuta de «apoyo» después de una hospitalización de 10 meses (es decir, «educación, exhortación, aliento y establecimiento de límites»).

La implantación del otro eje del tratamiento ambulatorio de Diana, la farmacoterapia, también parece haber sido incompleta. El sufrimiento subjetivo experimentado por los pacientes más límite puede abordarse con fármacos, con un éxito parcial e incoherente. El punto de partida habitual de los pacientes con TLP es un inhibidor selectivo de la recaptación de serotonina. La administración de esta clase de medicamentos podría haber disminuido tanto la intensidad emocional como la impulsividad de Diana (Soloff, 1998). No conocemos la justificación ni el origen del aumento de la dosis de diazepam. Un psicofarmacólogo que tenga experiencia en el tratamiento del TLP habría sido cauto sobre el uso incorrecto de los medicamentos y, específicamente, habría sido consciente del alto riesgo de dependencia y abuso de las benzodiazepinas (Cowdry y Gardner, 1988). Si el terapeuta prescribiera diazepam, el aumento de la dosis habría sido fácilmente una ampliación de las mismas dificultades misantrópicas que el terapeuta tuvo al controlar las llamadas de teléfono o al establecer de algún otro modo los «límites» de Diana (a este respecto, hay que mencionar que Diana debe ser muy persuasiva. Incluso parece muy probable que el período prolongado de tiempo que necesitó permanecer en el hospital para retirar finalmente el tratamiento con diazepam, cuatro meses, tuviese una causa meramente farmacológica). Un médico que no intente proporcionar psicoterapia psicodinámica puede prescribir medicamentos de una forma más segura, y un psicofarmacólogo que tenga experiencia con el TLP puede trabajar junto con el psicoterapeuta para el tratamiento de «mantenimiento» que pudiera ser útil para prevenir el abandono del tratamiento cuando se sientan frustrados.

Aspectos del tratamiento: 25 y 26 años

La hospitalización prolongada de la paciente (10 meses) consiguió una «separación forzada» de su madre, que ayudó a ambas a darse cuenta de que «podían sobrevivir una sin la otra». También permitió la retirada gradual de su dependencia del diazepam (como ya hemos comentado), disminuir sus comportamientos agorafóbicos y de atracones, estudiar secretariado y reforzar las relaciones con sus compañeros.

En mi opinión, habría sido un error grave llegar a la conclusión (a partir de la descripción del caso) de que la hospitalización a largo plazo era necesaria para que Diana mejorase y, por deducción, que el hecho de que no podamos disponer de este tratamiento según nuestro sistema actual de gestión sanitaria comprometa la probabilidad de éxito. Como ya hemos mencionado, creo sinceramente que la ineficacia del tratamiento de Diana antes de esta hospitalización a largo plazo, hasta los 25 años de edad, refleja la escasez de conocimientos sobre el tratamiento del TLP. Es necesario recordar que este caso data de los años ochenta, cuando las hospitalizaciones a largo plazo y las psicoterapias psicoanalíticas intensivas se consideraban el tratamiento óptimo. En mi experiencia, la hospitalización a largo plazo podría ser útil a veces porque se abordarían los aspectos sociales de la rehabilitación de la comunidad terapéutica (como en el caso de la obra *Inocencia interrumpida*) (Kaysen, 1994), aunque lo más frecuente es que las hospitalizaciones supongan limitaciones innecesarias que despierten luchas o regresiones hostiles frente al control y, en cualquier caso, son la causa de tiempos muertos prolongados. En la mayoría de los casos, este trastorno puede tratarse con éxito con un despliegue minucioso de intervenciones que son bastante menos intensivas que la hospitalización a largo plazo. En general, es mejor utilizar estancias prolongadas, estancias de día o incluso una terapia ambulatoria intensiva (Gunderson, 2001). El principio general que debe guiar su aplicación es utilizar los puntos fuertes del paciente límite y disminuir los beneficios que obtiene al tener una disfunción (p. ej., recibir cuidados y ser el centro de atención). Evidentemente, la eficacia de cualquier nivel de asistencia o modalidad tratamiento en los pacientes límite depende de que la proporcionen médicos que tienen la formación y entusiasmo adecuados para trabajar con pacientes.

Con respecto a los beneficios obtenidos por la hospitalización de Diana, es importante mencionar que se dedicaron muchas sesiones a aconsejar a sus padres que se resistieran a los planes de Diana de volver a casa. En mi opinión, este consejo es fundamental para comprender la mejoría de Diana. Al decir «no», con el apoyo del personal del hospital, los padres estaban dejando por primera vez que su criterio sobre el bienestar de Diana prevaleciera sobre sus demás deseos (es decir, sus demandas) y, por deducción, poniendo el bienestar de la paciente por encima de las molestias que causaban su enfado y sus recriminaciones. Finalmente, estaban dando el «apoyo» que necesitaba Diana. Este «destete» de la familia, en el que la retirada del diazepam era una medida complementaria, inició la fase de lograr los beneficios de la rehabilitación social que derivan del establecimiento de relaciones primarias con sus compañeros y del desarrollo de una formación profesional que siempre se había pospuesto. Al mejorar las habilidades sociales (es decir, con sus amigos y compañeros de trabajo), Diana puede ahora recibir la psicoterapia psicodinámica, algo que antes parecía imposible.

Como nota final del problema de la psicoterapia individual de Diana, añadiría que los intereses y aptitudes de los pacientes límite y de los psicoterapeutas son distintos. La psicoterapia psicodinámica tiene un gran valor en estos pacientes límite que son capaces de acudir a sus sesiones de forma fiable, que pueden soportar las frustraciones que ello conlleva y que se toman interés por mejorar su conocimiento de sí mismos (Waldinger y Gunderson, 1989). Con respecto a Diana, puede haberse convertido en una candidata adecuada para esta modalidad de tratamiento después de abandonar el hospital y de haber logrado una situación vital y laboral estable. Retrospectivamente, no parece que el terapeuta psicodinámico con el que trabajó entre los 17 y los 25 años tuviera una gran aptitud o entusiasmo por desarrollar este trabajo con Diana. Por tanto, no puede decirse que el fracaso de la evolución de Diana cuando recibió aquella psicoterapia reflejase la falta de aptitud del paciente, ni puede generalizarse diciendo que refleja el fracaso de esta modalidad de tratamiento.

Bibliografía

Cowdry RW, Gardner DL: Pharmacotherapy of borderline personality disorder: alprazolam, carbamazepine, trifluoperazine, and tranylcypromine. Arch Gen Psychiatry 45(2):111-119, 1988

Gunderson JG: Borderline Personality Disorder: A Clinical Guide. Washington, DC, American Psychiatric Press, 2001

Gunderson JG, Bender D, Sanislow C, et al: Plausibility and possible determinants of sudden «remissions» in borderline patients. Psychiatry 66(2):111-119, 2003

Hoffman PD, Hooley JM: Expressed emotion and the treatment of borderline personality disorder. In Session 4(3):39-54, 1998

Kaysen S: Girl, Interrupted. New York, Vintage Books, 1994

Soloff PH: Algorithm for pharmacological treatment of personality dimensions: symptom-specific treatments for cognitive-perceptual, affective and impulsive-behavioral dysregulation. Bull Menninger Clin 62:195-214, 1998

Waldinger RJ, Gunderson JG: Effective psychotherapy with borderline patients: case studies. Washington, DC, American Psychiatric Press, 1989

Comentario sobre «La discotequera» por Kathryn E. Korslund, Ph.D.*, y Marsha M. Linehan, Ph.D.**

El desarrollo y la evaluación de los tratamientos eficaces para el TLP, tanto los farmacológicos como los psicoterapéuticos, son lamentablemente inadecuados, en especial cuando se compara el número de pruebas posibles de tratamientos en el TLP con el de otros trastornos. Hasta la fecha, al menos hay dos: la terapia conductual dialéctica (TCD) y la hospitalización parcial de base psicodinámica, cuya eficacia tiene un apoyo empírico. El resultado de los tratamientos que se aplican actualmente en pacientes ambulatorios es, en el mejor de los casos, dudoso. Sin embargo, incluso los mejores tratamientos son inútiles a menos que lleguen a todos los casos que los necesitan. A este respecto, Diana ha compartido un destino similar al de muchos pacientes con TLP que acuden a los profesionales dedicados a la salud mental.

Es probable que la historia de Diana resulte familiar a los médicos que atienden a pacientes con TLP. Los hechos fundamentales del trastorno son las hospitalizaciones frecuentes y el sufrimiento prolongado, que se caracterizan por un trastorno de la regulación emocional, comportamiento impulsivo, relaciones tumultuosas (incluso con los terapeutas) e intentos de suicidio. En realidad, el TLP es el único diagnóstico del DSM-IV-TR en el que los actos parasuicidas (es decir, los intentos de suicidio y otras conductas autolesivas intencionadas y no mortales) son un criterio.

No obstante, en la práctica clínica es frecuente pasar por alto el diagnóstico de TLP. Como puede verse en el caso de Diana, el diagnóstico se estableció sólo después de varias hospitalizaciones. El TLP se caracteriza por emociones intensas y de rechazo. En la teoría biosocial establecida por Linehan (1993a, 1993b) se propone que los casos con TLP tienen una sensibilidad exquisita ante los estímulos emocionales, se excitan fácilmente ante situaciones que despiertan emociones (tanto en su persona como en el entorno), las sienten con intensidad, con alteraciones en su regreso al nivel emocional básico. El resultado es que tienen emociones de rechazo intensas y superpuestas.

A partir de estos modelos, las conductas suicidas (suicidio, intento de suicidio o autolesiones no suicidas) y otros criterios de la conducta de inadaptación del TLP actúan reduciendo (o, en el caso del suicidio, terminando) con estados emocionales

* *La doctora Korslund es investigadora del Departamento de psicología de la Universidad de Washington y directora adjunta de las clínicas de investigación y terapia conductual. Es psicóloga investigadora y supervisora y consultora de terapia conductual dialéctica.*

** *La doctora Linehan es directora de las clínicas de investigación y terapia conductual y profesora de psicología y psiquiatría de la Universidad de Washington. Ha desarrollado la TCD y es autora de* Cognitive-Behavioral Treatment of Borderline Personality Disorder *(Linehan, 1993a) y de* Skills Training Manual for Treating Borderline Personality Disorder *(Linehan, 1993b).*

dolorosos o que son consecuencia de una emoción alterada. Por tanto, el TLP puede definirse como un trastorno permanente de la regulación emocional. El propio sistema de emociones (acción dependiente del estado de ánimo e impulsos de acción, procesamientos, sensaciones y sentimientos cognitivos, expresividad verbal y física, bioquímica, etc.) está alterado en toda su gama de emociones tanto positivas (p. ej., amor o interés) como negativas. Desde esta perspectiva, es fácil entender por qué los pacientes con TLP son sensibles y reaccionan ante cambios, incluso los más pequeños, de su entorno, como la conducta de la familia, los amigos y los terapeutas. También les permite indagar dentro de sí mismos para saber por qué sus vidas son tan dolorosas.

Debido a los problemas que ha tenido Diana con el alcohol y el diazepam, desde el punto de vista diagnóstico hay que plantearse si su caso es un ejemplo de síntomas de tipo TLP realmente secundarios al consumo de sustancias. Como ella no tomó diazepam hasta que comenzó el tratamiento, es improbable que se trate de un trastorno inducido por sustancias; esto muestra lo que sucede a menudo al tratar a los pacientes con TLP cuando los médicos usan pastillas en lugar de sus conocimientos y el tratamiento médico se emplea como paliativo para disminuir el sufrimiento del paciente (y, en muchas ocasiones, también del personal sanitario). Los pacientes con TLP son muy difíciles de tratar y no es raro que el médico prescriptor, abrumado, ofrezca varios medicamentos de diferentes clases (benzodiazepinas, antidepresivos, timorreguladores o neurolépticos) intentando aliviar los síntomas cuando los pacientes se enfrentan a problemas de cognición y percepción, disforia, ansiedad, inestabilidad del estado de ánimo y pérdida del control conductual.

Prácticamente, es un milagro que Diana interrumpiera la administración del diazepam. Es razonable mantener un marco de 3 meses, ya que no es raro que los pacientes con TLP tengan una sensibilidad exquisita a la medicación y requieran descensos muy graduales de la dosis. En parte, es probable que mejorara después de interrumpir el tratamiento con diazepam, debido al aumento de sensibilidad ante la autoeficacia ganada al superar su dependencia de la medicación. Como sucede en el caso de Diana, es típico que los pacientes empeoren después de añadir medicamentos como el diazepam, por lo que el médico prudente practica pruebas de tolerancia ante el sufrimiento, ya que es mejor resistirse a usar los medicamentos de esa forma.

Entonces, ¿no hay ningún procedimiento farmacológico eficaz en pacientes como Diana? Todo lo contrario, la medicación puede ser muy útil si consigue que la persona obtenga más ventajas del tratamiento. Por desgracia, el uso de la polifarmacia sin ningún orden, como el diazepam, no ayuda al paciente. Por el contrario, sería deseable pensar en un algoritmo de tratamiento médico de base empírica diseñado para buscar síntomas específicos que reflejen el TLP, como un medicamento antipsicótico si hay problemas cognitivo-perceptivos (es decir, desconfianza, disociación, alucinaciones transitorias relacionadas con el estrés e ideaciones paranoides), y medicamentos antidepresivos o timorreguladores en las alteraciones afectivas (es decir, estado de ánimo lábil, ansiedad, disforia o depresión; irritabilidad y enfado) y conductas impulsivas (es decir, conductas parasuicidas, conductas impulsivas-agresivas o atracones de fármacos, alcohol, sexo o alimentos) (Soloff, 2000).

Aunque aún no se han realizado estudios controlados aleatorizados mayores y de base poblacional amplia con este método, los resultados preliminares hablan a su favor. Sea cual sea el plan de administración del tratamiento médico, puede decirse que los sujetos con riesgo de muerte no deben recibir fármacos potencialmente mortales, es decir, puede ser necesario dispensar medicamentos en cantidades pequeñas o evitar la asociación de algunos fármacos.

Las tasas de abandono del tratamiento farmacológico tienden a ser muy altas y el cumplimiento suele ser un problema. En la práctica clínica la mitad de los casos y la mayoría de los terapeutas comunican un uso erróneo de la medicación por los pacientes, tomando incluso dosis distintas de las prescritas o sobredosis (Kelly y cols., 1992), como puede verse en la historia de Diana, cuando aumentó la dosis de diazepam hasta el doble del límite diario recomendado y lo combinó con alcohol y con un intento de suicidio.

El hecho de que Diana haya buscado tratamiento en muchas ocasiones (y probablemente, de varios médicos) coincide con lo observado en la práctica clínica. En un estudio (Skodol y cols., 1983) se encontró que el 97% de los pacientes con TLP había acudido para recibir tratamiento ambulatorio durante más de la mitad de su vida a una media de 6,1 terapeutas (Perry y cols., 1990; Skodol y cols., 1983); el 95% de los pacientes recibieron terapia individualizada, el 56% terapia de grupo, el 42% psicoterapia de familia o de pareja, el 37% tratamiento de día, el 72% hospitalización psiquiátrica y el 24% en un centro de reinserción social (Bender y cols., 2001).

La experiencia de Diana con el tratamiento tiene de particular que mejoró con la hospitalización prolongada. Es frecuente ingresar al paciente después de un intento de suicidio, lo que se hace habitualmente para disipar los miedos legales del médico responsable o buscando la «estabilización» de un paciente hasta que pase la crisis suicida. No obstante, no hay pruebas empíricas de que la hospitalización sea tan eficaz en la prevención del suicidio o que incluso aumente la esperanza de vida. En realidad, hay razones para creer (tal como se demuestra en el caso de Diana) que la «fijación» a corto plazo tiene consecuencias devastadoras.

En primer lugar, en las unidades psiquiátricas de pacientes ingresados se plantean pocas expectativas o ninguna para el paciente. A menudo, se proporcionan demasiados cuidados (una paciente atendida en nuestra consulta nos contó que el personal de enfermería limpiaba uno a uno los gajos de la naranja y se los daba para comer), y esencialmente, se proporciona un nivel de cuidados que el paciente no tendrá en ningún otro momento de su vida. Por desgracia, estos cuidados dependen de que los comportamientos del «enfermo mental» tengan una gravedad suficiente para desencadenar su ingreso. En segundo lugar, esta atención positiva aumenta en respuesta al incremento de las conductas suicidas o comunicativas y disminuye en respuesta al afrontamiento eficaz, con lo que se refuerzan aquellos comportamientos importantes que sean motivo de tratamiento (incluso en la terapia ambulatoria no es raro que los pacientes no tengan acceso al tratamiento si desaparecen sus conductas suicidas). En tercer lugar, el acto de la hospitalización saca al paciente de un entorno de rechazo o exigente, lo que puede ser un elemento potente de refuerzo negativo (es decir, de acondicionamiento de escape) que sirva para provocar el fenómeno de la «puerta giratoria» del ingreso, que es tan frecuente en esta población de pacientes. El otro aspecto negativo de las hospitalizaciones es que, al sacar al paciente de su entorno, pierde la oportunidad de aprender a enfrentarse eficazmente a una crisis en un momento que, sin duda, es lo que más necesita.

¿La hospitalización es útil alguna vez? Sí, pero es probable que la hospitalización por sí misma no sea eficaz. Bateman y Fonagy (2001) han desarrollado un programa de hospitalización parcial de 18 meses que ha demostrado su eficacia con mejorías que se mantienen después del tratamiento cuando la terapia del sujeto continúa una vez que ha terminado la estancia hospitalaria (Bateman y Fonagy, 1999). También es el único estudio clínico aleatorizado en el que se evalúa un tratamiento de tipo psicoanalítico en el TLP. El tratamiento consistió en una terapia individual una vez por semana, una terapia de grupo 3 veces por semana, una terapia expresiva una vez por semana y reuniones con la comunidad una vez por semana para revisar los medicamentos, reuniones mensuales con el administrador del caso y reuniones mensuales para revisar los medicamentos. En el estudio no queda claro si el principio activo deriva de la hospitalización, de la orientación psicoanalítica del tratamiento o de la administración de un tratamiento muy estructurado.

Igual que en los datos de Bateman y Fonagy (1999) la investigación más reciente de Bohus y cols. (en prensa) indica que un tratamiento durante 3 meses con el paciente ingresado que comprenda educación psicológica, habilidades conductuales, tratamiento de contingencia de conductas suicidas y el control después del alta consiguió un resultado significativamente mejor en una amplia gama de variables psicopatológicas frente a un tratamiento inespecífico. Ambos estudios tienen en común que los tratamientos eficaces sean específicos, intensivos y multifacéticos. Al contrario de la explicación que se presenta en este caso, es probable que los progresos de Diana en los 10 meses de su hospitalización se deban a la naturaleza muy estructurada y específica del tratamiento que, cuidadosamente realizado, incluyó muchos elementos de los dos tratamientos comentados.

No es sorprendente que Diana no evolucionara bien con la terapia psicoanalítica ambulatoria, ya que actualmente no hay datos que apoyen el uso de esta intervención. No se han estudiado sistemáticamente terapias ambulatorias de base psicoanalítica y psicodinámica. El único tratamiento psicosocial que se ha estudiado es la TCD lo que, evidentemente, no quiere decir que los demás tratamientos no sean útiles. Por fortuna, actualmente están en curso estudios clínicos de otros tratamientos utilizados en el TLP (tanto con un objetivo cognitivo-conductual como psicodinámico). No obstante, el jurado no se reunirá hasta que se disponga de los datos.

En estos momentos, la TCD es el mejor tratamiento psicosocial investigado y el único que dispone de más de un estudio controlado aleatorizado en el que se demuestra su eficacia en varias áreas objetivo en esta población de pacientes. Hasta la fecha, hay 6 estudios clínicos aleatorizados controlados publicados sobre de TCD en el TLP realizados por 5 equipos de investigación (Koons y cols., 2001; Linehan y cols., 1991, 1999, 2002b; Turner, 2000; Verheul, 2003). Los resultados de estos estudios indican que la TCD reduce eficazmente los patrones de conducta problemáticos que se asocian al TLP, lo que incluye la menor frecuencia y la gravedad de las conductas parasuicidas (es decir, los comportamientos con intenciones potencialmente letales, intentos de suicidio no mortales y otros comportamientos autolesivos), en especial los intentos de suicidio, la disminución de la dependencia de sustancias cuando se aborda directamente, el aumento del mantenimiento y cumplimiento del tratamiento, la disminución de la psicopatología general y la mejoría de la funcionalidad general y social, con la disminución de la disregulación emocional (p. ej., depresión, ansiedad o enfado). En un reciente estudio aleatorizado y controlado de gran tamaño (Linehan, 2002a) demostró que la TCD ambulatoria, en caso de conductas gravemente suicidas y fuera de control, es más eficaz que una terapia ambulatoria no conductual, incluso cuando es un psicoterapeuta experto quien proporciona una terapia no conductual sin ningún otro tipo de restricciones, con el programa de psicoterapia que cree mejor para el paciente.

La TCD es un programa de tratamiento cognitivo-conductual, exhaustivo y orientado a las bases de la enfermedad que se aplica en el paciente ambulatorio y desarrolló inicialmente para el tratamiento de mujeres con TLP e ideas crónicas de suicidio (Linehan, 1993a, 1993b). Posteriormente, se ha adaptado para pacientes con TLP que tienen otros problemas además de las conductas suicidas, y se ha ampliado a otros trastornos relacionados con los problemas de regulación de las emociones. En el punto de apoyo de una filosofía dialéctica, el tratamiento se equilibra entre el objetivo del cambio buscado y el de su aceptación. La «tecnología del cambio» utiliza técnicas de la terapia cognitivo-conductual como el análisis conductual en cadena (una exploración paso a paso de los factores que llevan, derivan o influyen en un caso específico del problema conductual, cuyo último objetivo es entender los factores que provocan, mantienen e interfieren con la resolución), la prevención de la exposición y la respuesta, la formación en habilidades conductuales, el tratamiento de contingencia y la modificación cognitiva. Las estrategias de aceptación derivan de los ejercicios de consciencia orientales y de los principios de aceptación radical (el reconocimiento completo y genuino de la realidad tal como es). No es fácil que pacientes como Diana dejen de luchar contra la realidad (y tampoco lo es para algunos terapeutas), ya que a menudo tienen problemas para distinguir entre el reconocimiento y la aprobación de los momentos dolorosos o se cree, erróneamente, que la aceptación evita el cambio. Por el contrario, la aceptación es necesaria para el cambio y es la única «solución» disponible cuando los problemas no se pueden solventar (p. ej., el dolor emocional asociado a una historia vital de traumas).

A partir de la descripción del caso, nos hicieron a creer que Diana era una paciente recalcitrante que trabajaba activamente en contra de su terapeuta y para quien no era eficaz el «establecimiento de los límites». Esto es algo que no debería sorprendernos A menudo, el establecimiento de los límites es un eufemismo que se aplica en contingencias negativas (es decir, el castigo) que, en ausencia de una relación genuina de cuidados no es sólo improbable que sea eficaz cambiando la conducta, sino que, en último término, podría ser perjudicial para desarrollar una conexión terapéutica o permitir que el paciente creara una vida que valiera la pena vivirla. No es de extrañar que el terapeuta empuje al paciente a cambiar su comportamiento, en particular cuando esa conducta pone en peligro la vida del paciente. No obstante, en ausencia de un entorno de validación, un despertar emocional intenso interfiere con el procesamiento cognitivo y no se produce ningún aprendizaje ni cambio de conducta.

En el TCD no se establecen límites para el paciente, sino que el terapeuta colabora con él, desde la posición de ventaja que da un interés y una preocupación genuinas. La relación terapéutica es auténticamente entre iguales, con uno que tiene la pericia necesaria para que el otro alcance sus objetivos. Las contingencias de refuerzo y rechazo se aplican abiertamente para moldear el comportamiento del paciente y se le enseña el papel que tienen las contingencias para establecer y mantener todas las formas de comportamiento. La instrucción y orientación didáctica hacia una justificación del tratamiento impregnan la terapia. De esta forma, el médico responsable de la TCD es como un mago que realiza todos sus trucos directamente para que el públicolos vea.

En el resumen del caso se indica que Diana telefonea con frecuencia a su terapeuta. Esta especie de contacto entre sesiones es típica del tratamiento de los pacientes con TLP. En muchos casos es muy útil, pero no debe ser indiscriminado. Defendemos un protocolo telefónico destinado a aumentar la habilidad del paciente y a generalizar lo que se aprende con la terapia de su entorno natural. De esta forma, el terapeuta funciona como un entrenador que «llama al campo de juego» a un paciente que se encuentra en la línea de contacto. Este contacto también puede albergar un sentimiento de conexión con el terapeuta y facilitar cualquier reparación necesaria en la relación después de sesiones particularmente difíciles o dolorosas.

El protocolo telefónico de la TCD enlaza directamente con la teoría biosocial del trastorno, es decir, que los comportamientos suicidas funcionan para solucionar el problema que plantea una emoción intensa y dolorosa. Desde esta perspectiva, es disparatado llamar al terapeuta después de un intento de suicidio, ya que el paciente ya ha «solucionado» el problema y, por tanto, no es necesario ayudarle a generar o implantar una solución eficaz. Diana, que se siente «desesperadamente sola», tomó diazepam y whisky y después llamó a su terapeuta. Cuando se llama al terapeuta después de participar en este tipo de conductas se evalúa el potencial peligro de muerte de inadaptación-solución. Si el paciente requiere atención médica, se le dirigirá al servicio de urgencias o se le ofrecerá ayuda (p. ej., organizando el traslado con un amigo o llamando a un servicio de ambulancias) si no pudiera tomar decisiones por sí mismo (o si el terapeuta tiene motivos para creer que no seguirá las instrucciones).

Si la evaluación revelase un riesgo de mortalidad bajo, el terapeuta orientará al paciente para que elimine cualquier medio potencialmente mortal y que cuelgue, siendo la teoría que no hay nada más que el terapeuta pueda hacer, ya que la parte esencial del problema se había solucionado. En este momento, la atención del terapeuta corre el riesgo de reforzar el comportamiento relacionado con el suicidio como la solución del problema. No obstante, en la siguiente sesión, el terapeuta realizará un análisis meticuloso y detallado de la situación para determinar: 1) qué causó la conducta problemática de Diana en cuanto a los factores de vulnerabilidad (p. ej., sentirse sola, sentirse deprimida y sola o poseer medicamentos potencialmente mortales); 2) qué inició el problema (es decir, cuál era el desencadenante); 3) los eventos, pensamientos, acciones y emociones que relacionaron el factor desencadenante con la conducta problemática (a menudo, es una emoción dolorosa y se cree que nunca desaparecerá o que no puede tolerarse), y 4) la consecuencia delcomportamiento (tanto inmediata como a largo plazo).

En los pacientes con TLP el estado de ánimo y la inestabilidad del comportamiento que muestra Diana durante el tratamiento son normales, y es improbable que únicamente éste sea suficiente para combatirlos. Algunas horas semanales de cualquier terapia no pueden superar simplemente el dolor y los problemas tremendos que dejará para el resto de la vida del paciente. El éxito de cualquier tratamiento depende de que aumenten las actividades estructuradas del paciente.

Al terminar el tratamiento, Diana había logrado el control conductual. Comentar que Diana aún participa en la «búsqueda de sensaciones» constituye una conducta «patológica» normal. Esta clase de vocabulario, que se usa tan a menudo para describir las motivaciones y el comportamiento del paciente con TLP, es muy parcial. En el mejor de los casos, estos términos son imprecisos, y en el peor, comunican el desdén por el paciente. En su núcleo central, la relación terapéutica es la de respeto, asistencia y servicio. En tal caso, alentamos a los responsables del tratamiento a que indaguen en los factores descriptivos de fenomenología empática de la conducta.

A partir de la descripción del seguimiento efectuado a los siete años, es evidente que Diana ha aprendido a adaptarse a las circunstancias y a su entorno, pero no vive una vida plena y rica. Desde la perspectiva de la TCD, diríamos que ahora está lista para la fase II del tratamiento, en la que el centro de atención se desplaza del control conductual dirigido al aumento de las experiencias emocionales no traumáticas. En esencia, después de aprender las estrategias que regulan su conducta ante estímulos emocionales, ahora tiene las habilidades necesarias para dedicarse a la introspección, la reflexión y la construcción de una vida que ella misma valore. En muchos casos como en el de Diana, el control conductual puede alcanzarse después de un año de TCD. La construcción de una vida que sea apreciada no es un proyecto fácil y no desaparece la posibilidad de que el paciente vuelva a sus antiguos mecanismos de afrontamiento. No obstante, la mayoría de nosotros no medimos el éxito por la ausencia de recaídas sino por la habilidad y la velocidad con que nos corregimos.

Bibliografía

Bateman A, Fonagy P: Effectiveness of partial hospitalization in the treatment of borderline personality disorder: a randomized controlled trial. Am J Psychiatry 156:1563-1569, 1999

Bateman A, Fonagy P: Treatment of borderline personality disorder with psychoanalytically oriented partial hospitalization: an 18-month follow-up. Am J Psychiatry 158:36-42, 2001

Bender DS, Dolan RT, Skodol AE, et al: Treatment utilization by patients with personality disorders. Am J Psychiatry 158:295-302, 2001

Bohus M, Haaf B, Simms T, et al: Effectiveness of inpatient dialectical behavioral therapy for borderline personality disorder: a controlled trial. Behav Res Ther (in press)

Kelly T, Soloff PH, Comelius J, et al: Can we study (treat) borderline patients? attrition from research and open treatment. J Personal Disord 6:417-433, 1992

Koons CR, Robins CJ, Tweed JL, et al: Efficacy of dialectical behavior therapy in women veterans with borderline personality disorder. Behav Ther 32(2):371-390, 2001

Linehan MM: Cognitive-Behavioral Treatment of Borderline Personality Disorder. New York, Guilford Press, 1993a

Linehan MM: Skills Training Manual for Treating Borderline Personality Disorder. New York, Guilford Press, 1993b

Linehan MM, Armstrong HE, Suarez A, et al: Cognitive-behavioral treatment of chronically parasuicidal borderline patients. Arch Gen Psychiatry 48:1060-1064, 1991

Linehan MM, Schmidt H III, Dimeff LA, et al: Dialectical behavior therapy for patients with borderline personality disorder and drug-dependence. Am J Addict 8:279-292, 1999

Linehan MM, Comtois KA, Brown MZ, et al: Dialectical behavior therapy versus nonbehavioral treatment-by-experts in the community: clinical outcomes. Research symposium presented at the Association for Advancement of Behavior Therapy, 36th Annual Convention, Reno, NV, November 2002a

Linehan MM, Dimeff LA, Reynolds SK, et al: Dialectical behavior therapy versus comprehensive validation plus 12-step for the treatment of opioid dependent women meeting criteria for borderline personality disorder. Drug Alcohol Depend 67:13-26, 2002b

Perry JC, Herman JL, van der Kolk BA, et al:. Psychotherapy and psychological trauma in borderline personality disorder. Psychiatr Ann 20:33-43, 1990

Skodol AE, Buckley P, Charles E: Is there a characteristic pattern to the treatment history of clinic outpatients with borderline personality? J Nerv Ment Dis 171:405-410, 1983

Soloff PH: Psychopharmacology of borderline personality disorder. Psychiatr Clin North Am 23:169-192, 2000

Turner RM: Naturalistic evaluation of dialectical behavior therapy-oriented treatment for borderline personality disorder. Cognitive and Behavioral Practice 7:413-419, 2000

Verheul R, van den Bosch LMC, Koeter MWJ, et al: Dialectical behaviour therapy for women with borderline personality disorder-12-month, randomised clinical trial in The Netherlands. Br J Psychiatry 182:135-140, 2003

Cocaína

Al Santini, de 39 años de edad, propietario de un restaurante, es enviado por un consejero matrimonial para evaluación y tratamiento de un posible «problema con la cocaína» a un programa terapéutico privado y ambulatorio de abuso de sustancias. Según el consejero, los intentos para tratar los problemas matrimoniales de la pareja no han progresado durante los últimos 6 o 7 meses. El matrimonio continúa manteniendo frecuentes y explosivas discusiones, algunas de las cuales han desembocado en episodios de violencia física. Afortunadamente, la mujer nunca ha sufrido heridas serias, pero este caos continuo en su relación está dando lugar a una gran tensión en la casa y parece estar contribuyendo a los comportamientos impulsivos y problemas escolares de sus dos hijos, de 9 y 13 años de edad, respectivamente.

Unos días antes de ser admitido en el programa terapéutico, el paciente confesó al consejero matrimonial y a su mujer que desde hacía al menos un año consumía cocaína de forma «ocasional». Su esposa se puso furiosa y empezó a llorar, advirtiendo de que si su marido no decidía ponerse en tratamiento se separaría de él e informaría a sus padres del problema. El paciente, aunque reacio, aceptó ponerse en manos de profesionales, insistiendo en que su patrón de consumo de cocaína «no representaba un problema», y que se sentía capaz de abandonarlo sin necesidad de someterse a un programa terapéutico.

Durante la entrevista inicial, Al refiere que actualmente consume cocaína por vía intranasal de 3 a 5 días por semana, y que su patrón de consumo ha sido continuado durante al menos los 2 últimos años. Como media, consume un total de 1 a 2 g de cocaína a la semana, por los que paga 60 euros el gramo. La mayor parte de las ocasiones consume la cocaína en el trabajo, en su oficina privada o en el lavabo. Por lo general, empieza a pensar en la «coca» por la mañana, mientras se dirige en coche al trabajo. Cuando llega al restaurante le resulta casi imposible evitar pensar en la cocaína. Aunque intenta distraerse y posponer el momento del consumo lo más tarde posible, suele esnifar su primera «raya» durante la primera hora de trabajo. Algunos días puede esnifar otras 2 o 3 rayas en el transcurso del día. Otros días, especialmente si se siente estresado o frustrado por asuntos de trabajo, puede esnifar 1 o 2 rayas cada hora desde la mañana hasta el final de la tarde. Su consumo de cocaína resulta a veces estimulado por ofertas de droga de su socio en el restaurante, al que el paciente describe como más controlado y consumidor infrecuente de cocaína.

Al Santini raramente consume cocaína en casa, y nunca en presencia de su mujer o sus hijos. Ocasionalmente esnifa una o dos rayas los fines de semana, bien durante la noche o en otro momento del día si no hay nadie en casa. Al niega el consumo actual de ninguna otra droga ilegal, pero refiere la toma antes de acostarse de 10 a 20 mg de un ansiolítico, diazepam (prescrito por un médico amigo suyo) aquellos días en que la cocaína le deja en un estado de inquietud, irritabilidad e incapacidad para conciliar el sueño. Cuando no puede disponer de diazepam, bebe dos o tres cervezas.

La primera vez que probó la cocaína fue hace 5 años en la fiesta de un amigo. Le encantó aquella sensación de energía y de euforia, y la ausencia de ningún efecto secundario desagradable, exceptuando una ligera sensación incómoda de «aceleración» en su pecho. A partir de ese momento, durante casi 3 años, consumía cocaína sólo cuando se la ofrecían, y nunca buscaba sus propios proveedores o se encontraba a sí mismo pensando en la droga entre cada episodio de consumo. Raramente esnifaba más de 4 o 5 rayas en una misma situación. Durante los últimos 2 años, el consumo de cocaína ha sufrido una escalada hasta llegar al nivel actual, coincidiendo con varios cambios significativos en su vida. Su restaurante ha empezado a ser rentable, compró una gran vivienda en los suburbios de la ciudad, tenía acceso a grandes cantidades de dinero en metálico, y la presión de un negocio en crecimiento le hizo sentirse autorizado a disfrutar del alivio y el placer que le ofrecía la cocaína.

Niega antecedentes de problemas por abuso de alcohol o de drogas. La única otra droga que ha consumido alguna vez es la marihuana, que fumaba de forma infrecuente en la universidad, pero que nunca le acabó de gustar. Niega, asimismo, otros problemas emocionales y, exceptuando la terapia de pareja, afirma que nunca ha requerido ayuda de un profesional de salud mental.

Durante la entrevista, Al repite en varias ocasiones que, aunque piensa que el consumo de cocaína «puede representar un problema», no se considera a sí mismo un «adicto», y todavía no está seguro de que realmente necesite tratamiento. Lo razona así: 1) su actual nivel de consumo de cocaína no le ha acarreado problemas financieros ni ha alterado su estilo de vida; 2) no experimenta ninguno de los problemas de salud que él sabe que se relacionan con las drogas, exceptuando quizá la sensación de letargia que aparece al día siguiente de haber tomado más de la cuenta; 3) en muchas ocasiones ha sido capaz de abandonar el consumo de cocaína por su cuenta y durante varios días, y 4) cuando deja de consumirla no experimenta un síndrome de abstinencia ni una necesidad irresistible por obtener la droga. Por otra parte, también admite lo siguiente: 1) a menudo consume más cocaína de la que había previsto; 2) el consumo de drogas está deteriorando su rendimiento en el trabajo debido a sus efectos negativos sobre la memoria, fijación de la atención y actitud hacia empleados y clientes; 3) incluso cuando no está activamente intoxicado por la cocaína, los efectos posteriores de la droga dan lugar a irritabilidad y ganas de discutir con su mujer y sus hijos, lo que ha desembocado en numerosos problemas familiares, incluyendo una posible ruptura de su matrimonio; 4) aunque parece capaz de dejar de consumir cocaína durante unos días, de alguna forma siempre acaba retomando su consumo, y 5) tan pronto como empieza a consumir cocaína de nuevo, la necesidad irresistible y la preocupación por la droga vuelven de inmediato al nivel de intensidad que tenían antes de que dejara de tomarla.

Al final de la entrevista, Al admite que, aunque acudió a esta entrevista principalmente por las presiones de su mujer, es capaz de ver los beneficios potenciales de intentar dejar de consumir cocaína de forma más permanente. Con una expresión triste, explica lo preocupado y aterrorizado que se siente por los problemas con su mujer y sus hijos. Afirma que, aunque sus problemas matrimoniales existían antes de que empezara a esnifar cocaína, el consumo continuado de la droga los ha empeorado y, en este momento, teme que su mujer pueda abandonarle. También se siente intensamente culpable por el hecho de no ser un «buen padre». Dedica muy poco tiempo a su hijos, y a menudo se comporta de forma distraída e irritable con ellos debido al consumo de cocaína.

Discusión sobre «Cocaína»

A Al, como a muchas otras personas que padecen un grave problema con las drogas, no le gusta considerarse a sí mismo un «adicto». Sin embargo, su patrón de consumo ilustra el concepto nuclear de la dependencia de una sustancia psicoactiva: un cortejo de síntomas cognoscitivos, conductuales y fisiológicos que indican que la persona presenta un deterioro del control del consumo de la sustancia psicoactiva y que continúa consumiéndola a pesar de sus consecuencias adversas. Al no puede dejar de tomar la primera dosis de cocaína por la mañana, a menudo consume más cantidad de la que tenía prevista, retoma invariablemente su consumo después de haberlo abandonado por unos días, experimenta síntomas de abstinencia y ha restringido de forma importante sus actividades sociales con su familia debido a los cambios de estado de ánimo producidos por la cocaína. Por consiguiente, debe diagnosticarse una dependencia de cocaína, con dependencia fisiológica (DSM-IV-TR, pág. 282).

Seguimiento

Al entró en un programa de tratamiento ambulatorio. Éste incluía terapia individual, de grupo y de pareja combinadas con controles de orina y participación en un grupo de autoayuda (Cocainómanos anónimos). Inicialmente tuvo dificultades para reconocer y aceptar completamente la seriedad de su problema de dependencia de la droga. Se amparaba en fantasías sobre volver a consumir cocaína de forma «controlada», y ponía en duda los requerimientos del programa que exigían una abstinencia total de todas las sustancias con capacidad para alterar el estado de ánimo, argumentando que dado que nunca había experimentado problemas con el alcohol, no veía razones para negarse a sí mismo la toma ocasional de una copa durante la cena o las reuniones sociales. Durante los primeros 3 meses de tratamiento, tuvo 2 breves «recaídas», una de las cuales vino precedida por la ingesta de un vaso de vino, el cual dio lugar a una necesidad irresistible por obtener y consumir cocaína.

Desde ese momento, Al se mantuvo completamente abstinente durante el resto del programa (12 meses) y empezó a sentirse cada vez más comprometido con la decisión de mantener este estilo de vida libre de drogas. La relación con su mujer y sus hijos mejoró de forma considerable. Las discusiones violentas desaparecieron de modo inmediato con el abandono del consumo de cocaína, y le resultaba mucho más fácil dedicar un mayor tiempo a sus hijos sin la influencia negativa que representaba la cocaína sobre su humor y su estado mental.

Al cabo de 3 años, Al seguía abstinente. Ya no estaba en tratamiento, pero continuaba asistiendo a las reuniones de Cocainómanos anónimos al menos 2 o 3 veces por semana. En este momento, su diagnóstico seguiría siendo de «dependencia de cocaína», pero con la especificación de «en remisión total sostenida», debido a la ausencia total de signos o síntomas de dependencia de cocaína durante más de 12 meses.

Comentario sobre «Cocaína» por Edward Nunes, M.D.*

El entrevistador que evaluó a Al había realizado la primera intervención y la más crítica de todas, al ayudar al paciente a reconocer que tiene un problema con la cocaína. A partir de ahí, la evolución clínica y el tratamiento de Al transcurrieron sin pro-

---

* *El doctor Nunes es profesor adjunto de psiquiatría clínica en la Facultad de Medicina y Cirugía de la Universidad de Columbia y psiquiatra investigador del Instituto psiquiátrico del Estado de Nueva York en la ciudad de Nueva York. Su investigación se centra en el tratamiento de la dependencia de sustancias, incluidos la identificación y tratamiento de los trastornos psiquiátricos asociados, como la depresión entre los pacientes con dependencia de sustancias y la combinación de tratamientos conductuales y farmacológicos. También dirige uno de los 17 Nodos de la red de estudios clínicos del instituto nacional sobre abuso de sustancias, que se centra en el estudio de la efectividad de los tratamientos basados en la evidencia en el entorno del ejercicio en un mundo real.*

blemas. Podría haber sido de otro modo, porque los pacientes con dependencia de cocaína, como los que tienen otras drogodependencias, se resisten a aceptar que tienen un problema o a emprender una acción, como la de comenzar el tratamiento (como hizo Al, en realidad). Por tanto, es importante saber cómo se desarrollaron el encuentro clínico y la evaluación iniciales.

Hay varias líneas de actuación basadas en datos empíricos que resultan útiles para orientar el planteamiento inicial del médico en la evaluación diagnóstica y la planificación del tratamiento. En primer lugar, un breve consejo del médico para que el paciente abandone el abuso puede ser, en sí misma, una intervención eficaz (Bien y cols., 1993). El impacto que tiene un consejo breve se ha comprobado principalmente con respecto al consumo de alcohol, pero es probable que se generalice a otras sustancias como la cocaína. En este caso, el mensaje que hay que retener es que siempre es importante preguntar sobre el consumo de alcohol u otras sustancias, pensar en cómo contribuyen a los síntomas que presenta el paciente y aconsejarle la abstinencia, si procede. Al no acudió inicialmente a la consulta por su consumo de cocaína; él y su esposa acudieron a un consejero en busca de una solución a sus problemas conyugales. ¿Hubieran podido ahorrarse 6 meses de terapia conyugal improductiva si hubiera reconocido desde el principio la importancia que tiene el abuso de cocaína?

El carácter de Al, su propensión a las discusiones, su falta de atención, su irritabilidad ante sus hijos, su miedo, las dudas sobre sí mismo y el sentimiento de culpa son compatibles con la clase de síntomas del estado de ánimo que pueden ser consecuencia de la intoxicación o la abstinencia de cocaína. El hecho de que estos síntomas perturbadores desapareciesen inmediatamente después de interrumpir el consumo de cocaína confirma la impresión de que son consecuencia directa. En el diagnóstico, los trastornos por consumo de sustancias pueden verse como los «grandes pretendientes», simulando una amplia variedad de síntomas incluidos los trastornos del estado de ánimo y de la ansiedad, los trastornos del sueño, psicosis y trastornos de personalidad, además de ser el elemento fundamental de las enfermedades físicas. A menudo, los pacientes no son conscientes de que la sustancia o sustancias que consumen contribuyen a los síntomas para los que buscan ayuda. En este contexto, una sencilla educación del paciente y aconsejarle para dejar el hábito pueden ser una intervención poderosa y gratificante. Es útil revisar los síntomas de intoxicación y abstinencia por varias sustancias, tal como se enumeran en el DSM-IV-TR, para estar en guardia ante posibles síntomas y síndromes relacionados con el consumo de sustancias.

La forma en que se da el consejo marca la diferencia. Los pacientes con trastorno por consumo de sustancias muestran una ambivalencia con respecto a su abandono. En el caso de Al, esta ambivalencia se demuestra por su experiencia en el programa de tratamiento, en el que primero se resistió a reconocer la gravedad de su problema y deseaba continuar el consumo de cocaína y alcohol de forma «controlada». Entonces, ¿cómo podría ayudar el médico a un paciente como Al a solucionar su ambivalencia y actuar? En este caso, la técnica de la entrevista motivacional (Miller y Rollnick, 2002) tiene un gran valor. Se apoya en importantes estudios de eficacia (Miller y Rollnick, 2002) y todos los médicos deberían a aprender su aplicación. Los clínicos, de forma especial los médicos generalistas, a menudo dicen a sus pacientes lo que deben hacer («soy el médico y usted debería abandonar la cocaína y dejar de beber»), esperando que sigan el consejo. Evidentemente, los pacientes no lo siguen en muchos aspectos, desde el consumo de la sustancia hasta el cumplimiento del tratamiento hipotensor. La entrevista motivacional evita una postura autoritaria que sólo puede reforzar la resistencia al cambio y, por el contrario, favorece la escucha empática del médico y la conversación basada en la mutua colaboración y destinada a ayudar al paciente a pensar y decidir si necesita abandonar el consumo. En el caso de Al, la entrevista diagnóstica inicial tuvo éxito al ayudarle a conectar su miedo y su tristeza sobre lo que estaba sucediendo a él y a su familia con el consumo de cocaína, generando una auténtica motivación para abandonarlo.

El caso de Al también ilustra los efectos beneficiosos que tienen los miembros de la familia o los allegados en el tratamiento por abuso de sustancias. El hecho de que la esposa de Al decidiera dejarle si no buscaba tratamiento para su consumo de cocaína tuvo un claro efecto instrumental en su motivación y fue un primer paso fundamental para su tratamiento. A menudo, una o varias personas del entorno del paciente ejercen esta clase de «influencia» y hay que animar a los pacientes como Al a que les permita participar en el tratamiento. El médico debe evitar tomar partido a favor de las personas allegadas, que colaboran con el paciente, ayudando al paciente a que escuche las preocupaciones de sus allegados y a que decida cómo responder ante ellos. Para el tratamiento de los pacientes con dependencia de sustancias se han estudiado varias terapias de familia o de pareja en estudios clínicos controlados, encontrándose una base sólida que demuestra su eficacia (Liddle y cols., 2001; Stanton y Shadish, 1997; Szapocznik y Williams, 2000). Estas técnicas se basan en la teoría de los sistemas familiares; se examinan las alteraciones de los sistemas familiares provocados por la persona que consume sustancias. Desde esta perspectiva, el hábito de consumo de cocaína de Al puede contemplarse como algo que le ha hecho abdicar de su papel de padre, convirtiéndose por el contrario, en un niño difícil y enfadado que deja que su esposa le controle. Los problemas escolares de los niños son un signo más de que el sistema familiar está alterado, una respuesta a la pérdida de la disciplina positiva y del modelo ejercido por su «buen padre» antes de que se convirtiera en un adicto. Una terapia familiar o de pareja eficaz puede abordar no sólo el problema con las drogas sino también otros mayores con su pareja o su familia, porque el consumo de sustancias se contempla como un componente del sistema familiar alterado. Por tanto, es importante que el programa de tratamiento de Al incluya el consejo matrimonial continuado.

En el tratamiento de dependencia de la cocaína u otras sustancias es importante identificar y tratar otras psicopatologías que pueden presentarse al mismo tiempo. Tener un problema de consumo de sustancias o alcohol aumenta el riesgo de padecer varios trastornos, incluidos los del estado de ánimo unipolares y bipolares, de ansiedad, el déficit de atención/trastorno de hiperactividad (DATH), alimentarios y de personalidad, en especial los límite y antisociales, sin mencionar los trastornos por consumo de otras sustancias. El DATH pasa desapercibido con frecuencia en los adultos y las propiedades estimulantes de la cocaína atraen a estos pacientes. La impaciencia y el enfado son síntomas frecuentes de los adultos con DATH, en particular cuando se siente frustrado o tiene que esperar. Si el enfado de Al no se resuelve por completo después de interrumpir el consumo de cocaína, habría sido importante estudiar si la irritabilidad pudiera estar relacionada, al menos en parte, con un trastorno del estado de ánimo o con un DATH, y en consecuencia, tratarla. Los estudios sobre los efectos de los medicamentos antidepresivos controlados con placebo en la depresión asociada en los alcohólicos y a los adictos a opiáceos han obtenido resultados variables pero, en conjunto, se considera eficaz. Se han realizado pocos estudios de este tipo en consumidores de cocaína, pero los resultados también parecen ser alentadores (Nunes y Quitkin, 1997). Aparte de los de la depresión, son pocos los estudios centrados en otros trastornos asociados, pero en general es seguro tratar los demás trastornos cuando se presenten. Este tratamiento no curará la adicción por sí mismo pero puede contribuir al éxito de un plan de tratamiento más amplio.

Al entra en un programa de tratamiento que incluye una terapia individual y de grupo, consejo matrimonial, análisis de orina y participación en grupos de autoayuda: participa activamente en todo. ¿Qué hace que un programa de tratamiento sea bueno?, ¿importa la orientación terapéutica o sus distintos componentes?, ¿habría evolucionado Al igual de bien si hubiera acudido a una consulta con una terapia individual? La calidad de los programas es variable y es importante seleccionar los mejores. El análisis de orina para detectar cocaína y otras sustancias es esencial. Un buen programa debe incluir la recogida periódica de muestras de orina y disponer de los procedimientos que supervisen la obtención de la muestra (es decir, un miembro del personal que observe al paciente mientras orina) si hay alguna duda sobre el consumo oculto de la sustancia con orina falsa. La mayoría de los casos son sinceros sobre su consumo, siempre y cuando el médico no muestre una postura crítica y que no se asocien consecuencias negativas a los ingresos por consumo. Los pacientes se ofuscarán si tienen miedo a las consecuencias (p. ej., la desaprobación del personal, el enfado o las represalias de la esposa o de otros miembros de la familia, o problemas legales o laborales). En general, es mejor crear una atmósfera de confianza, sabiendo que algunas sustancias como el alcohol, las benzodiazepinas de alta potencia (p. ej., alprazolam) o los narcóticos (p. ej., fentanilo), a menudo, no se detectan en orina.

La mayoría de los programas de tratamiento del consumo de sustancias de EE.UU. se orientan a grupos de autoayuda de «12 pasos», como Alcohólicos anónimos o Cocainómanos anónimos; se animó a Al para que se uniera a estos grupos. Los grupos de autoayuda se centran en la abstinencia completa (obsérvese que Al también se encontraba bajo presión para dejar de consumir alcohol), en los métodos concretos que permitan mantenerla y en seguir los 12 pasos. Muchos pacientes no se sienten cómodos en estos grupos, pero los que acuden suelen evolucionar favorablemente, como Al. Por tanto, como médicos, es importante que continuemos alentando a nuestros pacientes a acudir a las sesiones de estos grupos y ayudarles a que se mantengan firmes en ellos. Este planteamiento «tradicional» encontró su apoyo en el estudio controlado de mayor tamaño sobre la terapia ambulatoria en la dependencia de cocaína realizado hasta la fecha, el National Institute on Drug Abuse's Collaborative Study (Crits-Christoph, 1999), en el que se buscaba personificar estas intervenciones estándar sobre el consumo de sustancias que se incluían en los manuales de tratamiento. Se demostró que la utilización combinada del consejo individual y grupal sobre el consumo de sustancias realizada por consejeros con experiencia tuvo como resultado una reducción superior del consumo de cocaína durante el seguimiento en comparación con el consejo sobre el consumo de sustancias solo o el consejo sobre el consumo más una de otras dos técnicas psicoterapéuticas (terapia cognitiva o terapia de apoyo y expresión). En realidad, el consejo sobre el consumo puede verse como un complejo de muchos de los componentes esenciales de ambas psicoterapias, con una postura empática, la construcción de una alianza terapéutica y la administración de consejos concretos sobre cómo abordar los distintos retos que provoca la abstinencia; este planteamiento puede dejarse en manos de médicos que tengan más experiencia en el tratamiento de la dependencia de cocaína.

En estudios controlados se han analizado otros métodos conductuales que han demostrado su eficacia en el tratamiento de la dependencia de cocaína. El tratamiento cognitivo-conductual de prevención de las recidivas (Carroll y cols., 1994) utiliza las técnicas cognitivas y conductuales para evitar o controlar las recaídas del consumo de sustancias. El tratamiento de contingencia (Higgins y cols., 1994) proporciona un refuerzo positivo (material o económico) en un paciente en el que se demuestra la abstinencia mediante pruebas negativas de cocaína en orina. A pesar de que se han hecho muchos esfuerzos y muchos estudios clínicos, hasta la fecha no se puede recomendar ningún medicamento como tratamiento de la dependencia de cocaína, aparte de los que como ya hemos comentado, se usan para tratar los trastornos asociados.

Cualquier modalidad o estilo de tratamiento debe abordar el hecho de que Al se enfrenta a un compañero de trabajo que también es consumidor de cocaína. En el tratamiento de 12 pasos esta situación se conoce como una de las «personas, lugares y cosas» que ponen en peligro la sobriedad. En la prevención cognitivo-conductual de la recidiva estaríamos hablando de una «situación de alto riesgo» que puede actuar como «desencadenante». Las ofertas de droga por estas personas, en particular si la propia droga o su parafernalia pasan bajo la mano del paciente, pueden desencadenar deseos incontrolados y provocar fallos o recaídas. En general, se aconseja a los pacientes que eviten estas situaciones y en la terapia de prevención de recidivas se enseñan trucos para evitar estas situaciones y afrontarlas. A veces, es particularmente difícil evitar a estos compañeros. Las empresas en las que se maneja dinero, como el restaurante de Al, también favorecen las recidivas; meterse el dinero en el bolsillo es un desencadenante poderoso del consumo de sustancias. En ocasiones, estos pacientes se enfrentan al compañero y le piden que deje de molestar y desista en su actitud. Como Al es aparentemente el jefe, está en una situación favorable para hacerlo. A veces, se puede combatir con éxito al compañero que ataca. Y con respecto al dinero, a menudo resulta útil dejar que sea otro el que lo maneje, para que no esté «quemando» en el bolsillo del paciente. En cualquier caso, el terapeuta tiene que ayudar a Al a solucionar estos aspectos del problema.

¿Y qué podemos decir del «consumo controlado» frente a la abstinencia completa? Al comenzar el tratamiento, Al desea volver al consumo controlado de sus primeros años de coqueteo con la cocaína, lo que es un error. Los pacientes pueden mostrarse muy persuasivos sobre este aspecto, pero es mejor no rendirse. Para alguien que ha llegado a depender de una sustancia, ésta es el desencadenante más potente del consumo y su uso llevará, casi inevitablemente, a la recidiva y a una dependencia completa. Por otro lado, hay que esperar recidivas y recaídas. Al ha tenido una evolución sin problemas desde que empezó el tratamiento, pero muchos casos no siguen una trayectoria tan sencilla. La dependencia de sustancias es una enfermedad crónica recidivante y es importante que los médicos no se desanimen ni crean que la recaída representa un fracaso total. Por el contrario, debe contemplarse como una oportunidad de aprender de los errores, apuntalar el plan de tratamiento, volver a comprometerse con la abstinencia y seguir adelante. En este sentido, dejar de fumar es un ejemplo. La mayoría de los fumadores que intente dejarlo fracasará hasta conseguir mantener la abstinencia, pero también la mayoría continuará intentándolo hasta el éxito final.

Como médico, ¿cómo elegimos el mejor programa de tratamiento para un paciente en particular? ¿Qué plan de tratamiento elegiría para Al? Como ya hemos comentado, hay varias terapias que han demostrado su eficacia en el tratamiento de la dependencia de cocaína, como el tradicional de 12 pasos y las técnicas cognitivas, conductuales, familiares y motivadoras más modernas. No obstante, hay pocos datos empíricos que permitan seleccionar el tratamiento. Por algo las hipótesis de emparejamiento del tratamiento con un tipo de pacientes son más difíciles de comprobar, ya que implican la detección de las interacciones entre el tratamiento y algún factor que coincida en el paciente (se requiere una muestra mayor de datos para que tenga valor estadístico), mientras que los estudios más eficaces sólo tienen datos con un tamaño de la muestra suficiente para detectar el efecto principal del tratamiento. Además, los esfuerzos deliberados para detectar estas coincidencias no han tenido resultado, pudiéndose citar el ejemplo más famoso, el Proyecto MATCH (Kadden, 1996), un estudio multicéntrico con una muestra de gran tamaño que se diseñó para analizar varias hipótesis sobre las características que podrían predecir qué pacientes con dependencia del alcohol estarían más motivados con el tratamiento frente al tratamiento en un centro de 12 pasos, frente a una prevención cognitivo-conductual de las recidivas. A pesar de todo, no se pudo confirmar ninguna de estas hipótesis.

Al final, la elección del programa de tratamiento adecuado depende del criterio clínico y de la voluntad de cambiar la orientación cuando el primer tratamiento elegido no funciona. Una cosa que tengo clara es que preferiría no tratar a Al en mi consulta privada, sino que elegiría compartir su tratamiento en un programa de terapia del consumo de sustancias con pacientes ambulatorios o desarrollarlo en una consulta de psiquiatría que ofrezca servicios especializados para los consumidores. Es bueno conocer los programas disponibles en la comunidad y establecer relaciones de colaboración con las más adecuadas. Por último, los mejores programas de tratamiento son los que ofrecen varias modalidades, lo adaptan a las necesidades de cada paciente, incluidos los trastornos asociados, y entrenan y supervisan al personal clínico para que administre eficazmente los distintos tratamientos que se han comentado basándose en la utilidad de cada uno de ellos.

Bibliografía

American Psychiatric Association: Diagnostic and Statistical Manual of Mental Disorders, 4th Edition, Text Revision. Washington, DC, American Psychiatric Association, 2000

Bien TH, Miller WR, Tonigan JS: Brief interventions for alcohol problems: a review. Addiction 88:315-335, 1993

Carroll KM, Rounsaville BJ, Nich C, et al: One-year follow-up of psychotherapy and pharmacotherapy for cocaine dependence: delayed emergence of psychotherapy effects. Arch Gen Psychiatry 51:989-997, 1994

Crits-Christoph P, Siqueland L, Blaine J, et al: Psychosocial treatments for cocaine dependence: National Institute on Drug Abuse Collaborative Cocaine Treatment Study. Arch Gen Psychiatry 56(6):493-502, 1999

Higgins ST, Budney AJ, Bickel WK, et al: Incentives improve outcome in outpatient behavioral treatment of cocaine dependence. Arch Gen Psychiatry 51:568-576, 1994

Kadden RM: Project MATCH: treatment main effects and matching results. Alcohol Clin Exp Res 20(suppl 8):196A-197A, 1996

Liddle HA, Dakof GA, Parker K, et al: Multidimensional family therapy for adolescent drug abuse: results of a randomized clinical trial. Am J Drug Alcohol Abuse 27(4):651-688, 2001

Miller WR, Rollnick S: Motivation al Interviewing: Preparing People for Change, 2nd Edition. New York, Guilford Press, 2002

Nunes EV, Quitkin FM: Treatment of depression in drug dependent patients: effects on mood and drug use. NIDA Res Monogr 172:61-85, 1997

Stanton MD, Shadish WR: Outcome, attrition, and family-couples treatment for drug abuse: a meta-analysis and review of the controlled, comparative studies. Psychol Bull 122(2):170-191, 1997

Szapocznik J, Williams RA: Brief strategic family therapy: twenty-five years of interplay among theory, research and practice in adolescent problem behavior. Clin Child Fam Psychol Rev 3(2):117-134, 2000

La esposa infiel

Se trata de una mujer que, próxima a los 50 años de edad, realizó una sobreingesta de fármacos. Después de recuperarse, confesó a su médico de cabecera que desde hacía 18 meses su marido había empezado a mostrarse cada vez más celoso y a acusarla de infidelidad. Últimamente sus acusaciones resultaban totalmente irracionales y le recriminaba tener múltiples amantes, levantarse de la cama por la noche para acostarse con ellos y comunicarse mediante luces y espejos. Interpretaba las llamadas telefónicas que se equivocaban de número como pruebas «evidentes» de intentos de comunicación, y creía que los coches que cruzaban de noche por delante de su domicilio hacían destellos de luces como señales para ella. Colocó cinta adhesiva y cerraduras en todas las ventanas y puertas, y midió cuidadosamente la posición de todos los muebles de la casa. Cualquier cambio que detectaba desembocaba en una retahíla de acusaciones de infidelidad. Se negaba a aceptar cigarrillos o cualquier tipo de comida que procediera de ella. Durante todo este tiempo su marido nunca intentó agredirla físicamente, y su actividad sexual se mantuvo al ritmo habitual; pero el hombre estaba cada vez más perturbado y abatido, y llegó a perder unos 7 kg.

La mujer se sentía tan desdichada por el comportamiento de su marido que llegó a plantearse la separación, pero temía que éste reaccionara de forma violenta. Reconocía que la sobreingesta de fármacos había sido un «grito de ayuda».

El marido fue requerido para una valoración psiquiátrica y se mostró colaborador y dispuesto. Ofreció explicaciones similares a las de su esposa, aunque advirtiendo de que estaba totalmente convencido de su infidelidad. A pesar de su vehemencia y su creencia irrebatible en todas las «pruebas», parecía tener alguna conciencia de que algo fallaba en él. La entrevista con una hija de la pareja que vivía con ellos corroboró la inocencia de la madre y la irracionalidad del padre.

El matrimonio se había mantenido estable hasta el inicio de la problemática actual, aunque cabe señalar que durante su juventud el marido había consumido grandes cantidades de alcohol, llegando a agredir en ocasiones a su esposa. Hacia los 35 años de edad había dejado de beber en exceso y de atacar físicamente a su mujer, mostrándose a partir de entonces como un marido bueno y responsable. Por otra parte, nunca había tomado drogas. Su mujer le describía como una persona «testaruda», pero por lo general no discutía más de la cuenta ni nunca había dado muestras de celos. Había ido a la escuela hasta el séptimo curso; probablemente su capacidad intelectual se situaba en la zona media-baja de la normalidad. Entre sus antecedentes familiares destacaban varios casos de alcoholismo, aunque ningún otro tipo de trastorno mental.

Discusión sobre «La esposa infiel»

Todos los problemas de este hombre provienen de la creencia infundada de que su mujer le es infiel. Apenas resulta necesario remarcar que tal creencia no constituye un delirio absurdo. La persistencia de una idea delirante no absurda de celos con conductas por otra parte irreprochables, en ausencia de otros síntomas psicóticos (p. ej., alucinaciones, discurso desorganizado), un trastorno del estado de ánimo o una enfermedad médica que pudieran explicar esta alteración indica el diagnóstico de trastorno delirante, tipo celotípico (DSM-IV-TR, pág. 369).

Seguimiento

De forma inesperada, el paciente se mostró totalmente dispuesto a seguir un tratamiento y empezó a tomar neurolépticos, cosa que todavía hoy, a los 3 años, continúa haciendo. En este tiempo se le ha retirado la medicación en dos ocasiones, pero al cabo de 1 o 2 semanas comenta que «vuelvo a tener ideas extrañas sobre mi mujer», retomando voluntariamente la medicación. Poco después de empezar el tratamiento con neurolépticos presentó un episodio depresivo, que remitió al añadir un antidepresivo tricíclico. Al cabo de un tiempo se retiró el antidepresivo, y desde entonces no ha vuelto a presentar más episodios depresivos.

Comentario sobre «La esposa infiel» por Lewis A. Opler, M.D., Ph.D.*

El trastorno delirante es poco frecuente, estimándose una prevalencia en la población en torno al 0,03% (American Psychiatric Association, 2000). Los estudios so-

* *El doctor Opler obtuvo el título deB.A. en la Universidad de Harvard y el de Ph.D. en farmacología y el M.D. en la Facultad de Medicina Albert Einstein. El Dr. Opler actualmente es profesor*

bre familias de Kendler y cols. (1985) indican que el trastorno delirante es distinto del que aparece en otros tipos de trastornos psicóticos (p. ej., no es un trastorno del espectro de la esquizofrenia). Como las personas con trastorno delirante carecen de introspección pero funcionan de forma adecuada en la mayoría de las situaciones sociales, los especialistas en salud mental sólo se implican cuando las ideas delirantes del paciente, que no son extrañas, causan problemas a los demás.

Normalmente, la familia del paciente busca ayuda psiquiátrica y anima al paciente a que la busque. La respuesta de Jeff es poco habitual, ya que ofrece poca resistencia a visitar al psiquiatra y acepta fácilmente tomar antipsicóticos. Habitualmente, estos pacientes aceptan tomar ansiolíticos como diazepam o alprazolam pero, al menos inicialmente, rechazan un antipsicótico y consideran que es una afrenta que se les ofrezca.

Como Jeff es dócil para tomar un antipsicótico, hay que calibrar la oportunidad que tenemos y tratarle con habilidad. Tras varias décadas de experiencia clínica que indican que el trastorno delirante responde rápida y eficazmente a dosis bajas de pimozida (Opler y cols., 1995; Opler y Feinberg, 1991), este infrautilizado antipsicótico sigue siendo el tratamiento de elección de este poco estudiado trastorno psicótico. A pesar de ser un potente antagonista dopaminérgico D_2, pimozida suele ser eficaz en una dosis de 2 a 6 mg/día para el tratamiento del trastorno delirante. Con estas dosis bajas, la pimozida se tolera bien y tiene la ventaja de que no produce sedación o ésta es mínima. Como la pimozida es un antagonista débil del canal del calcio puede provocar el alargamiento del segmento QT (indicando una prolongación de la conducción cardíaca), que, cuando es grave, provoca un bloqueo cardíaco e incluso la

---

clínico de psiquiatría en la Facultad de Medicina de la Universidad de Nueva York, profesor universitario del colegio de médicos y cirujanos de la Universidad de Columbia y director de la División de investigación de la Consulta de Salud Mental de la Universidad de Nueva York. Es uno de los primeros investigadores clínicos que demostraron que los síntomas negativos de la esquizofrenia responden a los nuevos tratamientos terapéuticos. Desarrolló, junto con los doctores Kay y Fiszbein, la Escala de síndromes positivos y negativos, (Positive and Negative Syndrome Scale, *[PANSS]), que ahora se usa en los estudios clínicos de todo el mundo. Además de su trabajo sobre la evaluación y tratamiento de los síntomas de la esquizofrenia y otros trastornos psicóticos, el doctor Opler ha realizado una investigación psicosocial sobre la etiología y la prevención de la indigencia en personas con enfermedades mentales graves.*

Como defensor de los enfermos mentales, el doctor Opler ha recibido varios galardones de la National Alliance for the Mentally Ill, y también como autor de la columna «Pregúntale al médico» en el boletín informativo de la National Alliance for the Mentally Ill *del Estado de Nueva York. Además de sus casi 200 publicaciones en revistas docentes, el doctor Opler ha escrito dos libros para formar a una audiencia más amplia:* Prozac and Other Psychiatric Drugs *(Pocket Books, 1996), en el que se desmitifica y desestigmatiza el papel de la medicación, y* Resurrection and Redemption: Overcoming Mental Illness and Regaining Dignity *(PublishAmerica, 2003), donde comenta la recuperación de una enfermedad mental. Además de su trabajo de investigación, el doctor Opler es un médico muy respetado por su actividad clínica y fue elegido como uno de los mejores médicos de EE.UU. por sus compañeros durante varios años.*

muerte súbita. Yo realizaría un electrocardiograma (ECG) antes que Jeff comience a tomar 2 mg/día de pimozida y monitorizaría el ECG a medida que se aumente la dosis 2 mg/semana hasta alcanzar la mejoría clínica. Habitualmente, esta mejoría se aprecia en 2 semanas, por lo que es improbable que se supere la dosis de 4 a 6 mg/día de pimozida; es raro que en estas dosis el fármaco provoque cambios en el QT_c que requieran disminuir la dosis o interrumpir su administración. En concreto, es necesario disminuir la dosis o interrumpir la administración de pimozida si el intervalo QT_c del ECG aumenta un 25% con respecto al valor basal o es igual o mayor de 520 ms.

Por lo que sabemos a partir de la descripción del caso, Jeff responde a la pimozida pero, cuando interrumpe el tratamiento por su cuenta, comienza a tener «de nuevo ideas extrañas sobre su esposa». En este punto, apoyo continuar con la terapia de mantenimiento para, a continuación, intentar un tratamiento con un antipsicótico de segunda generación (ASG) como tratamiento farmacológico de mantenimiento, sabiendo que las «ideas extrañas» no desaparecen o, si empeoran, puede ser necesario administrar pimozida.

Los ASG comercializados actualmente son clozapina, olanzapina, risperidona, ziprasidona, quetiapina y aripiprazol. A menudo se conocen como «antipsicóticos atípicos» pero yo prefiero llamarles ASG porque no comprenden una clase única de fármacos; por el contrario, difieren significativamente entre sí de una forma que apenas comenzamos a entender. En la esquizofrenia y en el trastorno del estado de ánimo psicótico se ha demostrado que la mayoría de los ASG son eficaces en el tratamiento de los síntomas positivos, negativos y del estado de ánimo, a la vez que provocan pocos o ningún síntoma extrapiramidal significativo. Además, quetiapina, ziprasidona y aripiprazol no aumentan, o lo hacen mínimamente, la prolactina sérica, una hormona implicada en la lactancia que, a menudo, se eleva anormalmente como efecto secundario de la medicación antipsicótica. En la fase de mantenimiento del trastorno delirante trataría a Jeff con quetiapina, porque es un fármaco que se tolera bien y con efectos secundarios poco importante. Además, los datos más recientes indican que la quetiapina es eficaz en el tratamiento del trastorno delirante. Específicamente, en el estudio Quetiapina Experience With Safety and Tolerability, un estudio prospectivo multicéntrico a gran escala en el que se incluyeron pacientes con varios trastornos psicóticos como el trastorno delirante, se midieron las puntuaciones de la escala PANSS (Kay y cols., 2000) de los participantes (Mullen y cols., 2001). Cuando se analizaron en pacientes con un diagnóstico del DSM-IV de trastorno delirante, el tratamiento con quetiapina se asoció a una mejoría significativa de las puntuaciones en las escalas PANSS total, escala positiva y elemento de ideas delirantes (Opler y cols., 2003).

En resumen, yo trataría a los pacientes como Jeff inicialmente con pimozida y cambiaría a quetiapina en el momento de la remisión de las ideas delirantes no extrañas, o en cualquier momento en el que la prolongación del intervalo QT_c requiriera la interrupción de la administración de pimozida. Remarcaría al paciente y, si es posible, también a su familia, la necesidad de mantener un tratamiento continuado. Aunque podemos controlar los síntomas con un tratamiento farmacológico, no sabemos cómo curar el trastorno delirante. La gravedad de los celos delirantes a menudo pasa desapercibida porque los pacientes funcionan adecuadamente en la mayoría de las áreas, y es precisamente la ausencia de declive cognitivo y social la que hace que las personas con celos delirantes sean capaces de planificar y ejecutar escenarios complejos de venganza (Silva y cols., 1998, 2000). Convencido de que su esposa le es infiel, si Jeff no recibe tratamiento podría, como el Otelo de Shakespeare, suponer una amenaza y un peligro para su esposa y sus amantes imaginarios. No obstante, a diferencia de Otelo, estos pacientes no necesitan un Yago para alimentar los celos irracionales, por lo que es esencial el seguimiento a largo plazo.

Bibliografía

American Psychiatric Association: Diagnostic and Statistical Manual of Mental Disorders, 4th Edition, Text Revision. Washington, DC, American Psychiatic Association, 2000

Kay SR, Opler LA, Fiszbein A: The Positive and Negative Syndrome Scale (PANSS) Manual. Toronto, Multi-Health Systems Inc, 2000

Kendler KS, Masterson CC, Davies KL: Psychiatric illness in first degree relative of patients with paranoid psychosis, schizophrenia and medical illness. Br J Psychiatry 147:524-531, 1985.

Mullen J, Jibson MD, Sweitzer D: A comparison of relative safety, efficacy, and tolerability of quetiapine and risperidone in outpatients with schizophrenia and other psychotic disorders: the quetiapine experience with safety and tolerability (QUEST) study. Clin Ther 23:1839-1854, 2001

Opler LA, Feinberg SS: The role of pimozide in clinical psychiatry: a review. J Clin Psychiatry 52:221-233, 1991

Opler LA, Klahr DM, Ramirez PM: Pharmacologic treatment of delusions. Psychiatr Clin North Am 18:379-391, 1995

Opler MG, Opler LA, Mullen J: Quetiapine in the treatment of delusional disorder. Presented at 55th Annual Institute on Psychiatric Services, Boston, MA, 2003

Silva JA, Ferrare MM, Leong GB, et al: The dangerousness of persons with delusional jealousy. J Am Acad Psychiatry Law 26:607-623, 1998

Silva JA, Derecho DV, Leong GB, et al: Stalking behavior in delusional jealousy. J Forensic Sci 45(1):77-82, 2000

¿Melancolía o comedia?

El señor Dennis O'Malley es un hombre de 63 años de edad, pequeño, encorvado, desarreglado y con un acento irlandés prácticamente imperceptible. Fue remitido para una exploración psiquiátrica después de acudir a una clínica médica para el seguimiento de su diabetes y de una colostomía que se le había practicado 5 años antes, a raíz de una colitis ulcerosa. Explicó a su médico que estaba enfadado porque venía oyendo voces, y fue rápidamente remitido a una clínica psiquiátrica para un examen completo.

El señor O'Malley es entrevistado por el psiquiatra, y empieza a contar el núcleo de sus quejas de la forma tradicionalmente irlandesa, es decir, a modo de historia. Hace algunas semanas —no está seguro de cuándo— fue a la casa de un fiel de su parroquia y, sintiéndose cansado, se echó en la cama de su compañero para tomarse una siesta. Al despertarse, encontró a su amigo «encima» de él, y corrió hacia la puerta tan rápido como pudo. En este momento no está seguro de si aquello ocurrió realmente o se trató de un sueño o alucinación. En cualquier caso, algún tiempo después el Sr. O'Malley experimentó en la calle cómo alguien extraño le llamaba «porquería irlandesa». Esto le molestó sumamente, y ha estado pensando en ello desde entonces. Recuerda que, hace ahora un año, los propietarios de un negocio nuevo de lavado de coches de su vecindario también le llamaron lo mismo, y se pregunta si ambos hechos están relacionados. Hace 2 semanas empezó a oír voces llamándole porquería irlandesa y diciendo otras cosas ominosas de él, de modo que «su vida se vino abajo». Él sabe que no es homosexual, y entiende que hasta cierto nivel lo que está pasando tiene su causa «en mi cabeza». Sin embargo, siente que todo el mundo de su vecindario le considera homosexual. Desde entonces se ha sentido muy nervioso y avergonzado, y ha acudido a su sacerdote, que le ha dicho que todo es producto de su imaginación y que debe ignorarlo. Aparentemente, sigue escuchando las voces durante la entrevista.

El señor O'Malley describe su estado de ánimo como «deplorable» y se siente «nervioso y agitado». No se siente deprimido, pero dice que últimamente no tiene interés por ver a sus amigos o hacer cualquier actividad. Al mismo tiempo refiere tener menos apetito y haber perdido peso, pero niega cualquier cambio en su ritmo de sueño. Aunque no reconoce sentirse culpable por las cosas que ha hecho, admite sentirse mal por «las frases blasfemas» que pronuncian las voces.

Cuando se le pregunta específicamente sobre el suicidio, advierte que él es católico y que no iría al cielo en caso de suicidarse, y que por lo tanto nunca se quitaría la vida; sin embargo, ha pensado que sería mejor para él si algo le pasará y su corazón se detuviese.

El señor O'Malley tuvo una experiencia similar hace 12 años, cuando oyó voces blasfemas y empezó a preocuparse por «escrúpulos» religiosos. Fue tratado de forma ambulatoria durante varios meses y tomó algún tipo de medicación, de la que no recuerda el nombre. Volvió a su trabajo de taxista, y siguió activo hasta que su estado físico ya no se lo permitió, teniendo que cursar la baja por incapacidad hace ahora 5 años. Vive con su mujer y tiene un hijo de 25 años; dedica una buena parte de su tiempo a actividades relacionadas con la iglesia y toca el saxofón en las fiestas comunitarias. Hace 30 años que no prueba una sola gota de alcohol.

Cuando se le pregunta sobre problemas de memoria, describe cómo una vez cambió de dirección incorrectamente en una autopista, así como otros ejemplos de olvidos en relación con si había cerrado el horno de gas de la cocina.

Al día siguiente, la mujer del señor O'Malley fue entrevistada por el psiquiatra en la sala donde su marido estaba ingresado. La mujer reveló que de siempre su marido tendía a exagerar hechos insignificantes y que rápidamente se ofendía o interpretaba como críticas las observaciones de los demás. Consideraba el malestar de las pasadas semanas como una simple exageración típicamente suya. Comentó que durante unos días lo había visto «apático», y que ella pensó que podía tener un «virus». Describió el episodio de hace 12 años de forma similar al de ahora: se había ido poniendo cada vez más nervioso y suspicaz, y había empezado a oír «voces».

Discusión sobre «¿Melancolía o comedia?»

La primera cuestión diagnóstica que plantea este caso es si las «voces» que llamaban al señor O'Malley «porquería irlandesa» constituyen alucinaciones u obsesiones. Este síntoma tiene varias características que sugieren que puede tratarse de una obsesión: es recurrente, intruso y estereotipado. Sin embargo, el paciente no lo experimenta como un producto de su propia mente, sino como acusaciones que vienen de otras personas; de hecho, él interpreta que vienen de todo su vecindario. Por lo tanto, las voces parecen verdaderas alucinaciones, producto de una interpretación delirante.

¿Constituyen estas ideas delirantes y alucinaciones síntomas de un trastorno del estado de ánimo? El paciente refiere que no se ha interesado por ninguna actividad desde que esto empezó, y que ha perdido considerable peso y se siente culpable por las voces blasfemas. Presenta pensamientos recurrentes de muerte, aunque niega intencionalidad autolítica. Pensamos que probablemente hay suficientes síntomas para justificar un diagnóstico de trastorno depresivo mayor (DSM-IV-TR, pág. 420). Sospechamos que el episodio anterior fue similar, por lo que añadimos el término recurrente al diagnóstico. Dado que las alucinaciones y las ideas delirantes son persecutorias y el paciente no se siente culpable de las cosas de que es acusado (como en las típicas ideas delirantes), añadimos también: con síntomas psicóticos incongruentes con el estado de ánimo (DSM-IV-TR, pág. 520).

Seguimiento

El señor O'Malley fue tratado con medicación antipsicótica en una unidad de pacientes ingresados. Sus psiquiatras no consideraron decisivos los síntomas depresivos, y por lo tanto no incluyeron medicación antidepresiva, hasta que algunas semanas después las voces disminuyeron y empezó a aflorar de forma más objetiva su clínica depresiva. La exploración neurológica completa, incluyendo una tomografía computarizada, no reveló ninguna anormalidad. Dejó el hospital al cabo de 4 semanas, después de una sensible mejoría. Las voces, aunque aún estaban presentes, no le resultaban tan ofensivas su mujer estaba capacitada para supervisar su medicación, y dispuesta a hacerlo.

Su psiquiatra ambulatorio, que empezó a tratarle después del alta hospitalaria, se quedó impresionado con un nuevo síntoma: las demandas obsesivas de verificación de que no había desobedecido las reglas de la iglesia, como haber tirado las hostias de comunión al lavabo, a pesar de que él mismo reconocía que no lo había hecho. Su psiquiatra ambulatorio redujo gradualmente la medicación antipsicótica, y cambió el tratamiento antidepresivo por un inhibidor selectivo de la recaptación de serotonina (ISRS), creyendo que sería útil para el tratamiento de sus síntomas obsesivo-compulsivos. El Sr. O'Malley mejoró lentamente mientras recibió la medicación y, un año más tarde, ya no tenía síntomas y había vuelto a su nivel basal de funcionalidad.

Comentario sobre «¿Melancolía o comedia?» por Max Fink, M.D.*

¡Pobre señor O'Malley! Se le ofrecen medicamentos antipsicóticos convencionales sin prestar atención a su depresión, y después, se le trata con un ISRS (presumiblemente, para abordar sus posibles síntomas de trastorno obsesivo-compulsivo) sin prestar atención a sus ideas delirantes. Trabaja hasta que su enfermedad remite y «un año más tarde, estaba libre de síntomas y había vuelto a su funcionalidad basal». ¿Este tratamiento terapéutico es distinto del que ya ofrecían en el siglo XIX los maestros de la psicopatología como Kraepelin, Bleuler, Kahlbaum y Hoch? Difícilmente, porque también ofrecían tratamientos paliativos y sedantes pero, en principio, esperaban que el tiempo permitiera que la enfermedad remitiera en algunos pacientes hasta la curación. Actualmente, ¿existe una evolución mejor del tratamiento?, ¿pudo evitarse el año de enfermedad del señor O'Malley?

El trastorno depresivo mayor recidivante grave con síntomas psicóticos (DSM-IV-TR, 296.34), que normalmente se conoce como «depresión psicótica», es el diagnóstico más adecuado para la enfermedad del señor O'Malley, pero este diagnóstico es difícil de establecer porque los síntomas psicóticos que afloran ocultan la depresión. Obsérvese el tono banal con que los psiquiatras evalúan su comportamiento. Incluso en los principales hospitales universitarios, los escasos pacientes de este tipo que son remitidos para recibir terapia electroconvulsiva (TEC) lo hacen tras el intento fallido del tratamiento médico (Mulsant y cols., 1997). De los 52 pacientes derivados en un estudio sólo dos habían sido tratados con medicamentos en la dosis adecuada y durante el tiempo estándar.

Pobre señor O'Malley. El diagnóstico de depresión psicótica fue pasado por alto y, ni el médico que llevó su ingreso hospitalario, ni el que le trató en la consulta ambulatoria leyeron con interés su historial, no le ofrecieron los tratamientos apropiados ni realizaron las pruebas analíticas pertinentes (como la de supresión con dexametasona) que podrían haber garantizado el diagnóstico y tratamiento correctos. El diagnóstico de depresión psicótica fue descrito en 1977 por Glassman y cols. Antes

---

* *El doctor Fink es profesor de psiquiatría y profesor emérito de neurología en la Universidad estatal de Nueva York en Stony Brook y profesor de psiquiatría en la Facultad de Medicina Albert Einstein. El doctor Fink comenzó a trabajar sobre el mecanismo de la TEC en enero de 1952. Después de amplios estudios sobre los mecanismos y cambios que provoca en el electroencefalograma, se desvió hacia el estudio de la psicofarmacología como investigador en el Programa de clínica inicial de fármacos. El reconocimiento popular de la limitación de los fármacos psicoactivos le hizo volver a la TEC a mediados de los años 1970. Publicó su libro de texto* Convulsive Therapy: Theory and Practice *en 1979, lanzó la revista científica trimestral* Convulsive Therapy *en 1985, produjo el vídeo* Informed ECT for Patients and Their Families *en 1986 y escribió el libro* Electroshock: Restoring the Mind *para el público en general en 1999. En 2003 publicó* Catatonia: A Clinician's Guide to Diagnosis and Treatment *(Fink y Taylor, 2003), un esfuerzo conjunto con M.A. Taylor.*

de 1977 se creía que todos los pacientes psicóticos de EE.UU. tenían esquizofrenia, incluso cuando había un trasfondo de depresión o manía. Los investigadores habían tratado a una cohorte de pacientes con depresión grave con pruebas adecuadas de imipramina monitorizadas mediante las concentraciones séricas del fármaco (Kantor y Glassman, 1977), pero el tratamiento falló en 13 pacientes que después fueron tratados con TEC hasta su remisión. Al estudiar los historiales de estos pacientes, los autores descubrieron que cada uno de ellos había manifestado signos psicóticos y de depresión grave. Los investigadores propusieron separar el diagnóstico de depresión psicótica del de esquizofrenia, observación que pocos años después fue confirmada con la inclusión en el DSM-III de un subtipo de trastorno depresivo mayor en los pacientes con características psicóticas.

Los pacientes con depresión psicótica no respondían a la administración de los medicamentos antipsicóticos solos, aunque mejoraron cuando se combinó un antipsicótico con un antidepresivo, ambos en dosis altas equivalentes a 200 a 300 mg de amitriptilina y 1.664 mg de perfenazina. En 1985 estaba claro que la eficacia de los antidepresivos solos era del 30%, la de los antipsicótico solos era del 50% y la de la combinación de un antidepresivo y un antipsicótico era del 70% (Kroessler, 1985). Estas observaciones han sido confirmadas reiteradamente por otros autores (Kho y cols., 2003; Parker y cols., 1992; Vega y cols., 2000).

No se ha estudiado adecuadamente la eficacia de los antidepresivos modernos (ISRS, inhibidores selectivos de la recaptación de norepinefrina, etc.) en la depresión psicótica. No puedo distinguir cada uno de ellos por su eficacia, pero dado que los datos existentes son débiles en relación con los últimos antidepresivos en los pacientes hospitalizados con depresión, no encuentro justificado ofrecer alguno de estos compuestos más modernos en la depresión psicótica. No tenemos datos sobre la eficacia de un ISRS y un antipsicótico, por lo que sería peligroso asumir si son «adecuados» o «inadecuados», mientras que, por el contrario, los datos sobre los efectos de los medicamentos más antiguos son bastante importantes. Tampoco se ha demostrado que ningún fármaco antipsicótico atípico sea eficaz en el tratamiento de la depresión psicótica, ya sea solo o en combinación con un antidepresivo.

¿Qué tratamientos son eficaces en la depresión psicótica? La TEC consiguió la remisión en el 80% de los casos tratados (Kho y cols., 2003; Kroessler, 1985; Parker y cols., 1992; Vega y cols., 2000). No obstante, en la pasada década hemos aprendido a administrar la TEC con mayores eficacia y seguridad, por lo que la tasa de remisión actual (es decir, remisión completa de la enfermedad y no sólo una mejoría del 50% en el resultado de las escalas de puntuación) es del 95% con TEC bitemporal (Petrides y cols., 2001). En un estudio realizado en Bélgica por Birkenhager y cols., (2003) se llega a una conclusión similar.

La TEC no es sólo eficaz en el alivio de la depresión psicótica, sino que también es muy rápida. Antes de 12 días (6 TEC) había remitido el 45% de los casos, y antes de 3 semanas (9 TEC), el 80%; y todos ellos habían remitido a las 4 semanas (12 TEC) (Husain y cols., en prensa).

Si desde el principio se hubiera ofrecido la TEC al señor O'Malley, con toda probabilidad se habría ido a casa rápidamente y se hubiera recuperado en 6 semanas. La continuación de la TEC siguiendo una pauta quincenal o mensual durante 4 a 6 meses habría mantenido la mejoría sin necesitar más medicamentos (Fink y cols., 1996).

¿Y qué hay sobre el estudio de laboratorio? Seguramente, los médicos del hospital deberían haber estudiado el estado neuroendocrino del señor O'Malley. En los pacientes con depresión psicótica, las concentraciones séricas de cortisol están elevadas, se pierde el ritmo diurno y la administración exógena de esteroides no suprime las concentraciones elevadas. La prueba de supresión con dexametasona usa 1 o 2 mg de dexametasona oral como esteroide, y su resultado se normaliza cuando mejora la enfermedad depresiva. Si se vuelve a encontrar un valor anormal de dexametasona (concentraciones elevadas de cortisol que no se suprimen con dexametasona) se debe esperar una recaída inminente (Rush y cols., 1996).

Pobre señor O'Malley. ¿Por qué le han tratado tan mal y no le han ofrecido TEC? Uno de los factores es el error en el diagnóstico de la depresión psicótica. Pero aunque el diagnóstico de depresión sea el correcto, en contadas ocasiones se ofrece TEC. Este tratamiento no se recomienda en las facultades de las principales universidades porque no tienen las instalaciones necesarias para su administración. Esta técnica se considera difícil, cara y peligrosa para el cerebro. Los algoritmos de tratamiento de los expertos, cuando ofrecen TEC, lo hacen como último recurso. En una revisión minuciosa del tratamiento de la depresión psicótica, el experto nacional Alan Schatzberg (2003,) escribe: «Si bien la TEC es un tratamiento muy eficaz para la depresión psicótica, los requisitos para su uso son estrictos y la percepción del público sobre su adecuación global es negativa». En el resumen, Schatzberg llega a la conclusión de que «si bien hay datos suficientes que permiten recomendar la TEC para el tratamiento de depresión psicótica, hay inconvenientes tanto reales como percibidos para su uso, por lo que es mejor pensar en ella cuando hayan fracasado las demás opciones». La sombra de la película *Alguien voló sobre el nido del cuco* aún asedia a esta opción terapéutica de una forma desafortunada e injustificada, ya que en ella se reflejaba el uso de la TEC sin anestesia, una práctica que no se ha seguido en EE.UU. desde hace décadas. No obstante, si el señor O'Malley hubiera sido presidente ejecutivo de una compañía local, la esposa del director del hospital o alguna otra persona, él o su esposa habrían solicitado, y habría recibido, el tratamiento más eficaz, la TEC.

Al señor O'Malley se le atendió como el jubilado que era, como una persona que tenía todo el tiempo del mundo para estar enfermo, por lo que se le ofrece el conocimiento convencional de que las pastillas más modernas, con menor eficacia, pero también con una seguridad que parece ser superior, terminarán por serán útiles. No obstante, a veces este plan fracasa porque el paciente no ve el final de su sufrimiento y el suicidio termina siendo la única opción. Se trata de un resultado particularmente vergonzoso porque la TEC reduce muy eficazmente las ideas suicidas (Kellner y cols., enviado para publicación).

¿Cómo podemos evaluar la elección de los tratamientos de la depresión psicótica? Imaginen a un paciente que llega al hospital con fiebre alta, escalofríos, tos y dolor torácico, y en la exploración física se detecta una neumonía bacteriana. ¿Se pensaría en el empleo de un tratamiento paliativo, la aspirina, o de un antibiótico menos eficaz? Es improbable; lo más seguro es que prescribiría el antibiótico más eficaz para la afección, al mismo tiempo que se obtendrían muestras de esputo para evaluar la sensibilidad del microorganismo al antibiótico. De igual modo, la TEC es el tratamiento primario de la depresión psicótica y debe prescribirse sin retraso, ya que es eficaz y seguro.

La depresión psicótica es la enfermedad más grave que pueden tratar los psiquiatras. La tasa de mortalidad es significativamente mayor en la depresión psicótica que en la no psicótica, muriendo el 41% frente al 20% de los casos, respectivamente, fallecen en los 15 años siguientes al ingreso hospitalario (Vythilingham y cols., 2003).

El señor O'Malley fue muy mal atendido por su terapeuta, quien no reconoció la afección con prontitud. No se le comentó ni se tuvo en cuenta la TEC, que es el principal tratamiento. Se ofrecieron medicamentos paliativos pero, en el mejor de los casos, son eficaces en sólo la mitad de las ocasiones y sólo después de muchos meses. No haber utilizado la TEC no tiene defensa posible.

Bibliografía

Birkenhäger TK, Pluijms EM, Lucius SAP: ECT response in delusional versus non-delusional depressed inpatients. J Affect Dis 74:191-195, 2003

Fink M: Electroshock: Restoring the Mind. New York, Oxford University Press, 1999

Fink M, Taylor MA: Catatonia: A Clinician's Guide to Diagnosis and Treatment. Cambridge, UK, Cambridge University Press, 2003

Fink M, Abrams R, Bailine S, et al: Ambulatory electroconvulsive therapy. Task Force Report of the Association for Convulsive Therapy. Convulsive Ther 12:42-55, 1996

Husain M, Rush AJ, Fink M, et al: Speed of response and remission in major depressive disorder with acute ECT: a Consortium for Research in ECT (CORE) report. J Clin Psychiatry (in press)

Kantor SJ, Glassman AH: Delusional depressions: natural history and response to treatment. Br J Psychiatry 131:351-360, 1977

Kellner C, Fink M, Knapp R, et al: Bilateral ECT rapidly relieves suicidality. Am J Psychiatry (submitted)

Kho KH, van Vreeswijk MF, Simpson S, et al: A meta-analysis of electroconvulsive therapy efficacy in depression. J ECT 19:139-147, 2003

Kroessler D: Relative efficacy rates for therapies of delusional depression. Convulsive Ther 1:173-182, 1985

Mulsant BH, Haskett RF, Prudic J, et al: Low use of neuroleptic drugs in the treatment of psychotic major depression. Am J Psychiatry 154:559-561, 1997

Parker G, Roy K, Hadzi-Pavlovic D, et al: Psychotic (delusional) depression: a meta-analysis of physical treatments. J Affect Dis 24:17-24, 1992
Petrides G, Fink M, Husain MM, et al: ECT remission rates in psychotic versus non-psychotic depressed patients: a report from CORE. J ECT 17:244-253, 2001
Rush AJ, Giles DE, Schlesser MA, et al: The dexamethasone suppression test in patients with mood disorders. J Clin Psychiatry 57:470-484, 1996
Schatzberg AF: New approaches to managing psychotic depression. J Clin Psychiatry 64 (suppl 1):19-23, 2003
Vega JAW, Mortimer AM, Tyson PJ: Somatic treatment of psychotic depression: review and recommendations for practice. J Clin Psychopharmacol 20:504-519, 2000.
Vythilingham M, Chen J, Bremner JD, et al: Psychotic depression and mortality. Am J Psychiatry 160:574-576, 2003

La joven ejecutiva

Joan Demarest es una ejecutiva de 38 años de edad con un máster en administración de empresas que ha trabajado en el último año y medio en el equipo de márketing de una importante empresa farmacéutica. Es enviada por un colega para recibir tratamiento de «soporte». Se queja de cansancio, desinterés por la vida y «deprimida» por todo: su trabajo, su marido y sus perspectivas para el futuro.

Había recibido 2 ciclos previos de psicoterapia prolongada a causa de sentimientos persistentes de estado de ánimo deprimido, inferioridad y pesimismo, que dice haber tenido desde los 16 o 17 años. Estos síntomas iban y venían. Durante el último año de la facultad describe un período de 3 meses en el que, además de sus síntomas crónicos, no dormía ni comía y, probablemente, tenía síntomas suficientes para cumplir los criterios de episodio depresivo mayor. Visitó al terapeuta dos veces por semana durante 3 años mientras estaba en la facultad y a un psicoanalista de dos a tres veces por semana durante dos años y medio durante el bachillerato.

Aunque sus resultados eran razonablemente buenos en la facultad, a menudo cavilaba sobre los estudiantes que eran «verdaderamente inteligentes». Raramente salió durante sus años de instituto y facultad y nunca habría ido detrás de un chico que ella creyera «especial», sintiéndose inferior e intimidada. Siempre que encontraba a un hombre de este tipo se ponía rígida y distante y se marchaba en cuanto podía, reprendiéndose después a sí misma y fantaseando sobre él durante meses. Comentó que los tratamientos anteriores la habían ayudado a entenderse mejor, pero que no habían tenido efecto, o muy poco, sobre sus síntomas depresivos.

Inmediatamente después de su graduación se casó con un chico con el que había salido durante un año. Creía que él era razonablemente deseable, aunque no «especial», y se casó con él principalmente porque sentía la «necesidad de tener un marido» que le hiciera compañía. Poco tiempo después de la boda la pareja comenzó a discutir. Raramente le dirige sus quejas de forma directa, pero desaprueba su forma de vestir, su trabajo y a sus padres. Por su parte, él la acusa de ser distante y estar de mal humor. La vida social que lleva con su marido incluye a otras parejas, en las que el hombre suele ser un amigo de su marido. Está segura de que las mujeres la encuentran poco interesante y poco digna de admiración, y las personas a las que parece gustar están tan aburridas como ella. Ahora, se pregunta si su matrimonio fue un error; a veces piensa que podría dejar a su marido, si no tuviera miedo de estar sola. No han tenido hijos, en parte, porque se siente incapacitada como madre.

Hace poco que ha tenido también problemas en su trabajo, donde le asignan los trabajos de ínfima categoría y nunca tareas de importancia o responsabilidad. Tiene problemas de concentración y raramente demuestra seguridad en sí misma o iniciativas frente a sus supervisores. Para ella, su jefe es egocéntrico, indiferente e injusto, aunque admira su éxito. Cree que nunca llegará lejos en su carrera profesional porque ni ella ni su marido tienen los «enchufes» adecuados.

Diagnóstico de «La joven ejecutiva»

La señora Demarest ha tenido un estado de ánimo deprimido crónico desde su adolescencia. Como su depresión no tiene ahora la gravedad suficiente para cumplir los criterios de episodio de depresión mayor, y el trastorno del estado de ánimo y los síntomas asociados han persistido durante más de 2 años, el diagnóstico más probable es el de trastorno distímico o trastorno depresivo mayor en remisión parcial. Su depresión no comenzó con un episodio depresivo mayor, no hay datos que indiquen factores etiológicos específicos como un problema médico general o el consumo crónico de alguna sustancia, y tampoco hay episodios de manía o hipomanía a lo largo de su vida. Por estas causas, el diagnóstico es de trastorno distímico (DSM-IV-TR, pág. 426).

Comentario sobre «La joven ejecutiva» por John C. Markowitz, M.D.*

Es frecuente pasar por alto el diagnóstico del trastorno distímico (Markowitz y cols., 1992). Los médicos se centran en los síntomas recientes de depresión y diagnostican un trastorno depresivo mayor, pero en realidad es más probable que los

---

* *El doctor Markowitz es profesor asociado de psiquiatría de la Facultad de Medicina Weill de la Universidad de Cornell y psiquiatra investigador del Instituto de psiquiatría del Estado de Nueva York. Se formó en psicoterapia interpersonal (IPT) con el difunto Gerald L. Klerman, M.D., quien, junto con la doctora Myrna Weissman, desarrolló la IPT en los años 1970. Es autor de* Interpersonal Psychotherapy for Dysthymic Disorder *(Markowitz 1998) y coautor con los doctores Weissman y Klerman de* Comprehensive Guide to Interpersonal Psychotherapy *(Basic Books, 2000).*

síntomas representen un empeoramiento del trastorno distímico. Aproximadamente una tercera parte de todas las depresiones son crónicas y se clasifican como trastorno distímico o depresión mayor, crónica (en la que el paciente tiene de forma crónica un síndrome depresivo completo), o como trastorno depresivo mayor recurrente sin recuperación completa entre los episodios. La evolución de las depresiones crónicas es peor que la del trastorno depresivo mayor episódico. Como sucede en el caso de la señora Demarest, el trastorno distímico, antes o después conduce a un episodio depresivo mayor; estos casos se denominan *depresión doble* (Keller y Shapiro, 1982), es decir, trastorno depresivo mayor superpuesto a un trastorno distímico. Es improbable que representen dos trastornos independientes sino la adición de un par de síntomas agudos a una distimia persistente. Los pacientes con trastorno distímico acuden en busca de tratamiento cuando sus síntomas depresivos se vuelven tan intensos que está justificado el diagnóstico de trastorno depresivo mayor, aunque no es el caso de la señora Demarest.

La segunda confusión diagnóstica es si el paciente tiene un trastorno depresivo de la personalidad o un trastorno crónico del estado de ánimo: ¿los síntomas son un rasgo o un estado (crónico)? Los pacientes tienden a experimentar una depresión crónica que aparece como si fuera su personalidad. Esta confusión puede entenderse si se tiene en cuenta que en todo lo que recuerdan de su vida, siempre se han sentido así. Históricamente, se creía que estos pacientes tenían un trastorno de personalidad y recibían psicoterapia a largo plazo, pero no se consideraba la posibilidad de un tratamiento farmacológico. Desde 1980, los síntomas depresivos crónicos más leves se han clasificado en el DSM como trastorno del estado de ánimo (trastorno distímico) y no como un trastorno de personalidad, un cambio nosológico que ha alentado la utilización del tratamiento farmacológico, a menudo con éxito.

El caso de la señora Demarest es poco común porque está casada. Debido a sus dificultades interpersonales, la mayoría de los pacientes con trastorno distímico no se casan nunca o se han separado o divorciado. Como en el caso de la señora Demarest, los pacientes que tienen distimia creen que son aburridos e inadecuados y se sienten incómodos en las relaciones sociales. La intimidad emocional requiere que muestren los defectos que ellos perciben que tienen. Las dificultades interpersonales son realmente el marco de la depresión crónica. El sentido cognitivo y emocional del paciente de ineptitud (con sentimiento de culpa, indefensión, desesperanza, inutilidad y fraude) a menudo es más importante que los síntomas neurovegetativos de la depresión, como son los problemas del sueño y el apetito (es decir, está más relacionado con los criterios de síntomas alternativos del Apéndice B del DSM-IV para trastorno distímico, basados en resultados de la investigación, que con los criterios estándar). Los sujetos distímicos suelen actuar mejor en el trabajo (cuando su descripción proporciona la definición de su papel) que en otro dominio social menos estructurado.

La señora Demarest tiene 38 años y, por tercera vez, solicita tratamiento, lo que coincide con los resultados de los estudios de pacientes ambulatorios con depresión crónica que normalmente se encuentran en torno a los 30 años, y han recibido psicoterapia con éxito. A pesar de todo, en pocas ocasiones se les ha realizado una prueba adecuada de medicación antidepresiva. Estos pacientes acuden con un desaliento contagioso que, a menudo, desmoraliza también a su terapeuta. Es importante que el médico no comparta este desaliento porque existe un tratamiento eficaz.

El tratamiento farmacológico con antidepresivos es el de mayor eficacia demostrada y debería plantearse como la intervención de primera línea. Todos los medicamentos antidepresivos estudiados hasta la fecha funcionan igual de bien, pero los más utilizados son los inhibidores selectivos de la recaptación de serotonina. La elección específica de la medicación depende de varios factores, incluida la respuesta a los medicamentos anteriores, el emparejamiento de los efectos de la medicación con los síntomas prominentes (p. ej., un fármaco sedante en un paciente con insomnio), los efectos secundarios habituales de la medicación (p. ej., aumento de activación, disfunción sexual o aumento de peso) e interacciones con otros medicamentos. Con esta paciente, como en la mayoría de los casos, probablemente yo empezaría con un inhibidor selectivo de la recaptación de serotonina, informándola primero de manera detallada de sus probables beneficios, los efectos secundarios y la evolución de su acción.

La medicación puede aliviar en sólo unas semanas los síntomas que se han mantenido durante décadas (Kocsis y cols., 1988) y también mejorar la funcionalidad social y laboral (Markowitz, 1994). En algunos pacientes, el descubrimiento súbito de un estado de humor normal (eutimia) les hace sentir una especie de cambio de personalidad. El tratamiento debe continuar como si fuera un trastorno depresivo mayor: dosis adecuadas de medicación durante el tiempo necesario, al menos 8 semanas. Las tasas de respuesta son ligeramente inferiores (cercanas al 50%) que en el trastorno depresivo mayor (60 a 70%) pero aún así son sustanciales. Si los pacientes no responden a una posología terapéutica después de 6 a 8 semanas, puede ser necesario aumentar la dosis o cambiar a otra medición. Como los pacientes distímicos se desaniman fácilmente, los terapeutas deben esmerarse para que no se culpen por la falta de respuesta al tratamiento y perseverar mediante otro tratamiento que pueda funcionar. Una vez que los pacientes responden a la medicación, necesitan años de mantenimiento farmacológico para protegerles frente a la recaída.

El efecto de la psicoterapia no está tan bien estudiado, pero es probable que sea útil (Markowitz, 1998), quizás lo mejor sea realizarla junto con el tratamiento farmacológico (Keller y cols., 2000), tanto para aliviar los síntomas, como para facilitar el desarrollo necesario para las relaciones interpersonales. Las psicoterapias limitadas en el tiempo, como la terapia cognitivo-conductual (TCC), la psicoterapia interpersonal (PTI) y el sistema de análisis cognitivo-conductual de psicoterapia (SACCP), se diseñaron, precisamente, para el tratamiento de los trastornos del estado de ánimo. Dado el riesgo de recaída, es necesario que la psicoterapia continúe y se mantenga tras el éxito de un ciclo de fase aguda como el que consiguen estas psicoterapias. Este tratamiento es análogo al de la farmacoterapia continuada para este trastorno crónico.

La TCC es un tratamiento dirigido al diagnóstico que se basa en la observación de que los pacientes con depresión tienen pensamientos típicamente distorsionados (p. ej., «soy un perdedor», «las personas no me encuentran interesante», «mi situación vital es insoportable», «las cosas nunca mejorarán») que parecen surgir «automáticamente». Las ideas como «mi trabajo es chapucero» son dolorosas y, a la vez, inhiben la funcionalidad normal. Los terapeutas de TCC animan a los pacientes a estudiar y comprobar que estos pensamientos son congruentes con el estado de ánimo, en lugar de limitarse a creerlos. El trabajo en casa consiste en desarrollar tareas conductuales aceptadas por ambas partes, como por ejemplo pasear, en lugar de quedarse sentado en casa, y anotar y evaluar los pensamientos automáticos. En los estudios de investigación sobre la TCC, hay una limitación temporal (12 a 20 sesiones). La TCC es más conocida en el trastorno depresivo mayor que en los trastornos crónicos del estado de ánimo.

La PTI, también conuna limitación temporal (12 a 16 sesiones agudas) y centrada en el diagnóstico, plantea la relación entre el estado de ánimo de un paciente y su situación. Se basa en la observación de que los episodios depresivos tienden a producirse no en un vacío sino en una situación vital difícil: la muerte de un ser querido, una relación problemática u otro cambio vital. El trabajo sobre la funcionalidad interpersonal y la solución de las crisis vitales también alivia el estado de ánimo. En el caso de la señora Demarest, la PTI podría centrarse en su discusión conyugal o en su papel en el trabajo, en particular en su incapacidad para expresar sus necesidades. El modelo de PTI fue desarrollado para tratar la depresión aguda y requiere una cierta adaptación de los pacientes con síndromes crónicos de alteración del estado de ánimo (Markowitz, 1998); ha demostrado su eficacia en el tratamiento del trastorno depresivo mayor agudo; en una investigación en curso, se está evaluando su efecto en los trastornos crónicos del estado de ánimo (Browne y cols., 2002; Markowitz, 2003).

El SACCP (McCullough, 2000), que combina varios aspectos de la TCC, la PTI y la psicoterapia psicodinámica, se comparó con la farmacoterapia en un extenso estudio de pacientes con trastorno depresivo mayor crónico (el trastorno depresivo mayor crónico está relacionado con el trastorno distímico, pero no es idéntico). El SACCP es un tratamiento muy estructurado que se centra en cómo los pacientes con depresión crónica manejan las situaciones interpersonales. El SACCP funcionó tan bien como la medicación, y la combinación de medicación más SACCP funcionó mejor que el tratamiento solo (Keller y cols., 2000). La combinación de psicoterapia limitada en el tiempo y medicación antidepresiva puede ser el tratamiento óptimo de muchos pacientes con depresión crónica.

La terapia de tipo psicoanalítico o la psicoterapia psicodinámica no se han estudiado sistemáticamente como tratamiento de los pacientes distímicos, aunque se utilizan mucho en la clínica. Se centran en el pasado pero pueden no ser tan útiles como las terapias comentadas anteriormente, que ayudan a los pacientes a solucionar los problemas actuales (Markowitz, 1994).

Al tratar a la señora Demarest, yo le haría ver su diagnóstico de trastorno distímico y le explicaría la gama de opciones terapéuticas. Como nunca ha probado un antidepresivo a pesar de que tiene el trastorno desde hace años, le recomendaría seriamente que valorase el tratamiento con uno de ellos, explicándole que hay datos obtenidos en investigaciones de calidad sobre la eficacia del tratamiento farmacológico. Podría responder rápidamente a esta medicación, y es posible que no necesitase más tratamiento. Por otro lado, es improbable que el tratamiento farmacológico solucionara los problemas que tiene con su marido, aunque tuviera éxito en el tratamiento de los síntomas de la alteración del estado de ánimo. Por tal motivo, también le sugeriría que pensase en una psicoterapia focal durante un tiempo limitado.

Si la señora Demarest rechazase la medicación después de comentarle extensamente sus ventajas y desventajas, le propondría PTI, TCC o SACCP. La terapia de pareja podría ser otra opción. Si al final de ese tratamiento realizado durante un período limitado la paciente no hubiera mejorado, habríamos construido una alianza terapéutica suficiente para negociar una prueba de farmacoterapia. Independientemente de cuál sea la intervención que finalmente dé resultado, es probable que la señora Demarest necesite un tratamiento continuado para mantener la eutimia y tener la oportunidad de desarrollar nuevas capacidades para las relaciones interpersonales.

Como sucede con la depresión resistente al tratamiento, un aspecto importante del tratamiento de los síndromes crónicos de alteraciones del estado de ánimo es que el terapeuta debe mantenerse esperanzado y optimista. Si una intervención no da resultados positivos, el terapeuta debe comprobar que el paciente no se rinde ni se culpa a sí mismo. La desesperanza es un síntoma de depresión y particularmente de la depresión crónica, pero el pronóstico nunca es desesperado.

Bibliografía

Browne G, Steiner M, Roberts J, et al: Sertaline and/or interpersonal psychotherapy for patients with dysthymic disorder in primary care: 6-month comparison with longitudinal 2-year follow-up of effectiveness and costs. J Affect Disord 68:317-330, 2002

Keller MB, Shapiro RW: «Double depression»: superimposition of acute depressive episodes on chronic depressive disorders. Am J Psychiatry 139:438-442, 1982

Keller MB, McCullough JP, Klein DN, et al: The acute treatment of chronic major depression: a comparison of nefazodone, cognitive behavioral analysis system of psychotherapy, and their combination. N Engl J Med 342:1462-1470, 2000

Kocsis J, Frances AJ, Voss C, et al: Imipramine and social-vocational adjustment in chronic depression. Am J Psychiatry 145:997-999, 1988

Markowitz JC: Psychotherapy of the post-dysthymic patient. J Psychother Pract Res 2:157-163, 1993

Markowitz JC: Psychotherapy of dysthymia. Am J Psychiatry 151:1114-1121, 1994

Markowitz JC Interpersonal Psychotherapy for Dysthymic Disorder. Washington, DC, American Psychiatric Press, 1998
Markowitz JC: Interpersonal psychotherapy for chronic depression. J Clin Psychol 59:847-858, 2003
Markowitz JC, Moran ME, Kocsis JH, et al: Prevalence and comorbidity of dysthymic disorder among psychiatric outpatients. J Affect Disord 24:63-71, 1992
McCullough JP: Treatment for Chronic Depression: Cognitive Behavioral Analysis System of Psychotherapy. New York, Guilford, 2000

Muñecas

Los padres de Rocky, un niño de 8 años de edad, acuden a un especialista para buscar un tratamiento para su hijo, ya que éste dice «que quiere ser una niña». El mejor amigo de Rocky es su hermana menor; a pesar de que sus padres intentan que establezca amistad con otros niños, Rocky prefiere jugar con niñas o estar con su madre o su cuidadora. Se niega a participar en los juegos de niños, a pesar de que es un niño corpulento y de altura superior al promedio de su edad. Cuando juega en casa con su hermana menor, hace el papel de «madre» o de «hermana mayor» y deja el papel masculino para ella. Le gusta imitar a las estrellas femeninas de televisión, como Brenda de *Beverly Hills 90210* y la hermana de Bart Simpson, Lisa. Asimismo, también le gusta representar a personajes femeninos de libros infantiles.

Rocky nunca se ha mostrado interesado por coches, camiones o trenes de juguete; le han fascinado las muñecas y disfruta jugando con utensilios de cocina de juguete. También se divierte representando bodas, embarazos o jugando a profesoras o a doctoras. Le gusta mucho dibujar, sobre todo personajes femeninos. Muy a menudo, Rocky se viste con ropa de mujer, a pesar de que sus padres intentan por todos los medios que no lo haga. Algunas veces usa una toalla como falda o una bata de noche como vestido. No se viste con ropa interior femenina o con trajes de baño femeninos. No es raro verle con un pañuelo en el pelo para hacer ver que tiene el pelo largo. Le gusta mucho bailar, sobre todo con ropa femenina. Le fascinan las joyas: tiene collares de plástico y quiere ponerse pendientes. Asimismo, le gusta ir con los labios pintados. Nos dice en varias ocasiones que «quiero ser una niña» y a menudo es infeliz (p. ej., cuando empezó a ir a la guardería, cuando siente que compite con su hermana menor).

Durante la exploración física el médico observa que Rocky tiene genitales externos masculinos. Su desarrollo intelectual es aparentemente normal. A pesar de que al principio se muestra algo reticente, explica sus preferencias por los juguetes, lo que coincide con lo que sus padres han comunicado. Cuenta que no quiere ser un niño porque tiene miedo de jugar a soldados o a la guerra cuando sea mayor. Desea que un hada pudiera convertirle en una niña. Lo que le gusta de ser niña es llevar vestidos, tener el pelo largo y ponerse joyas.

La historia familiar, el embarazo, el nacimiento y el desarrollo son totalmente normales. Los padres no presentan ningún tipo de patología mental. Parece que los problemas de los padres de Rocky surgieron al nacer la hija menor, cuando Rocky tenía 2 años. Los primeros 4 meses de vida de la niña fueron difíciles, ya que padecía problemas digestivos y precisaba ayuda y atención de los padres. Rocky empezó a mostrar signos evidentes de regresión: actuaba igual que un bebé, quería beber del biberón y ser cogido en brazos. Tanto los padres como las cuidadoras opinan que fue en esta época cuando el niño empezó a vestirse como el sexo opuesto y a decir que quería ser una niña, a pesar de que antes de nacer la hermana ya había mostrado algunos signos extraños, como ponerse una toalla en la cabeza para simular tener el pelo largo. En una ocasión, a la edad de 4 años, Rocky cogió a su hermana pequeña una muñeca que le habían regalado. Durante esta época estuvo una temporada con su hermana en casa de sus abuelos y se quejó de que prestaban más atención a la niña que a él. Dijo entonces: «¿Por qué no puedo ser una niña, por qué Dios no me ha hecho una niña? A las niñas les gusta mucho vestirse y llevar cosas bonitas».

Desde los 3 años Rocky ha ido a una guardería. Al principio padeció mucha ansiedad de separación. Parece ser mucho más sensible que los otros niños y daba la sensación de que se sentía amenazado por ellos. Su profesor percibió que no le gustaba participar en juegos propiamente masculinos, le gustaba mucho la ropa y deseaba ser madre de mayor. En la clase de tercer curso el profesor no le dejó jugar a muñecas porque le preocupaba la afición que tenía Rocky.

Discusión sobre «Muñecas»

Este caso no debería presentar ninguna dificultad a la hora de efectuar el diagnóstico. Este niño se identifica plenamente con una persona del sexo opuesto. Con frecuencia, explica que desea ser una niña, y no sólo aparentarlo. Está interesado por las actividades propias de una niña, prefiere jugar con niñas que con niños, y se viste y se comporta como si fuera una de ellas. Juega exclusivamente con juguetes femeninos, como las muñecas. A la hora de imitar a personajes de la televisión, siempre elige mujeres. No se siente bien siendo un niño. Muestra aversión hacia los juguetes propiamente masculinos.

Éstos son los síntomas característicos de un trastorno de la identidad sexual (TIS) en el hombre (DSM-IV-TR, pág. 650). Cuando se diagnostica este trastorno en una mujer, debe diferenciarse el deseo de ser hombre debido a la insatisfacción de ser mujer del deseo experimentado solamente para obtener las ventajas culturalmente asociadas con ser hombre.

Comentario sobre «Muñecas» por Kenneth J. Zucker, Ph.D.*

Rocky se presenta con una constelación de indicadores muy típica que caracteriza a los chicos que cumplen los criterios de TIS del DSM-IV-TR. Tiene una importante identificación con el sexo opuesto y un rechazo o incomodidad con los comportamientos masculinos estereotipados que muestran habitualmente los chicos en las culturas occidentales. Rocky no sólo sigue claramente unos patrones de conducta del sexo opuesto, sino que también expresa la infelicidad que le provoca ser un chico, lo que quizás se define mejor con el término *disforia sexual*. Aparte de su identificación con el sexo opuesto, Rocky tiene una historia de ansiedad de separación y parece ser un chico de temperamento sensible. Esas características son también frecuentes entre los chicos con TIS, cuando, con frecuencia, existe la *internalización* frente a la *externalización* de los problemas de conducta. Podría sacarse provecho de la evaluación inicial si se obtiene información adicional sobre sus relaciones con la madre y el padre, en particular durante los años en los que apareció por primera vez el TIS. Es posible que, por los problemas de salud que tiene su hermana pequeña, haya percibido que su madre es menos accesible para él y no está claro cuál es el papel que ha desempeñado su padre en sus primeros años. Cuando el examinador proporciona información a los padres, podría decirles que Rocky parece ser infeliz por ser un chico y que el objetivo del tratamiento sería intentar que se sintiera más cómodo siendo un chico, y ayudarle a ello. En una línea similar se debería pedir a Rocky que se reuniera con un médico para conversar y ver alguna forma de ayudarle a ser más feliz siendo un chico.

El tratamiento que yo realizaría sería una combinación de terapia individual con Rocky, con una serie de consejos a los padres y con recomendaciones específicas para que manejen su entorno natural cotidiano. La terapia individual que se usaría con Rocky exploraría sus fantasías de que ser una chica haría que su vida fuese mejor (p. ej., ser una chica le permitiría tener una relación más íntima con su madre [ya que percibe que la atención de la madre para la hermana es una especie de abandono hacia él], le ayudaría a trabajar en sus sentimientos de celos por su hermana menor, y solucionaría su problema de «tener» que ser agresivo y bullicioso [como percibe que son los demás chicos], lo que le ayudaría a trabajar sobre su idealización de las chicas y la devaluación de los chicos).

---

* *El doctor Zucker es jefe del servicio de identidad sexual en el Programa de infancia, juventud y familia en el centro de adicciones y salud mental, División Clarke de Toronto, Ontario. En el Servicio de Identidad Sexual se ha evaluado aproximadamente a 700 niños y adolescentes con problemas de identidad sexual desde finales de los años setenta. Ha publicado más de 100 artículos y capítulos de libros sobre diferenciación de la identidad sexual y sus trastornos. Ha trabajado en los subcomités de trastorno de la identidad sexual de los DSM-III-R, DSM-IV y DSM-IV-TR. Desde 2002 ha sido editor de* Archives of Sexual Behavior, *una revista con comité científico de revisión.*

En el consejo a los padres se deben explorar algunos de los factores individuales y sistémicos que pudieran haber estado implicados en la génesis o perpetuación de su problema, apoyándoles para ayudar a Rocky a sentirse mejor consigo mismo siendo un chico. En el entorno cotidiano de Rocky se animaría a los padres a fijar los límites de su comportamiento dominante del sexo contrario (p. ej., se viste como una mujer y emula a las mujeres en sus juegos de fantasía) porque la continuación de estos comportamientos sólo sirve para autorreforzar sus fantasías de ser una chica. También sería alentador para Rocky saber que entienden su confusión sobre el hecho de ser un chico y que le van a ayudar a sentirse más feliz siendo un chico.

Un aspecto clave de la intervención en el entorno natural es que los padres trabajen intensamente buscando otros chicos con los que Rocky pueda establecer una amistad perdurable. Con la ayuda de un profesor, mediante esta técnica se podría identificar a los posibles compañeros de juegos en los que Rocky no percibiría una amenaza excesiva y con los que podría desarrollar la relación amistosa. Fijar «fechas fijas de juego» con otros chicos sería otra forma en la que Rocky podría sentirse más cómodo siendo un chico participando en las actividades compartidas. Las sesiones de consejo con los padres servirían para comentar los cambios implantados en el entorno natural de Rocky y evaluar su funcionamiento.

Muchos padres de chicos con TIS desean saber cómo será la evolución a largo plazo (p. ej., si el pronóstico es el de una orientación homosexual en el futuro o el de desear en el futuro una cirugía de cambio de sexo). En mi experiencia, los padres tienen actitudes variables frente a la homosexualidad. Algunos no se sienten cómodos con esta tendencia (p. ej., por motivos relacionados con estigmas, prejuicios, y también, con valores religiosos). Otros padres lo aceptan muy bien e indican siempre que su único objetivo es ayudar a su hijo a sentirse bien con su identidad sexual.

Algunos autores que critican el tratamiento de los chicos con TIS argumentan que se instituye como una especie de maniobra «de la puerta trasera» para prevenir la futura homosexualidad porque los padres y los terapeutas son homofóbicos. Otros defienden que el tratamiento de los chicos con TIS está condenado al fracaso porque es la naturaleza «esencial» del niño. Ambas líneas críticas sitúan el problema no en el niño, sino en las actitudes de la familia y de la sociedad en su conjunto; aceptan la posibilidad de que haya factores familiares implicados en la génesis o perpetuación del TIS, que el niño puede estar experimentando un sufrimiento internalizado sobre el hecho de ser chico o si hay alguna flexibilidad del desarrollo con relación a la diferenciación de la identidad sexual (es decir, que la historia natural no conduce inevitablemente a la persistencia del TIS en la adolescencia y edad adulta).

En mi experiencia, hay varios factores que dificultan el tratamiento de los niños con TIS: la edad del niño (mayor), la presencia de problemas psiquiátricos graves asociados, la presencia de una psicopatología grave de los padres, así como una desavenencia conyugal crónica, y una importante ambivalencia a la hora de valorar a su hijo como masculino. Con respecto a la edad y la persistencia del TIS, el niño puede ser más intransigente y estar encerrado en sí mismo frente a la fantasía del cambio de sexo; las dificultades psiquiátricas que pueden ir asociadas necesitan una mayor atención por derecho propio, y son un factor importante para dificultar las relaciones sociales que tiene con otros niños. Los problemas psiquiátricos de los padres, a menudo, dificultan la accesibilidad para el niño y para iniciar los cambios en su entorno natural, mientras que la ambivalencia ante la identidad de sexo del niño hace que sea más difícil separar sus propios problemas de los del niño. Como comentó una madre, «Bueno, si él quiere cambiar de sexo, espero encontrar a la hija que siempre quise tener». Si los padres de Rocky son capaces de comprometerse en un proceso de cambio terapéutico, creo que podríamos solucionar la infelicidad que le provoca ser un chico y desarrollará con éxito su amistad con otros chicos, contribuyendo a la identificación con el mismo sexo. Su identificación con el sexo contrario irá desvaneciéndose y podrá identificar los atributos positivos de ser un chico.

Si Rocky no responde al tratamiento, es probable que cada vez se vuelva más retraído. Al final de la infancia muchos chicos con TIS son rechazados tanto por los chicos como por las chicas, y el aumento del sentimiento de disforia sexual haría que Rocky estuviera cada vez más preocupado por querer cambiar de sexo, lo que interferiría con sus actividades normales como, por ejemplo, en el rendimiento escolar. Si la disforia sexual de Rocky persistiera en la adolescencia, podría requerir su inserción en un medio escolar alternativo en el que hubiera una tolerancia mayor por los chicos que no «encajan» (por cualquier motivo). En la adolescencia, Rocky podría estar luchando por decidir si es homosexual o transexual. En algunos chicos, el aumento de la conciencia de los sentimientos homofóbicos puede intensificar el deseo de cambiar de sexo (p. ej., «si fuera una chica, mi atracción sexual por los chicos sería normal»). Por tanto, la «homofobia internalizada» puede ser un factor más que acelere la idea del cambio de sexo. Algunos médicos defienden el tratamiento hormonal para bloquear la pubertad, ya que el desarrollo de los caracteres sexuales secundarios (como el crecimiento del pelo facial y corporal) se experimenta con un rechazo intenso. Sería necesario que intentara vivir su papel social en el sexo opuesto «en la vida real» antes de comenzar un tratamiento hormonal para el cambio de sexo y, mucho más tarde, una cirugía de cambio de sexo.

Según mi experiencia, el error diagnóstico más frecuente que cometen los médicos es que no se toman en serio las preocupaciones de los padres durante los años preescolares, cuando el TIS se encuentra en su fase de *in statu nascendi.* Los médicos deberían adoptar la posición de que esta conducta «es sólo una fase» que el niño atravesará, o afirmar que «todos los niños lo hacen», y que no hay nada atípico en esta conducta del niño intentando ser del sexo contrario. El error terapéutico más frecuente que comenten los médicos es no intentar desarrollar una formulación del caso que tenga en cuenta los factores biológicos o temperamentales predisponentes, los aspectos psíquicos y los factores sistémicos del niño. No es probable que el planteamiento autoritario al tratamiento («limítese a decirle que no puede vestirse como el sexo contrario») tenga éxito, porque fracasa al no tener en cuenta un planteamiento multifactorial en la intervención y no entiende la subjetividad que subyace en la solución de fantasía de desear convertirse en una persona del sexo opuesto.

Desde finales de los años setenta he evaluado a unos 430 niños preadolescentes que han sido derivados por problemas de identidad de sexo. Mi experiencia en el tratamiento de estos jóvenes indica que la mayoría puede recibir ayuda para que ese deseo de cambio de sexo no persista hasta la adolescencia y la edad adulta, lo que contrasta con mi experiencia en el tratamiento de los adolescentes con TIS, en los cuales el pronóstico del cambio psicológico es mucho peor. Entre estos jóvenes es frecuente que el tratamiento hormonal y la cirugía de cambio de sexo sean el mejor método para solucionar esta disforia de sexo. Por tanto, mi perspectiva es predominantemente evolutiva: la identidad sexual es mucho más plástica y maleable durante la infancia que en la adolescencia.

Según los datos actuales relativos al seguimiento a largo plazo de los chicos con TIS, la evolución más probable de Rocky es una orientación homosexual sin disforia sexual asociada. No obstante, habría que tener en cuenta que en una minoría de chicos con TIS persiste el deseo de cambiar de sexo en la adolescencia (con atracción sexual simultánea por los hombres) y que otra parte desiste de su deseo de cambiar de sexo (con atracción sexual simultánea por las mujeres). A pesar de todo, es difícil predecir la evolución a largo plazo de cada caso.

Bibliografía recomendada

Coates S, Wolfe S: Gender identity disorder in boys: the interface of constitution and early experience. Psychoanalytic Inquiry 15:6-38, 1995

Cohen-Kettenis PT, Owen A, Kaijser VG, et al: Demographic characteristics, social competence, and behavior problems in children with gender identity disorder: a cross-national, cross-clinic comparative analysis. J Abnorm Child Psychol 31:41-53, 2003

Green R: The «Sissy-Boy Syndrome» and the Development of Homosexuality. New Haven, CT, Yale University Press, 1987

Meyer-Bahlburg HFL: Gender identity disorder in young boys: a parent– and peer-based treatment protocol. Clinical Child Psychology and Psychiatry 7:360-377, 2002

Newman LE: Treatment for the parents of feminine boys. Am J Psychiatry 133:683-687, 1976

Rosenberg M: Children with gender identity issues and their parents in individual and group treatment. J Am Acad Child Adolesc Psychiatry 41:619-621, 2002

Smith YLS, van Goozen SHM, Cohen-Kettenis PT: Adolescents with gender identity disorder who were accepted or rejected for sex reassignment surgery: a prospective follow-up study. J Am Acad Child Adolesc Psychiatry 40:472-481, 2001

Zucker KJ: Gender identity disorder in children and adolescents, in Treatments of Psychiatric Disorders, 3rd Edition, Vol 2. Edited by Gabbard GO. Washington, DC, American Psychiatric Press, 2001, pp 2069-2094

Zucker KJ, Bradley SJ: Gender Identity Disorder and Psychosexual Problems in Children and Adolescents. New York, Guilford Press, 1995

Zucker KJ, Bradley SJ: Gender identity disorder, in Handbook of Infant Mental Health, 2nd Edition. Edited by Zeanah CH. New York, Guilford Press, 2000, pp 412-424

El electricista inquieto

Un electricista de 27 años de edad, casado, acude a la consulta por mareos, sudoración, palpitaciones y acufenos desde hace 18 meses. También refiere sequedad de boca y de garganta, períodos de tensión muscular extrema y una sensación de inquietud y de vigilancia que a menudo han interferido en su capacidad de concentración. Esta sensación ha estado presente la mayor parte del tiempo a lo largo de los 2 últimos años. A pesar de que algunas veces estos síntomas le hacen sentirse «desanimado», niega sentirse «deprimido» y continúa disfrutando de la vida.

Debido a estos síntomas, el enfermo ha consultado con un médico de cabecera, un neurológo, un neurocirujano, un quiropracticante y un otorrinolaringólogo. Se le ha indicado una dieta hipoglucémica, ha recibido fisioterapia por el pinzamiento de un nervio y ha comunicado la posibilidad de padecer algun «trastorno del oído interno».

Está preocupado por infinidad de cosas. Se preocupa constantemente por la salud de sus padres. Su padre, de hecho, sufrió un infarto de miocardio hace 2 años, del que se ha restablecido por completo. También se muestra preocupado por si es «buen padre», por si su mujer le dejará algún día (no existe nada que indique que su esposa no esté satisfecha con el matrimonio) y por si resulta simpático a sus amigos del trabajo. A pesar de que reconoce que sus preocupaciones son infundadas, no puede evitar sentirse preocupado.

A lo largo de los 2 últimos años, el enfermo ha tenido poco contacto de tipo social debido a su sintomatología nerviosa. Aunque algunas veces ha tenido que irse del trabajo porque los síntomas se hacían intolerables, continúa trabajando para la misma empresa con la que empezó una vez terminados sus estudios. Tiende a evitar que su mujer y sus hijos se den cuenta de los síntomas que padece, ante quienes quiere parecer «perfecto» y refiere tener pocos problemas con ellos a pesar de estar enfermo.

Discusión sobre «El electricista inquieto»

Este individuo ha sido visitado por varios especialistas por sus síntomas, pero su falta de preocupación y miedo a padecer una enfermedad médica excluyen el diagnóstico de hipocondría. Reconoce que estas preocupaciones a menudo son excesivas, pero no poseen la cualidad inapropiada que caracteriza las obsesiones del trastorno obsesivo-compulsivo.

Su síntoma principal es una preocupación y una ansiedad excesiva e incontrolable a lo largo de los últimos 2 años. Esto sugiere el diagnóstico de trastorno de ansiedad generalizada. Padece, asimismo, los típicos síntomas asociados con la inquietud: dificultad para concentrarse y tensión muscular extrema. Sus preocupaciones le producen malestar y alteraciones en su vida social. Se establece el diagnóstico de trastorno de ansiedad generalizada (DSM-IV-TR, pág. 533) dado que las preocupaciones no están confinadas a los síntomas de otro trastorno del Eje I (p. ej., preocuparse por padecer una crisis de angustia, como sucede en el trastorno de angustia, o sentirse muy mal en público, como en la fobia social), los síntomas no aparecen solamente durante el transcurso de un trastorno del estado de ánimo o un trastorno psicótico, no son efecto directo del consumo de una sustancia (p. ej., drogas de abuso o fármacos) o de una enfermedad médica (p. ej., hipertiroidismo) y la alteración ha persistido durante más de 6 meses.

Comentario sobre «El electricista inquieto» por Laszlo A. Papp, M.D.*

La descripción que hace este electricista de sí mismo como que sencillamente está «en tensión», refleja su deseo de minimizar la intensidad de su afección infravalorando la angustia que tienen la mayoría de los pacientes con un trastorno de ansiedad generalizada (TAG). En realidad, sus síntomas debilitantes, tanto somáticos como psicológicos, interfieren claramente con las principales áreas de su vida. No es sorprendente que nuestro paciente sea reacio a etiquetarse a sí mismo como «mentalmente» enfermo y potencialmente podría haber sido mal diagnosticado y mal tratado durante muchos años. Dependiendo de su compañía de seguro y del síntoma

---

* *El doctor Papp es profesor asociado de psiquiatría en la Facultad de Medicina y Cirugía de la Universidad de Columbia, director de la Unidad de estudios biológicos del instituto de psiquiatría del estado de Nueva York y director de la investigación sobre trastornos de ansiedad en el Hospital Hillside de Nueva York. Ha recibido varias becas de investigación estatales y privadas, entre ellas el* Independent Scientist Award *de los Institutos nacionales de salud y un* Independent Investigator Award *de la alianza nacional para la investigación sobre la esquizofrenia y la depresión. Ha publicado muchos trabajos sobre el diagnóstico, el tratamiento y la psicobiología de los trastornos de ansiedad.*

más prominente en cada momento, lo más probable es que continúe siendo objeto de estudios diagnósticos cardiovasculares, gastrointestinales y neurológicos intensivos, y que después experimente con varios remedios herbales y alternativos, para aceptar finalmente ser enviado a un psiquiatra.

Por desgracia, sus problemas no terminarán allí. Aunque el TAG sea bien diagnosticado y tratado, tiende a seguir una evolución crónica con exacerbaciones periódicas y con frecuencia se asocia a otras afecciones como la depresión y otros trastornos de ansiedad. Aunque se han hecho progresos, el TAG sigue siendo una de las afecciones más resistentes al tratamiento. A menudo, los sujetos que responden al tratamiento siguen teniendo síntomas residuales con un deterioro persistente de la funcionalidad y tasas de recaída elevadas (Ballenger y cols., 2001).

El diagnóstico de TAG, aunque es muy fiable, puede ser difícil de establecer. Comparado con otros trastornos de ansiedad, los síntomas se parecen más a una ansiedad normal, pero nuestro electricista tendrá que entender que este tipo de ansiedad, crónica, penetrante, excesiva e incontrolable, que afecta a las actividades cotidianas y que provoca un deterioro funcional, dista mucho de ser normal. La ansiedad no patológica suele ser beneficiosa (p. ej., la ansiedad por el fracaso en un examen motiva al sujeto a estudiar), no se manifiesta con síntomas físicos discapacitantes ni se caracteriza por una obsesión por preocupaciones sobre sucesos catastróficos futuros.

Se ha identificado la preocupación patológica como una de las características patognomónicas del TAG. Podemos apostar, con la seguridad de no perder, que sus respuestas serán afirmativas ante las preguntas de evaluación («¿se preocupa excesivamente por cuestiones menores?»), mientras que si encontramos una respuesta negativa descartaremos el diagnóstico de TAG. Estos pacientes refieren sistemáticamente un número mayor de motivos de preocupación comparados con otros pacientes que tienen trastornos de ansiedad y otros no ansiosos, pero el patrón particular del contenido de la preocupación es muy variable y no identifica siempre a los pacientes con TAG. Algunos autores han defendido que el síntoma de preocupación en el TAG es simplemente una distracción que sirve para proteger al paciente para no enfrentarse a los problemas «reales» (p. ej., una baja autoestima). Esta hipótesis, una especie de paradigma de «conflicto inconsciente» de pensamiento psicodinámico, aún debe comprobarse empíricamente y es improbable que sea correcta en el caso de nuestro electricista.

Mientras que los trastornos de ansiedad, incluido el TAG, son frecuentes en los alcohólicos, los pacientes con TAG tienen muchas menos probabilidades de automedicar su ansiedad con alcohol y con otras sustancias que los que tienen un trastorno de angustia y fobia social. Si se confirmara que la ansiedad de nuestro electricista no se limita a otro trastorno del Eje I ni se debe al consumo de sustancias o a un problema médico, estaría justificado el diagnóstico de TAG.

Al seleccionar el tipo de tratamiento, su médico habrá tenido en cuenta las enfermedades asociadas (tanto psiquiátricas como médicas), la evolución de la enfermedad, la respuesta a los tratamientos anteriores, si han existido, la historia familiar de trastornos psiquiátricos, los trastornos y rasgos de personalidad y la elección o preferencia y sentido de control del paciente. Dado que síntomas específicos del trastorno de ansiedad, como el miedo o la preocupación, a menudo abarcan varias categorías del DSM y algunas características del TAG, como la duración de los síntomas y la definición de una preocupación «excesiva», son más bien arbitrarias, su tratamiento deberá acomodarse también al planteamiento diagnóstico dimensional (p. ej., el tratamiento para un período de síntomas que dure más de 6 meses, aislamiento social o depresión prominente, incluso si no cumpliera los criterios del trastorno de ansiedad social o distimia).

La evolución del TAG es crónica, con intensidad y patrones sintomáticos fluctuantes. El inicio de los síntomas en nuestro electricista en la década de los 20 años es bastante típico pero, debido a lo poco fiable que es la información dada por el paciente de su pasado, deberían pedirse a su familia más datos que indiquen un inicio precoz del trastorno de ansiedad, por ejemplo en forma de miedos en la infancia, problemas escolares e inhibición conductual. Los pacientes en los que el TAG se inició antes de los 10 años pueden tener un tipo de trastorno más grave que es más difícil de tratar con éxito. El TAG de inicio precoz comienza de forma más gradual, cursa con depresión y otros trastornos del Eje I y Eje II asociados y sigue un curso más crónico (Papp y Kleber, 2001). Se aconseja al médico que averigüe si el aislamiento social y el perfeccionismo de nuestro electricista están relacionados con un trastorno o un rasgo de personalidad (p. ej., características de personalidad de evitación u obsesiva-compulsiva). La resistencia al tratamiento en el TAG puede estar asociada a una tasa de trastornos de personalidad del 80% y, si bien no se ha identificado específicamente ninguno del TAG, los trastornos y rasgos de personalidad de evitación, dependiente y obsesivo-compulsivos son los más frecuentes.

Nuestro paciente es un caso típico, ya que tiene documentada de forma adecuada la ausencia de cualquier alteración «orgánica», pero la evaluación de un paciente con ansiedad sin un estudio diagnóstico médico previo (caso poco frecuente) siempre debería incluir una exploración física minuciosa, análisis de sangre con bioquímica, hematología y pruebas de función tiroidea, análisis de orina y electrocardiograma. Si se sospechan alteraciones neurológicas, puede ser necesario complementar la exploración neurológica con los estudios de imagen cerebral apropiados. La patología nocturna prominente (p. ej., despertarse en medio de la noche o roncar excesivamente alto) debería investigarse en un laboratorio del sueño.

Ahora bien, ¿cuál es tratamiento más moderno para nuestro electricista? Esperamos que el paciente quede al margen del eterno debate de la supremacía de los tratamientos biológicos frente a los psicológicos, que sólo confunde a los pacientes. Como cada vez es más patente lo artificioso de esta dicotomía, se ha comenzado a desarrollar un tratamiento pragmático no sesgado a través de la investigación terapéutica que estudia las ventajas de los tratamientos somáticos y psicológicos combinados en la ansiedad. Aunque se ha demostrado que el tratamiento médico de los trastornos de ansiedad es muy eficaz tanto si se combina con psicoterapia como si ésta no se lleva a cabo, casi siempre es preferible el tratamiento no farmacológico si se puede establecer una eficacia comparable por su incidencia mucho menor de efectos secundarios y por la ausencia de contraindicaciones médicas.

Asumiendo que este caso representa una forma «pura» de TAG (es decir, sin enfermedades médicas o psiquiátricas asociadas evidentes), la recomendación debe incluir como mínimo la terapia cognitivo-conductual (TCC) con un tratamiento modular (Gorenstein y cols., 1999). Un paquete de TCC en el TAG incluye información didáctica sobre la naturaleza de la ansiedad, automonitorización de la ansiedad, entrenamiento para la relajación, terapia cognitiva y exposición a estímulos que provocan ansiedad. Los principales métodos que se usan en un tratamiento cognitivo-conductual consisten en relajación muscular progresiva y entrenamiento de respiración diafragmática (es decir, respiración abdominal lenta para sustituir a la respiración torácica superficial que muestran muchos pacientes ansiosos), reestructuración cognitiva (es decir, contrarrestar los pensamientos catastrofistas no realistas), prevención de la conducta de preocupación (análoga a la «prevención de la respuesta» en el trastorno obsesivo-compulsivo), solución de problemas, exposición interoceptiva (exposición controlada a sensaciones de provocación autónoma, como la hiperventilación voluntaria), métodos cognitivo-conductuales para el afrontamiento con uso de medicamentos y síntomas físicos (revisiones médicas sistemáticas y periódicas, evaluación realista de síntomas físicos nuevos, anticipación de los efectos secundarios y del peligro de los medicamentos, etc.), estructuración de la actividad diaria, exposición *in vivo* (exposición gradual a las situaciones o actividades temidas y evitadas) e «higiene del sueño» (control de estímulo, horario regular para acostarse y levantarse).

La TCC podría aumentarse con benzodiazepinas según las necesidades, como lorazepam, alprazolam, clonazepam, o bloqueadores beta como propranolol, o ambos al mismo tiempo, para facilitar la exposición y disminuir el tono de la provocación autónoma, pero puede ser preferible usar antidepresivos (v. más adelante). El paciente debe tener una libertad de acción significativa para decidir la secuencia y momento de aplicación de estas intervenciones (p. ej., la medicación puede introducirse antes, durante o después de la TCC y la frecuencia y contenido de las sesiones de TCC puede variar). Como el aprendizaje y la retención pueden quedar afectados directamente y el uso de benzodiazepinas puede servir como estrategia de evitación, algunos psicoterapeutas definen el uso de ansiolíticos distintos de benzodiazepinas, como antidepresivos una vez al día, cuando su administración se combina con la TCC.

Dada esta aparente inclinación a «medicalizar» su afección, deberíamos aceptar su preferencia por recibir sólo medicamentos. A medida que se desarrolle la combinación terapéutica, las técnicas de TCC irán complementando de forma natural el tratamiento médico, incluso sin una psicoterapia formal. La elección entre los muchos fármacos eficaces se hace en función de sus efectos secundarios y por las características de cada paciente (Papp, 1999). Las benzodiazepinas, la opción farmacológica tradicional en el TAG, han sido reemplazadas gradualmente por antidepresivos como los ansiolíticos de primera línea. El uso a largo plazo de benzodiazepinas puede ser un problema y la tasa de recaídas tras la interrupción del tratamiento es muy elevada, aunque estos fármacos pueden ser útiles cuando los beneficios inmediatos superan a sus riesgos (p. ej., desarrollo de tolerancia, aparición de síntomas de abstinencia cuando se reducen las dosis y deterioro cognitivo) y los efectos secundarios de otras alternativas son inaceptables (p. ej., aumento de peso o disfunción sexual). Los datos disponibles no apoyan la ventaja de usar cualquier benzodiazepina frente a las demás y no se ha establecido ninguna correlación entre la respuesta clínica y la dosis o las concentraciones plasmáticas. Una dosis diaria equivalente a 15 a 25 mg de diazepam suele ser suficiente para aliviar la mayoría de los síntomas en un gran número de pacientes con TAG. Tanto los síntomas somáticos como, en menor grado, los síntomas psíquicos de ansiedad, se reducen en la primera semana de tratamiento. La tolerancia ante los efectos sedantes de las benzodiazepinas se desarrolla con rapidez, pero el efecto ansiolítico de una dosis se mantiene a lo largo del tiempo.

Se ha intentado convertir el agonista 5-HT_{1A} (buspirona) en una alternativa a las benzodiazepinas, pero la experiencia clínica ha sido desalentadora. Aunque la buspirona es un fármaco seguro y bien tolerado y es menos probable, comparado con las benzodiazepinas, que produzca somnolencia, los efectos secundarios iniciales de náuseas, mareos e irritación gastrointestinal pueden ser un problema y el inicio de la acción se retarda durante otras 4 o 5 semanas. Como la buspirona y las benzodiazepinas no tienen efectos antidepresivos, los síntomas depresivos asociados o de nueva aparición podrían justificar el uso de antidepresivos. La teoría de que el TAG puede representar un estado prodrómico del trastorno depresivo mayor (o, también, que el TAG y el trastorno depresivo mayor pueden representar expresiones sintomáticas diferentes de la misma afección fisiopatológica subyacente) también hablaría a favor del uso de antidepresivos como tratamiento preventivo, pero en una teoría controvertida.

En ausencia de contraindicaciones, se recomienda emplear como tratamiento de primera línea inhibidores selectivos de la recaptación de serotonina (ISRS) o venlafaxina, con benzodiazepinas o bloqueadores beta o sin ellos según necesidades, para conseguir beneficios inmediatos durante las 4 a 5 semanas que tarda el antidepresivo en hacer efecto. Hay muchos datos que apoyan los efectos favorables agudos de la venlafaxina y la paroxetina en el TAG y la eficacia a largo plazo de la primera para mejorar el mantenimiento del TAG; están en marcha estudios prometedores con otros ISRS y antidepresivos «nuevos» (Salzman y cols., 2001).

Los antidepresivos tricíclicos también son eficaces en el tratamiento de los pacientes con TAG. Las dosis y los patrones de respuesta son similares a los observados en el trastorno de angustia. El aumento de los síntomas fisiológicos y de ansiedad iniciales puede estar relacionado con los efectos secundarios como sequedad de boca, estreñimiento, sedación e hipotensión postural, y no con el síndrome de hipersensibilidad (aumento de ansiedad y crisis de angustia al iniciar el tratamiento con antidepresivos) que se describe en el trastorno de angustia. Debido a la presencia significativa de afecciones asociadas en estos estudios, la eficacia de los antidepresivos tricíclicos en el TAG puede no ser independiente de sus propiedades antipánico y antidepresivas.

El insomnio, un síntoma que no se ha descrito en este caso, es frecuente en el TAG y debe abordarse específicamente seleccionando un antidepresivo sedante a la hora de acostarse o un hipnótico, como zolpidem, o añadiendo un módulo de «higiene del sueño» en el paquete de la TCC.

Como el TAG es una afección crónica que, con frecuencia, dura toda la vida, el tratamiento debería continuar indefinidamente, aunque quizás de forma intermitente. Los tratamientos intermitentes breves pueden ser el mejor método a largo plazo (Rickels y Schweitzer, 1998). En general, se debe prescribir la dosis más baja de medicación que controle los síntomas del paciente, intentándose una reducción gradual de la medicación cuando el paciente lleve un año sin síntomas. La recurrencia debe ser tratada con rapidez. Parece que los tratamientos de más larga duración aportan los beneficios de una mejor funcionalidad, menos síntomas residuales y unas tasas de recaída también menores, pero se desconocen los beneficios a largo plazo que tiene cada tipo de tratamiento (es decir, farmacológico, psicológico o combinado). Los pacientes con síntomas predominantemente somáticos, TAG de inicio precoz, o ambos pueden requerir un tratamiento farmacológico continuado, mientras que los que principalmente tienen una preocupación excesiva, TAG de inicio tardío o ambos se controlan mejor con técnicas de TCC aplicadas sistemáticamente. Como se desconoce el tratamiento adecuado para el control clínico a largo plazo de los pacientes con TAG que responden a TCC o a tratamiento médico, el planteamiento más prudente consiste en programar las citas de seguimiento a intervalos crecientes para monitorizar continuamente la evolución de la enfermedad. Aunque en estos momentos la curación de los pacientes con TAG es difícil, con el tratamiento apropiado nuestro electricista podría disfrutar de intervalos largos sin síntomas, o sólo con síntomas mínimos.

Bibliografía

Ballenger JC, Davidson JRT, Lecrubier Y, et al: Consensus statement on generalized anxiety disorder from the International Consensus Group on Depression and Anxiety. J Clin Psychiatry 62 (suppl 11):53-58, 2001

Gorenstein EE, Papp LA, Kleber MS: Cognitive-behavioral treatment of anxiety in later life Cognitive and Behavioral Practice 6(4):305-319, 1999

Papp LA: Anxiety disorders: somatic treatment, in Kaplan and Sadock's Comprehensive Textbook of Psychiatry, 7th Edition. Edited by Sadock BJ, Sadock VA. Baltimore, MD, Williams & Wilkins, 2000, pp 1490-1498

Papp LA, Kleber MS: Diagnosis and epidemiology of generalized anxiety disorder, in Textbook of Anxiety Disorders. Edited by Stein DJ, Hollander E. Washington, DC, American Psychiatric Press, 2001, pp 109-118

Rickels K, Schweitzer E: The spectrum of generalized anxiety in clinical practice: the role of short-term, intermittent treatment. Br J Psychiatry 173:49-54, 1998

Salzman C, Goldenberg I, Bruce SE, et al: Pharmacologic treatment of anxiety disorders in 1989 versus 1996: results from the Harvard/Brown Anxiety Disorders Research Program. J Clin Psychiatry 62:149-152, 2001

La llorona

Una oficinista de 38 años de edad explicaba a su psiquiatra que llevaba un año y medio teniendo serios problemas de sueño. Se trataba de una mujer que solía acostarse hacia las 6 de la tarde y dormía como un tronco hasta las 7 de la mañana. El motivo de consulta es que hace un mes le retiraron el permiso de conducir después de que se quedara dormida conduciendo al salir del garaje y embistiera una cabina de teléfonos. Como resultado de ello, ahora tiene que levantarse a las 6 de la mañana y utilizar los transportes públicos para llegar a tiempo al trabajo a las 8:15 de la mañana. En el momento de levantarse se siente atontada y «fuera de sí misma». Durante el día padece somnolencia. Suele quedarse dormida en los autobuses, pasándose su parada. Hace poco aceptó un nuevo trabajo, aparte del que ya realizaba, como vendedora, de las 18:00 a las 22:00 horas, dos noches a la semana, en un intento de permanecer despierta al menos durante parte del tiempo que no está en la oficina. Durante los fines de semana permanece todo el día en la cama durmiendo, levantándose únicamente para ir al lavabo o para comer, exceptuando algún sábado que dedica a las labores domésticas rutinarias.

La paciente cree que no ronca durante el sueño (como cabría esperar en un trastorno del sueño relacionado con la respiración) y niega pesadillas (como en el trastorno por pesadillas), sonambulismo (como en el trastorno por sonambulismo), o pérdidas repentinas del tono muscular (cataplejía) o sensación de parálisis al levantarse, ambos síntomas de narcolepsia.

Antes de que empezaran sus problemas de sueño, la paciente requería por lo general sólo 6 a 7 horas de sueño cada noche. Durante el primer año de su «somnolencia», empezó a tratarse con cafeína, tomando hasta 10 tazas de café y 1 a 2 l de cola al día.

Además de esta somnolencia, la paciente había experimentado períodos recurrentes de depresión grave desde aproximadamente los 13 años de edad. En los últimos meses anteriores a la evaluación actual, se echaba a llorar en la oficina. A veces, estos ataques eran tan repentinos que no le daba tiempo de correr al lavabo a ocultarse. Reconocía problemas de concentración en el trabajo y había constatado que obtenía poco placer de su actividad laboral, algo que antes no ocurría. Albergaba sentimientos de resentimiento y de pesimismo en relación con los últimos años, y había apreciado que éstos se habían hecho más intensos recientemente a medida que había disminuido el control sobre su diabetes y su peso. Se sentía culpable de producirse daño físico y provocarse la muerte lentamente de esta manera. A veces pensaba que merecía estar muerta.

De los 18 a los 33 años, se había sometido a sesiones de psicoterapia, período en el cual su sintomatología depresiva fue agravándose. De forma más reciente le habían prescrito diversos antidepresivos, incluyendo imipramina, desipramina y fluoxetina, cada uno de los cuales había conseguido mejorías del estado de ánimo y de su estado en vigilia durante unos meses. Tendía a quedarse dormida durante las sesiones nocturnas de terapia de grupo.

La paciente fue diagnosticada de diabetes a los 11 años de edad. Durante su adolescencia perdió en una ocasión el control sobre el peso y el azúcar en sangre; luego lo retomó, pero desde entonces lo ha perdido en múltiples ocasiones. En el momento actual su peso era un 30% superior al ideal, se administraba 52 unidades de insulina al día, y no mantenía un horario de comidas ni análisis de sangre u orina regulares. En una reciente determinación de sus niveles de azúcar en sangre, pudo constatarse que éstos estaban anormalmente elevados. Había desarrollado una retinopatía diabética significativa, que la obligaba a utilizar gafas de aumento para la lectura. Padecía hipertensión leve sin enfermedad renal aparente, y tomaba un comprimido de un fármaco diurético al día.

La paciente había tenido un pobre rendimiento durante su época en el instituto y había asistido a una escuela de formación profesional sin lograr graduarse. Tuvo algunas esperanzas de mantener una relación amorosa, pero nunca fue capaz de tener un novio estable. Vive con su madre y no tiene amigos íntimos fuera del ámbito familiar. Al preguntarle más extensamente, resulta evidente que el inicio de sus problemas de sueño coincidió con el comienzo del último período depresivo.

La historia familiar de la paciente revela que uno de sus cinco hermanos dormía una siesta cada tarde y 7 horas por la noche. Por contra, no existían antecedentes familiares de trastornos del sueño, diabetes o tratamientos psiquiátricos por depresión.

Mientras la paciente describía su problema al psiquiatra, mantenía la mirada fija en el suelo y hablaba de forma monótona y tenue. Contestaba a las preguntas de modo diligente, pero sin extenderse demasiado. Derramaba lágrimas de forma copiosa.

La paciente fue ingresada en el hospital para estudio. Las observaciones de enfermería revelaban que dormía de 12 a 15 horas diarias. Presentaba un deterioro importante en las pruebas de vigilancia, en las cuales debía apretar un botón cada vez que la letra «X» aparecía entre una serie de letras presentadas visualmente a razón de una por segundo; logró una media del 4% de respuestas correctas en dos pruebas, comparada con el resultado normal de un 66 a 78%. Tenía una latencia múltiple de sueño media (es decir, inicio del sueño después de apagar la luz) de 8,5 min durante cuatro siestas diurnas registradas poligráficamente, resultado consistente con una somnolencia leve. La monitorización del sueño nocturno reveló una latencia REM anormalmente corta de 2 min y un aumento anormal (42%) en la cantidad de sueño REM. La monitorización del sueño nocturno no reveló más anormalidades. La paciente sólo tenía un 2% de vigilia, mucho menos de lo que cabría esperar en un registro prolongado; esto resultaba consistente con su somnolencia diurna. Continuó durmiendo durante 9 horas y media, hasta que tuvo que ser despertada para que el laboratorio pudiera utilizarse para actividades diurnas.

Discusión sobre «La llorona»

Aunque esta paciente experimenta períodos recurrentes de depresión, sus quejas predominantes hacen referencia a una excesiva somnolencia diurna (se queda dormida en los autobuses, permanece todo el día en la cama durante los fines de semana) y a una transición prolongada hasta el estado de vigilia completo (al despertarse se siente atontada y «fuera de sí misma»). Los resultados de las pruebas de sueño realizadas en el laboratorio (sueño prolongado, deterioro de la vigilancia, corta latencia de la fase de movimientos oculares rápidos [REM], aumento de la actividad REM) confirman sus quejas de hipersomnia.

Sin embargo, debido a que el inicio de sus alteraciones del sueño parece haber coincidido con la última recurrencia de su depresión, resulta razonable concluir que se trata de una hipersomnia relacionada con un trastorno del estado de ánimo. Por lo tanto, el diagnóstico principal es de hipersomnia relacionada con un trastorno depresivo mayor (DSM-IV-TR, pág. 726). Los episodios recurrentes de depresión garantizan el diagnóstico adicional en el Eje I de trastorno depresivo mayor recidivante (DSM-IV-TR, pág. 486).

Comentario sobre «La llorona» por Charles F. Reynolds III, M.D.*

La administrativa que aquí se describe presentaba un adormecimiento diurno muy discapacitante que formaba parte de una enfermedad depresiva de inicio precoz

* *El doctor Reynolds es profesor de psiquiatría, neurología y neurociencias en la Facultad de Medicina de la Universidad de Pittsburg, donde dirige el Centro de investigación del tratamiento de trastornos del estado de ánimo en adultos, dependiente del Instituto Nacional de Salud Mental, donde es decano adjunto senior. En 2001 presidió la Depression and Bipolar Support Alliance Consensus Conference on Unmet Needs, cuyas actas aparecieron en los* Archives of General Psychiatry. *En 2002-2003 trabajó en el estudio del Institute of Medicine's study of «Reducing Suicide: A Nacional Imperative», publicado por la Nacional Academy of Sciences Press. Es miembro del Consejo asesor de salud mental y presidente del American College of Psychiatricts.*

y recurrente (aparentemente no bipolar) y con diabetes mellitus insulinodependiente (mal controlada), con retinopatía diabética significativa e hipertensión leve. La historia de depresión recurrente es anterior a la queja de adormecimiento excesivo; el inicio de los problemas del sueño coincidió con el ataque más reciente de su depresión.

Es importante darse cuenta de que el adormecimiento diurno de esta paciente es realmente un problema que pone en peligro su vida, ya que ocasionó un accidente de tráfico (en la historia no se mencionaba si fue un intento de suicidio, aunque está claro que no se puede excluir esta posibilidad). Es muy poco frecuente que este grado de adormecimiento diurno se asocie sólo a un trastorno del estado de ánimo; coexiste con los trastornos de la respiración asociados dependientes del trastorno del sueño (es decir, aparición de episodios frecuentes de apnea durante el sueño, ronquidos fuertes asociados, obesidad, hipertensión, deterioro cognitivo y adormecimiento diurno), la narcolepsia o la cataplejía pueden ocupar un lugar importante en el diagnóstico diferencial de los síntomas de esta paciente, siendo también el trastorno periódico del movimiento de las extremidades (mioclonías nocturnas) una posibilidad que se debe descartar con la evaluación polisomnográfica. Si el problema subyacente fuese un trastorno periódico de movimiento de las extremidades, en el polisomnógrafo se deberían encontrar episodios frecuentes de actividad mioclónica de la extremidad inferior con despertares breves en el electroencefalograma (produciendo un cuadro de sueño superficial fragmentado).

Es frecuente que los pacientes que tengan *cualquiera* de estos trastornos del sueño desarrollen síntomas depresivos. No obstante, la evaluación en el laboratorio del sueño no pudo aportar datos objetivos de la existencia de patologías primarias del sueño, como episodios de apnea, desaturación de oxihemoglobina, mioclonías nocturnas o períodos de REM repetitivos al inicio del sueño durante la prueba de la siesta diurna (necesaria para confirmar el diagnóstico de narcolepsia). (En realidad, en la historia de este caso no se nos dice nada de la ausencia de los resultados polisomnográficos, pero se supone que fueron comprobados y descartados debidamente. Si fuera así, las posibilidades diagnósticas mencionadas no se sostendrían). En las personas con narcolepsia se ha observado la aparición del período REM de inicio precoz por la noche, y también, en los casos de depresión grave, incluida la depresión psicótica. No obstante, la evaluación clínica no pudo apoyar el diagnóstico de depresión psicótica, y también fue negativa con respecto a la historia de cataplejía (es decir, pérdida de control voluntario del músculo desencadenada por emociones fuertes, provocando caídas).

La existencia asociada de diabetes mellitus insulinodependiente, depresión y adormecimiento diurno es clínicamente importante y es clave para planificar el tratamiento. A menudo, la depresión es un compañero de viaje no deseado de la diabetes mellitus y complica significativamente su tratamiento. Al mismo tiempo, algunos diabéticos desarrollan trastornos de la respiración relacionados con el sueño, que pueden influir en la aparición del adormecimiento diurno. El peso excesivo de esta paciente complica, evidentemente, el tratamiento de su diabetes y supone para ella un riesgo de empeorar la hipertensión y desarrollar en el futuro trastornos de la respiración durante el sueño. Otro problema médico que surge con su presentación clínica es el diagnóstico diferencial de hipotiroidismo, que podría asociarse a síntomas de depresión y adormecimiento excesivo ,y también con trastornos de la respiración durante el sueño. No estaba claro si se había descartado un hipotiroidismo. Las posibilidades diagnósticas finales son el tratamiento farmacológico (incluido el consumo de alcohol o estimulantes) el consumo o dependencia de sustancias y la hipersomnia diurna (o hipersomnia primaria según la terminología del DSM-IV-TR), una afección del adormecimiento crónico diurno con unos resultados similares en la prueba de latencia del sueño múltiple a los que aquí se comentan, que no se explican por la narcolepsia o cataplejía ni por un síndrome de apnea del sueño. No había historia de consumo de alcohol, tabaco, estimulantes u otros abusos o dependencias de sustancias, aunque la paciente se automedicaba con cantidades excesivas de cafeína. Además, el hecho de que su adormecimiento coincidiera aparentemente con un episodio depresivo mayor y no después de una evolución crónica, contradice el diagnóstico de una hipersomnia idiopática o primaria crónica.

Por tanto, en general, la fórmula diagnóstica más probable y conservadora es la de hipersomnia relacionada con un trastorno depresivo mayor, suponiendo que durante el estudio diagnóstico de esta paciente, se había descartado realmente la presencia de trastornos de la respiración durante el sueño, narcolepsia, trastorno periódico de movilidad de las extremidades (mioclonías nocturnas), el consumo y dependencia de fármacos e hipotiroidismo. La aparición de depresión puede asociarse a un mal cumplimiento médico de la pauta de insulina y de otros tratamientos conductuales, que pueden haber sido prescritos dentro del tratamiento crónico de la diabetes. Además, tanto la depresión como el trastorno del sueño que la acompaña pueden provocar un deterioro cognitivo significativo, incluso en un paciente joven.

En mi experiencia, el error más común que cometen los médicos al evaluar a un paciente con depresión e hipersomnia es que no valoran y tratan adecuadamente el trastorno asociado del estado de ánimo y los trastornos primarios del sueño, como la apnea del sueño o la narcolepsia-cataplejía. Hasta cierto punto, este fracaso refleja el hecho de que estos trastornos son tradicionalmente el objetivo de varias especialidades médicas (psiquiatría, neumología y neurología). En la evaluación correcta de un adormecimiento diurno debe incluirse un diario en el que se anote el horario y los hábitos de sueño-vigilia del paciente, el estudio de sus hábitos incluido el consumo de sustancias, la recogida de información del cónyuge o de otra persona allegada sobre las conductas relacionadas con el sueño, como ronquidos, apnea o espasmos de las piernas, estudio de los problemas médicos que puedan causar cansancio y adormecimiento diurnos (en especial, diabetes e hipotiroidismo), el cuidado de la seguridad del paciente cuando conduce (a menudo hay que aconsejarles que no lo hagan hasta que se diagnostique y corrija su problema de adormecimiento diurno excesivo) y la evaluación apropiada en un laboratorio del sueño para descartar o confirmar una patología primaria del sueño.

Nos dicen que los intentos con fármacos antidepresivos como imipramina, desipramina y fluoxetina, habían ayudado a la paciente; el uso de cada uno de ellos se asoció a la mejoría del estado de ánimo y de la vigilia «que duró varios meses». Esta observación indica que el tratamiento del trastorno primario del estado de ánimo mejora los síntomas de sueño, que probablemente son secundarios a aquel (y no al contrario). Por otro lado, la historia sobre el tratamiento antidepresivo actual de esta paciente es vaga y se desconoce la causa por la que el efecto no duró más que varios meses. ¿Interrumpió la paciente el tratamiento o dejó el tratamiento de funcionar?, ¿por qué se usaron varios medicamentos distintos?

La planificación del tratamiento en esta paciente debe plantear tanto su trastorno del estado de ánimo (depresión unipolar recurrente) como los trastornos médicos crónicos coexistentes de diabetes insulinodependiente, obesidad e hipertensión. Los objetivos del tratamiento deben incluir hacer que remitan todos los síntomas de depresión, mantener a la paciente en remisión y mejorar el cumplimiento del tratamiento médico y conductual con relación a su obesidad, diabetes e hipertensión. El logro de estos objetivos dependerá de la buena coordinación que exista entre la asistencia médica y la psiquiátrica. Como nuestro sistema de asistencia sanitario se encuentra fragmentado, es difícil lograr esta coordinación incluso en el mejor entorno terapéutico.

Debido a la naturaleza grave y recurrente de la enfermedad depresiva de esta paciente, como parte del tratamiento yo usaría un antidepresivo con efectos de alerta más que sedantes y que no produzca un aumento de peso ni exacerbe su hipertensión. En mi opinión, desde el punto de vista médico estarían indicados los inhibidores selectivos de la recaptación de serotonina (ISRS) que provocan más alerta, el citalopram/escitalopram o la sertralina. Por otro lado, los fármacos que provocan adormecimiento o aumento de peso (p. ej., mirtazapina) o que pueden asociarse a un mayor aumento de la presión arterial sistólica o del colesterol (p. ej., venlafaxina) serían relativamente menos útiles en esta situación. Si fuera necesario, también utilizaría un estimulante como estrategia de aumento a corto plazo con el ISRS primario para ayudar a la paciente a controlar su adormecimiento diurno discapacitante. Debido a su hipertensión, yo elegiría modafinilo en dosis bajas en lugar de metilfenidato o dextroanfetamina. Hace veinte años habría prescrito un inhibidor de la monoaminooxidasa (IMAO) como la tranilcipromina por el cuadro clínico de depresión mayor atípica (con hipersomnia), pero ahora pensaría en el IMAO como fármaco de segunda o tercera línea en esta paciente.

No es probable que sea suficiente con el tratamiento farmacológico para que esta paciente entre en remisión y se mantenga. Es necesario que adopte algunos cambios en su estilo de vida y aumente al máximo el cumplimiento del tratamiento de la diabetes (que ya tiene, en este caso, afectación de órganos diana, como la retinopatía, lo que aumenta la discapacidad y es otro factor de riesgo de nuevas recurrencias de su depresión). En esta situación, la historia indica que el paciente necesita estabilizar su horario de sueño-vigilia y pasar menos tiempo en la cama. Trabajaría con ella para definir un horario realista de sueño-vigilia en el que no pase más de 8 horas en la cama, según sus antecedentes de necesidad del sueño. Al mismo tiempo, esta paciente necesita tener una razón para levantarse por la mañana, está socialmente aislada y aparentemente tiene pocos intereses profesionales o sociales en los que implicarse. También hay que plantear estos aspectos de su funcionalidad, posiblemente mediante una psicoterapia interpersonal o una terapia cognitivo-conductual.

Dada la naturaleza crónica y recurrente de los episodios de depresión de la paciente, presenta un riesgo elevado de recurrencia, por lo que recomendaría que valorase el tratamiento antidepresivo de mantenimiento como un medio para prolongar su recuperación y mantenerse libre de episodios discapacitantes. En una revisión reciente se ha demostrado que el tratamiento continuo con antidepresivos reduce las probabilidades de recaída en un 70% (Geddes y cols., 2003). Desde el punto de vista médico también estaría indicado mantener el asesoramiento sobre prácticas conductuales saludables, incluidos el control del peso y la higiene del sueño, para conseguir el objetivo de mantenerla sin depresiones y disminuir los riesgos de otras complicaciones médicas de su diabetes o su depresión.

Por último, esta paciente ilustra que la salud mental y física son inseparables al evaluar el diagnóstico y elaborar un plan de tratamiento que garantice la mejor calidad de vida posible.

Bibliografía

Geddes JR, Carney SM, Davies C, et al: Relapse prevention with antidepressant drug treatment in depressive disorders: a systematic review. Lancet 361:653-661, 2003

Mi club de fans

En el transcurso de una exploración física rutinaria, Nick, un hombre afroamericano de 25 años de edad, soltero, empezó a llorar de forma súbita exclamando que estaba muy deprimido y que pensaba en el intento de suicidio que había llevado a cabo durante su adolescencia sintiéndose exactamente igual que ahora. Su médico lo remitió para una evaluación psiquiátrica.

Nick es un hombre alto, guapo, musculoso y con barba. Va meticulosamente vestido con un traje blanco y lleva una rosa en la solapa. Entra en el despacho del psiquiatra, hace una pausa brusca y exclama: «¿No son bonitas las rosas en esta época del año?». Cuando se le pregunta el motivo de consulta, replica riendo que lo ha hecho para calmar a su médico de cabecera, «que parecía preocupado» por él. Asimismo, acaba de leer un libro de psicoterapia, y espera que «a lo mejor existe alguien muy especial que pueda llegar a entenderme. Me he convertido en el más especial de los pacientes». A continuación toma la batuta de la entrevista y empieza a hablar de sí mismo, advirtiendo, medio bromeando: «Esperaba que usted sería tan atractivo como mi médico de cabecera».

Nick saca de su cartera una serie de recortes de periódico, su currículo, fotografías de sí mismo, entre las cuales puede vérsele con famosos personajes, y un billete de un dólar con su cara estampada y reemplazando a la de George Washington. Usando todos estos objetos como guía, empieza a contar su historia.

Explica que durante los últimos 2 años ha «descubierto» a algunos actores actualmente famosos, a uno de los cuales describe como «físicamente perfecto y de una adolescencia palpitante». Se ofreció voluntariamente para coordinar la publicidad de este actor, y como parte de ello posó en un baño recreando una famosa escena de su película más conocida. Nick, imitando la voz del actor, riendo primero y luego adoptando un tono más serio, describe cómo él y el actor compartían pasados similares. Ambos fueron rechazados por su familia y compañeros, pero lo superaron y obtuvieron la fama. Cuando el actor llegó a la ciudad, Nick alquiló una limusina y se mostró en la gala «a modo de broma» como si él fuera la estrella. El agente del actor se molestó por lo que había hecho, lo que provocó que Nick cogiera una rabieta. Cuando Nick se tranquilizó, se dio cuenta de que estaba «perdiendo el tiempo promocionando a otros, y que ya había llegado la hora de que me promocionara a mí mismo». «Algún día», decía señalando la fotografía del actor, «querrá ser presidente de mi club de fans.»

Nick tiene poca experiencia como actor profesional, pero está seguro de que el éxito es «sólo una cuestión de tiempo». Vuelve a meter la mano en su cartera y saca material de tipo promocional que ha escrito para sus actores y dice: «Debería escribirle cartas a Dios. ¡Le encantarían!». Cuando el psiquiatra muestra su sorpresa por el hecho de que algunos materiales vienen firmados por un nombre diferente del que ha dado en recepción, Nick muestra un documento legal que da fe del cambio de nombre. Ha cambiado el orden de sus apellidos.

Cuando se le pregunta por su vida amorosa, Nick confiesa que no tiene ninguna relación, y eso es porque las personas son simplemente «superficiales». A continuación despliega un recorte de periódico donde ha escrito su nombre y el de su ex–amante a modo de titular que reza: «Han terminado». Hace poco, se enamoró y salió con un hombre que tenía su mismo apellido; pero poco a poco fue desencantándose, y se dio cuenta de que este hombre era odioso y resultaba embarazoso salir con él porque vestía pobremente. A continuación, Nick explica que tiene más de 100 pajaritas y aproximadamente 30 trajes, y se siente orgulloso de lo mucho que gasta en «arreglarse». En la actualidad no mantiene relaciones con otros homosexuales, y los describe como «sólo interesados en el sexo». Considera a los hombres heterosexuales como «simples y sin sentido estético». Las únicas personas que le han entendido han sido hombres mayores que han sufrido sus mismas penalidades. «Un día, las personas simples y felices que me han ignorado harán cola para ver mis películas.»

El padre de Nick, alcohólico, siempre había sido muy crítico con él, casi nunca estaba en casa y tenía relaciones con otras mujeres. Su madre era «como una amiga». Estaba siempre deprimida por los asuntos de faldas de su marido y se volcó con su hijo, dándole besos en los labios hasta que Nick cumpió los 18 años, época en que ella empezó una relación por su cuenta. Nick se sintió abandonado por este hecho y llevó a cabo su primera tentativa de suicidio. Describe su infancia como una tortura, ya que sus compañeros se reían de él por su poca corpulencia, hasta que decidió someterse a un programa de musculación.

Al final de la entrevista, Nick es remitido a un médico experimentado asociado al hospital, que cobra unos honorarios mínimos (10 dólares) que el paciente puede permitirse. No obstante, Nick solicita ser remitido a alguien que pueda ofrecerle un tratamiento gratuito, ya que no ve ninguna razón por la que deba pagar a nadie si el terapeuta «va a salir ganando tanto como yo mismo».

Discusión sobre «Mi club de fans»

Lo que resulta destacable de Nick es su grandiosidad, que no intenta disimular para nada, y su preocupación por fantasías irreales de éxito. Su conducta y actitud resultan arrogantes y altivas. Cree que es tan especial que debería ser tratado de forma gratuita. Está preocupado por la envidia de las estrellas con las que él rivaliza, y presume de que otros le envidian a él. Parece requerir constantes demandas de atención y de admiración, y sospechamos que es incapaz de reconocer y de experimentar lo que los demás sienten (falta de empatía). Puede adorar y adular a otros si ello le reporta algún beneficio, pero cambia rápidamente su actitud si éstos no le sirven para nada, devaluándolos fríamente y recalcando sus defectos. Este patrón persistente de grandiosidad y de necesidad de admiración ajena indican un trastorno narcisista de la personalidad (DSM-IV-TR, pág. 803).

Nick presenta, asimismo, muchos de los rasgos del trastorno histriónico de la personalidad (DSM-IV-TR, pág. 798). Utiliza su apariencia física para llamar la atención, expresa sus emociones con una exageración y una teatralidad inapropiadas, se muestra probablemente incómodo en situaciones en las que él no es el centro de atención, y sin lugar a dudas despliega cambios rápidos y superficiales cuando expresa sus emociones. Por lo tanto, anotaríamos rasgos histriónicos en el Eje II.

Además, su patrón permanente de inestabilidad en sus relaciones interpersonales, autoimagen y afecto resulta característico del trastorno límite de la personalidad (DSM-IV-TR, pág. 794), y por lo tanto anotaríamos estos rasgos en el Eje II.

Comentario sobre «Mi club de fans» por Otto Kernberg, M.D.*

En este paciente se plantea inmediatamente una pregunta fundamental para el diagnóstico diferencial: ¿es un caso de trastorno narcisista de la personalidad, como

* *El doctor Kernberg es profesor de psiquiatría en la Facultad de Medicina Joan and Sanford I. Weill de la Universidad de Cornell y director del Instituto de trastornos de la personalidad del Hospital Presbiteriano de Nueva York, Facultad de Medicina Weill de la Universidad de Cornell, División de Westchester. También es analista de formación y supervisión del Centro universitario de Columbia para a la formación y entrenamiento psicoanalíticos. Sus principales intereses profesionales e investigadores se centran en la psicopatología y tratamiento de los trastornos de personalidad graves y en la teoría y técnica de las modalidades psicoanalíticas de tratamiento. Es autor de 10 libros y coautor de otros nueve, como* Love Relations: Normality and Pathology *(New Haven, Yale University Press, 1995);* Ideology, Conflict and Leadership in Groups and Organizations *(New Haven, Yale University Press, 1998);* Aggressivity, Narcissism and Self-Destructiveness in the Psicotherapeutic Relationship *(New Haven, Yale University Press, en prensa); y* Object Relations, Affects and Transference: Contemporary Developments and Controversies *(New Haven, Yale University Press, en prensa).*

se indica en el diagnóstico del *DSM-IV-TR. Libro de casos*, o es un episodio de hipomanía en un trastorno bipolar? Su entrada teatral, su risa algo inapropiada al comienzo de la sesión, el grado indebido de familiaridad en su reacción ante el examinador, su grandiosidad exorbitante, su comportamiento jocoso y la información que da de que posee 100 corbatas y unos 30 trajes y que esté orgulloso de cuánto gasta en «arreglarse» encajan con el diagnóstico de un episodio de hipomanía. Por tanto, es muy importante investigar si actualmente Nick tiene un período diferenciado de estado de ánimo persistentemente elevado o expansivo que con claridad sea distinto de su problema afectivo habitual. Yo exploraría con más detalle si se trata de un episodio particular, diferenciado de su forma de actuar en otros momentos, y si es así, si estaba relacionado con el abuso de sustancias. El diagnóstico sería más sencillo si se pudiera investigar si el paciente tiene actualmente un grado inusual de energía y optimismo que no se corresponde con su nivel habitual y si padece insomnio asociado a este episodio.

Si se determina que el comportamiento de Nick no es anormalmente eufórico y que su conducta actual corresponde a una constelación crónica o permanente de su carácter no siendo un episodio agudo discontinuo, yo me quedaría más tranquilo porque no estaríamos ante un episodio de hipomanía.

Supongamos que un nuevo interrogatorio nos permite descartar el diagnóstico de episodio de hipomanía. En estas circunstancias, el diagnóstico diferencial podría centrarse en un trastorno de personalidad grave y, realmente, tal como se propone en el comentario del *Libro de casos*, lo más probable sería un trastorno narcisista de la personalidad. Los elementos histriónicos que se describen al hablar de la exploración del estado mental del paciente podrían ser compatibles con un trastorno narcisista de la personalidad y no justificarían, por sí mismos, el diagnóstico de trastorno histriónico de personalidad, ni creo que la información que se presenta del caso justifique el diagnóstico de trastorno límite de la personalidad. La patología grave del paciente en sus relaciones objetivas (la familiaridad inadecuada con que trata al psiquiatra examinador, la idealización y la subvaloración de su ex-amante, su inestabilidad sexual y el rechazo arrogante de otros varones) y su probable trastorno de identidad pueden corresponder al síndrome de difusión de la identidad que es común a todos los trastornos de personalidad grave.

La difusión de la identidad se caracteriza por la ausencia de una integración del concepto del yo y del concepto de otras personas significativas. Se refleja en una evaluación no realista del yo y por las graves dificultades para evaluar a los demás de forma real, junto con la ausencia de una empatía apropiada ante las experiencias emocionales de los demás. Los pacientes con trastorno narcisista de la personalidad grave acuden con difusión de la identidad y a veces sin poder controlar los impulsos, muy poca tolerancia a la ansiedad y una división crónica de su capacidad de trabajo o de cualquier relación íntima, todo lo cual apoya el diagnóstico de un trastorno narcisista de la personalidad que funciona en un nivel límite manifiesto. El término *nivel límite manifiesto* se refiere a la imposibilidad de soportar la ansiedad, de controlar los impulsos y de invertir en objetivos laborales o creativos más allá del mero nivel de supervivencia. Se trata de manifestaciones inespecíficas de los trastornos de personalidad que también se conocen como *organización límite de la personalidad;* se caracterizan por ser un trastorno grave con una difusión de la identidad y un predominio de operaciones defensivas primitivas. Por el contrario, la organización neurótica de la personalidad se refiere a un nivel menos intenso del trastorno de personalidad que se presenta con una identidad bien integrada y operaciones defensivas de alto nivel que sólo se pueden diagnosticar en sesiones intensivas de psicoterapia. Este grado de intensidad del narcisismo patológico no debe confundirse propiamente con una personalidad límite. Por desgracia, en la práctica clínica esta confusión es frecuente y provoca complicaciones inesperadas en el tratamiento psicoterapéutico de los pacientes diagnosticados erróneamente de trastorno límite de la personalidad, reacciones terapéuticas negativas, incapacidad para establecer una relación de dependencia con el terapeuta, un grado extraordinario de arrogancia y devaluación de la transferencia y otros aspectos.

Nick refiere una identidad homosexual, cuya combinación con el trastorno narcisista de la personalidad hace que el tratamiento sea más difícil porque el uso de la identidad homosexual como mecanismo secundario de defensa protege al yo grandioso patológico, que es característico del trastorno narcisista de la personalidad.

Un diagnóstico diferencial importante en este caso es el síndrome de narcisismo maligno (no incluido en el sistema de clasificación del DSM-IV-TR) y el trastorno antisocial de la personalidad. El síndrome de narcisismo maligno incluye características paranoides intensas, agresión sintónica del ego (dirigida contra los demás o contra el yo) y conducta antisocial en presencia de un trastorno narcisista de la personalidad. Nick no presenta ningún rasgo paranoide significativo y, por tanto, no hay datos que demuestren que se haya producido una agresión mayor o una conducta antisocial (excepto la imitación inadecuada de un actor famoso «como chiste»). No obstante, como todos los trastornos antisociales de la personalidad presentan una estructura de carácter narcisista, o mejor dicho, como el trastorno antisocial de la personalidad realmente es una forma extrema de trastorno narcisista de la personalidad con escisión completa o ausencia de sistemas de valores éticos y morales internalizados (ausencia de funciones de superyó), es muy importante investigar la existencia de una conducta antisocial en todos los pacientes que tengan un trastorno narcisista de la personalidad. Ésta puede adoptar la forma de conducta agresiva o pasiva-explosiva (como mentir o robar, irresponsabilidad económica y embaucar a otros), y probablemente, si este paciente presentara este tipo de conductas, serían del tipo pasivo/explosivo dada la ausencia de indicios de una agresión manifiesta en la interacción diagnóstica. Su familiaridad inapropiada con el responsable del diagnóstico parece más de una naturaleza infantil que un ataque agresivo y amenazante.

Con respecto al pronóstico para tratamiento de Nick, deben considerarse varios aspectos. En primer lugar, no hay datos que indiquen una conducta antisocial, cuanto más graves sean las características antisociales peor es el pronóstico, hasta el punto que un trastorno antisocial de la personalidad propiamente dicho supondría un pronóstico prácticamente de cero en todas las modalidades de tratamiento psicoterapéutico. Una segunda característica es la presencia o ausencia de una ganancia secundaria, un problema importante en el tratamiento de los trastornos graves de personalidad. Hasta ahora, no hay datos que indiquen este beneficio secundario en la información aportada. Nick no depende de sistemas de financiación social crónica obtenidos por su trastorno de personalidad y no hay nada que indique que las tendencias explosivas o parásitas mayores derivan de su probable incapacidad o de su falta de voluntad para trabajar. De cara al pronóstico sería fundamental contar con información sobre su historia laboral y la naturaleza de sus relaciones íntimas: cuanto más empobrecida esté la capacidad de mantener relaciones, peor será el pronóstico. Las características mencionadas anteriormente que indican una funcionalidad límite encubierta también podrían empeorar el pronóstico o cambiar la recomendación terapéutica por una de apoyo y en lugar de una psicodinámica o explorativa.

Con respecto al tratamiento de Nick, ya había sido enviado a un médico con experiencia que estaba dispuesto a visitarle con una tarifa mínima. No obstante, el paciente solicitó que le pudiera tratar gratuitamente, indicando, en mi opinión, no sólo su carácter narcisista (ya que el terapeuta debería estar «obteniendo tanto de él como pudiera»), sino también su relativamente mala motivación para recibir el tratamiento en este momento.

El tratamiento de un paciente con trastorno narcisista de la personalidad es esencialmente psicoterapéutico. Los pacientes que tienen una funcionalidad relativamente buena en situaciones sociales, en sus compromisos laborales o en su profesión y son capaces de establecer algún grado de relaciones coherentes a largo plazo, son candidatos al tratamiento psicoanalítico. Dadas las importantes defensas que tiene el paciente ante relaciones de dependencia, los psicoanalistas han desarrollado en los últimos años una técnica específica para el tratamiento de esta estructura de carácter (Kernberg, 1989), que es óptima para los pacientes narcisistas con una buena funcionalidad.

En el caso presente, debido a que la gravedad de la enfermedad que se manifiesta en Nick coincide con trastornos graves de su vida social, su trabajo y también probablemente de sus relaciones íntimas y su ausencia habitual de tacto y de sensibilidad en las interacciones sociales, el tratamiento óptimo habría sido una psicoterapia para un trastorno de personalidad grave orientada a modificar la estructura de la personalidad en sí misma, es decir, una psicoterapia psicodinámica específica, como la que hemos desarrollado en Cornell, es decir, una psicoterapia centrada en la transferencia (PCT). Sin embargo, este tratamiento requiere al menos 2 sesiones por semana a lo largo de muchos meses y la aceptación del paciente de un contrato terapéutico que incluyera su compromiso para trabajar y mantener una adaptación mínima ante las situaciones vitales normales, lo que facilitaría el análisis de sus patrones patológicos de carácter. El propio proceso probaría la capacidad del paciente para tolerar una autoexploración y un análisis detallado de los mecanismos de defensa patológicos de su carácter, lo que podría activarse en la situación terapéutica.

Creo que valdría la pena intentar este tratamiento de psicoterapia psicodinámica si Nick aceptase las condiciones del tratamiento y cambiarlo por una modalidad de psicoterapia de apoyo en el caso de que no pueda tolerar esta modalidad exploratoria del tratamiento, o se mostrara incapaz de obtener beneficios de ella. Si la investigación más detallada de este paciente revelase que no podía tolerar la PCT, si al probar el tratamiento la evolución fuera negativa, o si los indicadores pronósticos señalaran que no es prudente de usar la PCT, la psicoterapia de apoyo se convertiría en el tratamiento de elección junto con las técnicas de psicoterapia específica de apoyo para pacientes límite. (La psicoterapia de apoyo implica una confrontación realizada con tacto de los patrones de conducta patológica del paciente, el apoyo cognitivo y afectivo, la reducción de la regresión de transferencia, aclarando y reduciendo mediante la educación los aspectos inapropiados de la conducta de transferencia y el uso de patrones de transferencia para aclarar patrones similares fuera de la transferencia e indicaciones ambientales directas.)

Como alternativa a esta psicoterapia de apoyo basada en principios psicodinámicos podría estar indicado un tratamiento cognitivo-conductual orientado a modificar patrones de conducta dominante inapropiados en el contexto de la validación cognitiva y afectiva. No obstante, el método cognitivo-conductual puede ser particularmente difícil en caso de Nick porque prevalecen las resistencias narcisistas que afectarían a todas las formas de tratamiento psicoterapéutico. Me estoy refiriendo a las defensas narcisistas características del paciente frente a la dependencia del terapeuta, de quien los pacientes pueden creer que desea humillarles o hacerles sentirse inferiores, y como consecuencia reforzarán las reacciones de desdeño, presunción y, posiblemente, arrogancia. Además, la profunda sospecha que tienen los pacientes de que el interés del terapeuta por ellos y sus miedos de ser explotados y despreciados sea auténtico (todo ello como consecuencia de la proyección de la grandiosidad de su yo en el terapeuta), pueden tener transferencias negativas significativas e incluso reacciones negativas en la psicoterapia. Estas transferencias podrían resolverse de la mejor manera posible en la PCT y negociarse con una psicoterapia de apoyo informada de base psicodinámica pero, en cualquier caso, representarán un obstáculo significativo en el tratamiento que podría quedar reflejado en un abandono prematuro.

Uno de los principales problemas en este caso es la falta de motivación de Nick por el tratamiento, relacionada con su aparente falta de preocupación por sus dificultades y por la negación de su fracaso en el área que supuestamente le interesa, la acción. Su desprecio por otros varones homosexuales, probablemente dentro de su actitud de desdeño por los demás, refleja un profundo desprecio por sí mismo proyectado hacia los demás, e inconscientemente puede tener miedo de que el tratamiento suponga una confrontación con sus propios sentimientos no admitidos de inferioridad, fracaso y soledad. Al explicar a Nick su necesidad de tratamiento hay que hacer coincidir con mucho tacto la confrontación de su fracaso en el trabajo, en la intimidad y, presumiblemente, también en su vida social en general, con la comprensión empática de su renuencia a reconocer estos problemas, su miedo a la depresión y la profunda ansiedad que le plantea su situación. En la medida en que Nick pudiera llegar a entender dentro de las entrevistas diagnósticas su necesidad de tratamiento y mostrar una reacción amable ante los comentarios del terapeuta, y no el rechazo jocoso que le provocan, aportaría más información sobre el grado en que puede estar indicada la PCT orientada a la introspección frente al tratamiento psicoterapéutico de soporte o cognitivo-conductual. En cualquier caso, al valorar la evolución de la enfermedad yo explicaría a Nick que tiene un trastorno de personalidad importante que se caracteriza por importantes dificultades para evaluarse a sí mismo y a los demás con profundidad y para comprometerse a trabajar o a mantener una profesión de una forma que garantizase el éxito real en la vida frente a un éxito de fantasía.

La característica esencial de la PCT en los trastornos graves de personalidad es el análisis coherente de los desarrollos de transferencia que pretenden resolver la difusión de la identidad y los funcionamientos primitivos defensivos relacionados con este síndrome. En el caso de un paciente con narcisismo se analizarán las manifestaciones de un yo grandioso patológico tal como se activan ante el tratamiento y su gradual exploración y resolución. Este análisis facilita que afloren los conflictos primitivos subyacentes del paciente en torno a la dependencia y el amor, cuya resolución facilitará la consolidación de un yo real y la capacidad de mantener relaciones maduras con otros allegados más significativos. Mi experiencia personal en el empleo de la PCT con pacientes que acuden con un trastorno narcisista de la personalidad es muy positiva entre los que acuden sin características antisociales significativas o ganancias secundarias del tratamiento, y cuyos talentos, capacidades y situación vital les proporcionan alternativas reales a las dificultades creadas por tener este trastorno. Como ya hemos mencionado, el pronóstico no es bueno en aquellos pacientes que tienen características antisociales importantes y obtienen una ganancia secundaria con la enfermedad, y cuando ya han arruinado gran parte de sus vidas y han perdido tanto tiempo que es preferible usar un tratamiento de soporte.

Otro elemento que nos lleva a un pronóstico negativo y que resulta crucial para algunos pacientes es un intenso grado de agresión contra los demás y contra sí mismo que podría evolucionar como una expresión de un deseo exorbitante de destruir el tratamiento lejos de la envidia inconsciente del terapeuta. La envidia inconsciente es la dificultad emocional más dominante en la dinámica subyacente de los pacientes narcisistas. Hasta la fecha, el pronóstico de Nick sería relativamente bueno si pudiera aceptar la PCT, ya que no parece presentar características agresivas negativas. El pronóstico de un método psicoterapéutico de apoyo es variable y depende de la naturaleza del acuerdo entre el paciente y el terapeuta, que puede alcanzarse teniendo en cuenta qué aspectos hay que examinar y cambiar en la conducta del paciente durante el tratamiento.

En cualquier caso, la mejoría de este trastorno grave de la personalidad requiere muchos meses de tratamiento y se enfrenta al riesgo de su terminación prematura.

Bibliografía

Kernberg OF: Guest editor: narcissistic personality disorder. Psychiatr Clin North Am 12(3), 1989

Bibliografía recomendada

Clarkin JF, Yeomans FE, Kernberg OF: Psychotherapy for Borderline Personality. New York, Wiley, 1999

Kernberg OF: Severe Personality Disorders: Psychotherapeutic Strategies. New Haven, CT, Yale University Press, 1984

Kernberg OF: Aggression in Personality Disorders and Perversion. New Haven, CT, Yale University Press, 1992

Lady Macbeth

Entrevistador: Háblame de cuando las cosas te fueron peor. ¿Cuándo fue?

Paciente: Durante las navidades del año pasado.

Entrevistador: ¿Cuántos años tenías?

Paciente: 13.

Entrevistador: Ahora tienes 14, ¿verdad?

Paciente: Sí.

Entrevistador: Cuando las cosas iban tan mal, ¿podrías decirme qué era lo que te preocupaba?

Paciente: Bueno, básicamente me preocupaba que todas las cosas que hacía eran realmente estúpidas y no tenían ningún sentido; pero todavía las tengo que hacer porque tengo miedo de que ocurra algo si no las hago.

Entrevistador: ¿Cuáles eran estas cosas que tenías que hacer?

Paciente: Al vestirme por las mañanas, tenía miedo de que mis ropas y mis cosas estuvieran llenas de microbios, así que las sacudía durante media hora. Antes de hacer cualquier cosa, me lavaba las manos —me lavaba las manos antes de lavarme la cara o antes de vestirme—, pero esto empeoró. No tenía suficiente con lavarme las manos y empecé a frotármelas con alcohol. Era invierno y hacía frío, lo que hizo que llegaran a sangrar. Incluso sangraban al sumergirlas en agua. Todo el mundo creía que tenía una enfermedad o algo por el estilo.

Entrevistador: Y cuando te lavabas tanto, ¿cuánto tiempo utilizabas?

Paciente: Me llevaba unas 6 horas al día. Por las mañanas no tenía elección, ya que me levantaba a las 6 para ir a la escuela. Todo lo que hacía era vestirme como podía. No tenía tiempo ni de peinarme; no desayunaba. Era todo tan complicado que no tenía tiempo de hacer nada.

Entrevistador: También me has mencionado que tenías planes sobre cómo harías otras cosas, aparte de lavarte las manos y preocuparte de la suciedad.

Paciente: Bueno, empecé a pensar que si oía ciertas palabras, quizá relacionadas con enfermedades o gérmenes, lo consideraría algo malo; entonces planeé pensar ciertas cosas para «anular los efectos» que pudiera tener escuchar estas palabras.

Entrevistador: ¿Qué clase de cosas pensabas?

Paciente: Números y palabras que parecieran tener alguna propiedad protectora.

Entrevistador: ¿Cuáles eran estos números y palabras?

Paciente: Empecé usando el número 3 y sus múltiplos, después de palabras como «sopa y agua», o algo parecido, y entonces los múltiplos de 3 llegaron a números muy altos, como 123 o algo por el estilo. Todo fue mucho peor.

Entrevistador: ¿Pensaste en algún momento que podía ocurrir algo malo si tú no actuabas así? ¿Era sólo una sensación o estabas realmente asustada?

Paciente: ¡No! Estaba realmente horrorizada ante la idea de que ocurriera algo. Era extraño, todos decían lo sensible e inteligente que era. Les intentaba explicar lo que me ocurría para que lo pudieran entender, y ellos contestaban algo así como: «esto es estúpido», y yo lo sabía; pero cuando estaba sola, las cosas iban aún peor que cuando estaba con gente, porque si estaba con amigos, me olvidaba de casi todo. Pero si estaba sola..., mi mente empezaba a divagar sobre cualquier cosa y empezaba a planear rituales e ideas nuevas, y a preocuparme cada vez más de que alguien que yo quisiese se pudiera hacer daño y todo lo que podía ir mal si yo no actuaba.

Entrevistador: ¿Quién era la gente por la que más te preocupabas?

Paciente: Mi familia, básicamente.

Entrevistador: ¿Alguien en concreto de tu familia?

Paciente: Bueno, mi abuela tiene 83 años y, ya sabes, tiene miedo de que... Sé que es mayor y que no va a vivir muchos años más, pero tenía miedo de que yo pudiera hacer algo que la hiciera enfermar mucho, o algo así.

Entrevistador: Algunas de estas cosas que explicas, ¿las habías pensado alguna vez antes de los 13 años?

Paciente: Bueno, veamos... mi madre y su familia han sido siempre gente muy ordenada y extremadamente limpia, lo que podría haberme afectado por crecer con esta clase de educación. Pero siempre me ha gustado ser limpia y ordenada, nunca me permitieron andar por la casa con los zapatos llenos de barro ni nada parecido...

Entrevistador: Pero tus preocupaciones sobre la limpieza, ¿han interferido en lo que querías hacer alguna vez?

Paciente: Sí, muchas veces. Por ejemplo, si tenía que ir con un amigo a no sé dónde y teníamos que salir a las 11 de la mañana yo quería ducharme antes. Así que me tenía que levantar a las 6 de la mañana y algunas veces no podía acabar todas las cosas ni en 5 horas...

Entrevistador: Y esto ocurría desde los 13 años. Pero, ¿te había ocurrido algo parecido antes o no recuerdas ningún episodio anterior a los 13 años?

Paciente: No, no recuerdo que me sucediese nada antes.

Entrevistador: ¿Has pensado alguna vez que puedas tener otras ideas especiales sobre fuerzas que te pueden..., sobre ser capaz de controlar mágicamente las cosas o estar bajo control?

Paciente: Tengo mucho miedo de lo sobrenatural. No me gusta decir que sea supersticiosa o algo así, pero creo que sí lo soy, porque me asustan las supersticiones y esas cosas. De más pequeña no me asustaban, pero ahora las evito siempre que puedo. Como el número 13 ahora, si saliese no me preocuparía, pero en cambio preferiría tener el número 7.

Entrevistador: Así pues, eres supersticiosa, pero nunca has oído una voz especial hablándote, o...

Paciente: Sí la he oído. Es como... si intentara describirlo, la gente se pensaría que veo gente pequeña bailando por ahí, o algo así, y esto no sería verdad, ya que no era tanto como una voz, sino más bien un pensamiento.

Entrevistador: ¿Así como estar oyendo tus propios pensamientos?

Paciente: Exacto.

Entrevistador: ¿Alguna vez has visto cosas que nadie más puede ver?

Paciente: No.

Entrevistador: Sé que te está yendo muy bien en la escuela y aquí en el hospital. ¿Tienes todavía alguna señal de los problemas que solías tener con tus rituales y compulsiones?

Paciente: Bueno, todos somos compulsivos hasta cierto punto. Puedo ver pequeñas cosas que hago, como hacer las cosas dos o tres veces porque es un número especial. Como cuando leo algo que no entiendo, quizá lo releo dos veces más. Pero nada realmente importante. Ha estado muy bien porque he conseguido ducharme, vestirme, lavarme la cara, cepillarme los dientes y todo esto en media hora. Esto es muy bueno para mí, ya que antes era incapaz de hacerlo.

Entrevistador: Es decir, en general es correcto decir que son sólo pequeñas cosas y, si alguien entrase en tu habitación no podría notarlo, aunque sepas que están ahí. Buen,... muchas gracias.

Discusión sobre «Lady Macbeth»

Esta adolescente describe de manera detallada lo que es un trastorno obsesivo-compulsivo (DSM-IV-TR, pág. 517) grave. Presenta obsesiones y compulsiones que son una fuente de malestar e interfieren en su actividad.

Las obsesiones consisten en ideas que (al menos en algún momento de la enfermedad) quedan grabadas en la mente y se consideran inapropiadas. Por ejemplo, la muchacha tiene la idea de que a lo mejor ha hecho algo que puede hacer enfermar a su abuela. Otro ejemplo es la idea de que pueden existir gérmenes en la ropa. La necesidad de neutralizar estos pensamientos ha conducido a varias compulsiones que son repetitivas; se siente obligada a realizar actos de acuerdo con unas reglas que deben ser aplicadas de manera muy estricta. Por ejemplo, si oye una palabra que sugiere la presencia de gérmenes o de enfermedad, debe resolverlo pronunciando el número 3, o palabras como «sopa y agua». A pesar de que este tipo de conductas se producen para prevenir el malestar, la actividad compulsiva no se encontraba relacionada con lo que la produjo, y además era claramente excesiva. Por ejemplo, se lavaba las manos durante horas para evitar infectarse, hasta tal punto que las manos le sangraban. A pesar de que emocionalmente reaccionaba como si los peligros fueran reales («me siento horrorizada de que algo pueda suceder»), era consciente de la irracionalidad de las fobias y de que éstas no eran problemas que pertenecieran a la vida real (sus amigos dirían que era estúpido, y ella lo sabía). En casos más extraños, durante un episodio grave, el individuo puede no ser consciente de que las obsesiones y las compulsiones son excesivas e irracionales; en tales casos, se especifica en el diagnóstico con poca conciencia de enfermedad.

Comentario sobre «Lady Macbeth» por Judith L. Rapoport, M.D.*

Sin duda, Lady Macbeth presenta un trastorno obsesivo-compulsivo (TOC). No es sorprendente que tenga sólo 13 años, porque el TOC comienza aproximadamente hacia los 15 años de edad en la mitad de los pacientes. El malestar que describe en relación con «tener» que realizar rituales de lavado es la base principal de la clasificación del TOC como un trastorno de ansiedad, pero sigue debatiéndose el lugar real que debe ocupar. Las manos sangrantes también son un signo clínico frecuente y en último término, el diagnóstico de TOC puede establecerse llevando al dermatólogo a los niños reticentes que, aparte del bochorno o miedo de ser considerados «raros», ocultan su enfermedad (Rapoport, 1987). Esta familia (y la paciente) fue afortunada porque podía hablar del problema. Lo más frecuente es que los niños sufran su TOC en silencio; incluso los que reciben tratamiento por depresión o ansiedad se retraen de hablar con sus terapeutas sobre sus obsesiones o compulsiones (Berg y cols., 1989). En la mayoría de los casos, el diagnóstico se pasará por alto a menos que se en-

* *La doctora Rapoport es jefe de la sección de psiquiatría infantil en el Instituto nacional de salud mental de Bethesda, Maryland. Estudió psicología sin licenciarse en la Facultad de Swarthmore, donde escribió un artículo sobre las explicaciones teóricas de las obsesiones y compulsiones. Su primer paciente como residente de psiquiatría en el Centro de salud mental de Massachussets fue un paciente con TOC que había sido curado mediante una lobotomía frontal anterior (en los años cincuenta) (un procedimiento que provocó otros deterioros graves). Es autora de un superventas sobre el TOC:* The Boy Who Couldn't Stop Washing *(Rapoport, 1987) y realizó muchos de los primeros estudios sobre el tratamiento farmacológico, obtención de imágenes cerebrales y modelos animales de este trastorno.*

treviste al niño directa y específicamente sobre el TOC (Rapoport y cols., 2000). También es muy alentador que Lady Macbeth se haya abierto al entrevistador.

Este breve resumen plantea varias dudas que es necesario contestar antes de entender a esta paciente, o de elegir el tratamiento apropiado.

¿Tiene afecciones asociadas, como otros trastornos de ansiedad o déficit de atención/trastorno de hiperactividad o (menos probable en una mujer) tics motores?

Los problemas asociados influyen en la elección del tratamiento. Cuando el déficit de atención/trastorno de hiperactividad es grave, en ocasiones el tratamiento concurrente con fármacos estimulantes, empeora el TOC. Los tics asociados señalan la necesidad de aumentar la dosis de los fármacos bloqueantes dopaminérgicos. Los trastornos del eje II se asocian a una mala evolución de los tratamientos farmacológicos y conductuales.

Las enfermedades asociadas más frecuentes son otros trastornos de ansiedad, de la Tourette o déficit de atención/trastorno de hiperactividad, pero hay una amplia gama de posibilidades de encontrar problemas asociados en los casos que se inician durante la infancia como trastornos del desarrollo, trastornos conductuales y abuso de sustancias (Swedo y cols., 1989).

¿Hay historia familiar de trastornos obsesivo-compulsivos o trastornos relacionados?

La alusión a su madre y a su familia como realmente ordenadas y extremadamente limpias es interesante. La entrevista para trastornos obsesivos de Leyton se desarrolló en el Reino Unido para el estudio de «amas de casa orgullosas de su hogar», un grupo de pacientes que tiene una mezcla de lo que ahora consideraríamos un TOC verdadero y un trastorno obsesivo-compulsivo de la personalidad. Esta mezcla no es tan infrecuente en las familias de los «lavadores» con TOC. Como raramente el trastorno obsesivo-compulsivo de la personalidad se asocia al TOC, puede ser que los familiares «orgullosos del hogar» presentan formas leves de TOC. Esta distinción sólo puede establecerse en las entrevistas personales.

La historia familiar también es importante con respecto al TOC familiar, al trastorno de Tourette, a los tics motores y al trastorno bipolar y la corea de Sydenham relacionada con la fiebre reumática. El trastorno de la Tourette familiar y el trastorno crónico por tic motor puede aumentar en los varones de la familia. En el TOC de inicio en la adolescencia, éste precede al comienzo de la enfermedad bipolar en varios años.

¿La enfermedad se inició súbitamente y en respuesta a una enfermedad infecciosa?

En algunos pacientes, parece que el TOC se desencadena por una infección; es lo que se conoce como *trastornos neuropsiquiátricos autoinmunes de la infancia asociados a la infección por* Streptococcus (PANDAS, *pediatric autoimmune neuropsychiatric disorders associated with* Streptococcus *injection*) (Swedo y cols., 1998), la única infección estudiada formalmente debida al *Streptococcus* betahemolítico del grupo A. Puede sospecharse el diagnóstico de PANDAS si los síntomas de TOC comienzan bruscamente o empeoran mucho en relación a una infección clínica y un cultivo de garganta o una prueba de laboratorio positivos en dos o más ocasiones (p. ej., valores de antiestreptolisina O) paralelamente a la evolución de los síntomas de TOC. Se está investigando para evaluar el efecto del tratamiento inmunosupresor, y también el tratamiento profiláctico con penicilina.

Si no se debe a una infección, ¿por qué Lady Macbeth tiene un trastorno obsesivo-compulsivo?

Antes de nada, hablemos de la verdadera Lady Macbeth: acababa de cometer un asesinato y tenía varias razones excelentes para lavarse las manos con tanto cuidado. Pero los villanos trágicos de Shakespeare no tenían TOC. Ahora, volvamos a nuestro caso: cada vez hay más datos que señalan que la causa del TOC es la disfunción de un circuito nervioso situado entre los ganglios de la base y los lóbulos frontales. Las influencias genéticas y no genéticas parecen ser importantes, pero no hay un motivo claro para ambas, aparte de la infección estreptocócica comentada anteriormente.

Elección del tratamiento

Las cosas han cambiado mucho para los pacientes como Lady Macbeth. En los años ochenta del siglo pasado le habrían ofrecido una psicoterapia exploratoria, pero ahora hay varias opciones de tratamiento farmacológico y no farmacológico para el TOC, todas ellas de eficacia demostrada (Rapoport e Inoff-Germain, 2000). Cada una tiene sus ventajas, y es frecuente usar el tratamiento combinado. Nuestra paciente puede ser candidata a la terapia conductual, que requiere introspección, motivación por el cambio y capacidad para evaluar los síntomas; da muy buenos resultados en pacientes muy motivados y sin complicaciones, como parece ser el caso. A menudo, los beneficios de la terapia conductual aparecen después de que se interrumpan las sesiones de tratamiento. La desventaja es que puede ser una experiencia larga y estresante ante el estímulo «desencadenante» (p. ej., tocar algo «sucio» en el caso de Lady Macbeth) junto con la prevención de la respuesta (p. ej., no lavarse). Los casos de éxito descritos con la terapia conductual son los que completan al menos 12 horas de exposición de este tipo para cada síntoma mayor.

La medicación suele hacer efecto con mayor rapidez y ayuda a mejorar muchos síntomas de una vez. Se puede elegir al menos entre 6 fármacos, todos ellos actuando aparentemente a través del bloqueo de la recaptación de serotonina. También hay dos medicamentos que se pueden usar para aumentar una respuesta parcial, aunque muchos pacientes, si no la mayoría, intentan en algún momento ambos tratamientos. Según el resumen de este caso, creo que Lady Macbeth podría comenzar con una terapia conductual sola, pero si después de algunos meses (p. ej., tres) no hay una mejoría clara, debería añadirse medicación.

Tal como se presenta, este caso inspira optimismo, tengo grandes perspectivas de una mejoría sustancial y rápida.

Bibliografía

Berg CZ, Rapoport JL, Whitaker A, et al: Childhood obsessive-compulsive disorder: a two-year prospective follow-up of a community sample. J Am Acad Child Adolesc Psychiatry 28:528-533, 1989

Rapoport J: The Boy Who Couldn't Stop Washing. New York, EP Dutton, 1987

Rapoport J, Inoff-Germain G: Update on treatment of obsessive compulsive disorder. J Child Psychol Psychiatry 41:419-437, 2000

Rapoport JL, Inoff-Germain G, Weissman MM, et al: Childhood obsessive compulsive disorder in the NIMH MECA study: parent versus child identification of cases. J Anxiety Disord 4:535-548, 2000

Swedo S, Rapoport JL, Leonard HL, et al: Obsessive compulsive disorders in children and adolescents: clinical phenomenology of 70 consecutive cases. Arch Gen Psychiatry 46:335-341, 1989

Swedo SE, Leonard HL, Garvey M, et al: Pediatric autoimmune neuropsychiatric disorders associated with streptococcal infections: clinical description of the first 50 cases. Am J Psychiatry 155:264-271, 1998

A pelo

Mindy Markowitz, una mujer de 25 años de edad, atractiva y elegante, directora de arte de una revista comercial, acude a una clínica de ansiedad después de enterarse por los periódicos de un programa terapéutico. Solicita tratamiento por «crisis de angustia» que han venido afectándole de forma cada vez más frecuente durante el pasado año, por lo general unas dos o tres veces al día. Estas crisis se inician con la aparición repentina de un «miedo horrible» de gran intensidad que parece provenir de la nada, unas veces a plena luz del día, otras en mitad del sueño. Comienza a temblar, siente náuseas, suda profusamente, tiene la sensación de estar a punto de ahogarse y teme perder el control o hacer alguna locura, como salir a la calle gritando.

Mindy recuerda que la primera vez que tuvo este tipo de crisis fue en su época de instituto. Salía con un muchacho a quien sus padres desaprobaban, y tenían que «verse a escondidas» para evitar conflictos con ellos. Al mismo tiempo, se hallaba bajo una gran presión como diseñadora principal del anuario del instituto, y participaba en la Ivy League (competición deportiva entre diferentes institutos). Recuerda que su primera crisis de angustia le sobrevino justo después de entregar los originales del anuario a la imprenta y de que le comunicaran que estaba aceptada en Harvard, Yale y Brown. Las crisis sólo duraban un par de minutos, y se enfrentaba a ellas «esperando a que cedieran». De todas formas, le preocuparon lo suficiente como para comentárselas a su madre; pero, debido a que su salud física era por otra parte perfecta, no buscó ayuda terapéutica.

Mindy ha sufrido crisis de angustia de forma intermitente durante los 8 años que han seguido al primer ataque, en algunas ocasiones durante períodos que no se han prolongado más de unos pocos meses; pero en otras ocasiones, como ahora, varias veces al día. Estas crisis se han caracterizado por una intensidad ciertamente variable, y algunas de ellas han llegado a ser tan serias y debilitantes que ha tenido que ausentarse del trabajo.

El rendimiento académico, laboral y social de Mindy siempre ha sido excelente, si exceptuamos estas crisis de angustia y un breve período depresivo a los 19 años de edad después de una ruptura de pareja. Es una persona vital y amigable a quien sus amigos y colegas respetan tanto por sus capacidades intelectuales y creativas como por su habilidad para mediar entre disputas.

Mindy nunca se ha visto obligada a restringir su actividad, incluso durante aquellos períodos en que las crisis han sido frecuentes e intensas; sí es cierto que a veces ha tenido que permanecer en casa y faltar al trabajo, pero ello era debido a que se sentía demasiado exhausta después de varias crisis repetidas. Nunca ha asociado la aparición de las crisis con un lugar en concreto. Comenta, por ejemplo, que tanto puede sufrir un ataque en la cama de su dormitorio como en el metro, y que, por lo tanto, no tiene sentido evitar la utilización de este transporte público. Si le viene una crisis en el metro, en el supermercado o en casa encontrándose sola, dice: «Me limito a sufrirlas a pelo».

Discusión sobre «A pelo»

Mindy describe las típicas crisis de angustia repentinas. Le sacuden de forma no predecible con la aparición súbita de temor y con los síntomas característicos de activación vegetativa: sudoración, temblores, náuseas y sensación de ahogo, todos ellos de intensidad suficiente como para generar un miedo a perder el control. A diferencia de la mayor parte de pacientes que presentan crisis de angustia graves, Mindy nunca ha asociado el padecimiento de estas crisis con ningún lugar en concreto, como, por ejemplo, espacios muy concurridos de gente o transportes públicos. Es decir, no muestra ningún síntoma de evitación agorafóbica. Por consiguiente, diagnosticamos un *trastorno de angustia sin agorafobia* (DSM-IV-TR, pág. 490).

Nota: el doctor Martin M. Antony comenta primero este caso, y después el doctor Donald Klein.

Comentario sobre «A pelo» por Martin M. Antony, Ph.D.*

En muchos aspectos, el problema de Mindy es un ejemplo de un caso típico de trastorno de angustia sin agorafobia. Sufre crisis inesperadas de angustia y se preo-

* *El doctor Antony es profesor adjunto del Departamento de psiquiatría y neurociencias de la conducta en la Universidad de McMaster. También es psicólogo jefe y director del Anxiety Treatment and Research Centre de St. Joseph Healthcare en Hamilton, Ontario. El doctor Antony ha publicado 11 libros, como* Handbook of Assessment and Treatment Planning for Psychological Disorders *(2002),* Practitioner's Guide to Empirically Based Measures de of Anxiety *(2001) y* Phobic Disorders and Panic in Adults: A Guide to Assessment and Treatment *(2000).*

cupa por sus consecuencias (p. ej., que pudiera perder el control). No parece haber ninguna enfermedad significativa asociada, aparte de un breve período de depresión que sufrió hace 6 años desencadenado por la ruptura de una relación.

En el tratamiento del trastorno de angustia hay 3 tratamientos de base empírica: la terapia cognitivo-conductual (TCC), el tratamiento farmacológico (p. ej., imipramina, inhibidores selectivos de la recaptación de serotonina [ISRS], alprazolam o clonazepam) y una combinación de TCC y tratamiento farmacológico. Los estudios sobre la eficacia relativa de estos métodos han sido algo contradictorios pero, en general, no hay datos que indiquen que uno de ellos sea más eficaz que los otros dos, al menos en la fase aguda del tratamiento (Antony y Swinson, 2000; van Balkom y cols., 1997).

Sin embargo, a largo plazo y después de interrumpir el tratamiento parece que los pacientes que reciben TCC evolucionan mejor que los que reciben medicamentos o tratamientos combinados (Barlow y cols., 2000; Marks y cols., 1993). Por tanto, mi preferencia ante un caso como el de Mindy sería comenzar un ciclo de TCC, asumiendo que está interesada en esa opción. Si el tratamiento con TCC no es eficaz después de 8 o 10 sesiones, o si sólo se obtiene una respuesta parcial después de 10 a 15 sesiones, mi recomendación sería aumentar la medicación (probablemente, un ISRS).

Hay varios protocolos cognitivo-conductuales eficaces para el tratamiento de la angustia (p. ej., Clark y cols., 1994; Craske y Barlow, 2001). Mi planteamiento personal es una adaptación del tratamiento para control del pánico de David Barlow y Michelle Craske, que incluye la educación psicológica, el reentrenamiento de la respiración, la reestructuración cognitiva y la exposición. No obstante, en vista de los datos más recientes que indican que el reentrenamiento de la respiración no contribuye significativamente al resultado (Schmidt y cols., 2000), lo normal es que no lo incluya (a menos que el paciente esté molesto por la hiperventilación).

La TCC para el trastorno de angustia habitualmente dura de 10 a 15 sesiones semanales, cada una de ellas de una hora de duración, aunque las últimas pueden ser menos frecuentes (p. ej., cada 2 semanas). Las sesiones iniciales se centran en la evaluación del paciente y en educarlo sobre la naturaleza y el tratamiento del pánico; las sesiones siguientes se centran casi exclusivamente en métodos de terapia cognitiva. Aunque los métodos cognitivos se usan durante todo el tratamiento, las técnicas de exposición se introducen a partir de la quinta sesión. Las sesiones finales se usan para comentar el final del tratamiento y los métodos para mantener los resultados.

Para comenzar, haría una evaluación minuciosa. Además de las características que se miden durante la evaluación psiquiátrica típica (p. ej., síntomas diagnósticos, historia familiar, evolución de la enfermedad), en la evaluación del trastorno de angustia dirigida a la TCC, hay otros aspectos del problema que son particularmente interesantes como la evaluación detallada de las crisis de angustia del paciente, su frecuencia, su intensidad, los desencadenantes, los síntomas, las cogniciones asociadas, las estrategias de afrontamiento y otras características.

Al preparar los métodos cognitivos es importante entender las creencias, predicciones y suposiciones que hay detrás de las crisis que, en el caso de Mindy, parecen estar relacionadas con la pérdida de control o por cometer alguna locura en público. Por el contrario, al preparar los métodos de exposición es importante entender los desencadenantes de las crisis de Mindy, que, aunque no tiene agorafobia y su sus crisis no se desencadenan en lugares concretos, es posible identificarlos. Pueden ser síntomas particulares que ella teme (p. ej., temblores, náuseas o sudoración) o actividades que desencadenan los síntomas de provocación (p. ej., ejercicio, ingerir cafeína, sexo o películas de terror).

La explicación del tratamiento también debe realizarse en las primeras sesiones. Esta parte del tratamiento se diseña para educar al paciente sobre la naturaleza de las crisis y del trastorno de angustia, proporcionar al paciente un modelo para que comprenda el problema y revisar los procedimientos terapéuticos. Desde la perspectiva cognitivo-conductual, se cree que el trastorno de angustia se mantiene por una tendencia a sentir miedo ante sensaciones físicas benignas. Aunque la mayoría de la gente suele ignorar los síntomas como mareos o cambios de la frecuencia cardíaca, los pacientes con trastorno de angustia tienden a interpretar estos síntomas como signos de un peligro inminente.

Como terapeuta de Mindy le comentaría que la ansiedad y el miedo son emociones normales para cualquier persona. El hecho de aceptar que es normal experimentar miedo ayuda a los pacientes a aceptar mejor sus síntomas de pánico, lo que es un primer paso para superar el miedo intenso que le provoca tener una crisis de angustia. También animaría a Mindy a reconocer que las crisis de angustia tienen un límite temporal. Aunque son incómodas y aterradoras, siempre llegan a su fin y casi nunca son peligrosas. Hay que hablar de cualquier idea que tenga Mindy sobre el pánico (p. ej., que la crisis de angustia podría hacerla perder el control), y se le presentará la información correctora pertinente.

También la animaría a pensar que su miedo y su ansiedad son el resultado de tres componentes: físico, cognitivo y conductual. El componente físico del miedo incluye todos los síntomas físicos que tiene durante las crisis. El componente cognitivo incluye sus ideas, predicciones y creencias erróneas sobre los peligros de la crisis de angustia y sus síntomas, que son lo que teme (p. ej., «perderé el control»), así como su tendencia a acudir en busca de información relacionada con la amenaza (p. ej., estudiando su cuerpo en busca de los síntomas temidos). El componente conductual incluye cualquier acción que Mindy emprenda para controlar su miedo o prevenir su crisis de angustia. En muchos pacientes con trastorno de angustia, estas conductas consisten en evitar los desencadenantes del pánico (p. ej., el ejercicio o la cafeína) y el atractivo de varias conductas seguras (p. ej., llevar un teléfono móvil para el caso de que haya una «emergencia», tumbándose siempre que note el síntoma más pequeño y comprobando repetidamente su pulso). Una vez que Mindy entiende sus síntomas desde la perspectiva de estos tres componentes, se introducirán los procedimientos de tratamiento.

La terapia cognitiva se ha diseñado para abordar el componente cognitivo de miedo cambiando los pensamientos que producen la crisis de angustia. La exposición se dirige a los comportamientos que aterran (p. ej., evitarlos o realizar conductas de seguridad), impulsando a los pacientes a no usar sus estrategias habituales para eludir estas situaciones y demostrándoles que sus síntomas no son peligrosos. Otros procedimientos (p. ej., la reeducación de la respiración o los medicamentos) tienen como objetivo influir en el componente físico. Se supone que la intervención en cualquiera de estos niveles provoca cambios en los otros 2 componentes. Para reforzar el material que se comenta en las sesiones iniciales, se debería aconsejar a Mindy la lectura de un manual de autoayuda en el que se describa la naturaleza y tratamiento del pánico desde una perspectiva cognitivo-conductual (Zuercher-White, 1997).

En torno a la tercera sesión se debería enseñar a Mindy a usar la reestructuración cognitiva para enfrentarse a los pensamientos que le producen ansiedad en particular, su tendencia a sobreestimar la probabilidad de que se produzcan consecuencias negativas (probablemente, sobreestimaciones) y su tendencia a exagerar el impacto de tales consecuencias si se produjeran (pensamiento catastrofista). Se la debería animar a que anotase sus pensamientos ansiosos en un diario y que usara diversas técnicas para estudiar los diferentes aspectos de sus pensamientos. Asimismo, debería realizar experimentos conductuales para estudiar la exactitud de sus predicciones. Por ejemplo, si está convencida de que perderá el control y saldrá gritando a la calle, a no ser que huya durante una crisis de angustia, hay que convencerla para que se quede donde esté durante la siguiente crisis para que vea que, en realidad, no va a perder el control. Aunque las estrategias cognitivas se introducirán a lo largo de dos sesiones, debe continuar usándolas durante el resto de las sesiones (y entre las sesiones, como trabajo para casa) y se debe pasar algún tiempo al inicio de cada sesión para revisar el uso de técnicas de terapia cognitiva.

La exposición se introduciría en torno a la quinta sesión. Mindy no explica ninguna evitación agorafóbica, por lo tanto, su tratamiento no incluiría este tipo de situaciones; en cambio, si evita cualquier actividad que la provoque excitación, como hacer ejercicio o el sexo, se la animaría a incorporarla en su vida habitual. Además, se le podría enseñar a usar la exposición interoceptiva que, en esencia, implica la exposición a los síntomas físicos que le dan miedo. Inicialmente, Mindy debería intentar una serie de ejercicios destinados a desencadenar las sensaciones de pánico (p. ej., hiperventilación, ejercicio aerobio, respirar a través de una pajita o dar vueltas en una silla) y registrar sus respuestas, anotando los ejercicios que le producen sensaciones más parecidas a los que aparecen en su crisis de angustia, enseñándola a repetir los ejercicios hasta que ya no le produzcan miedo. Las prácticas de exposición tendrían lugar en la consulta del terapeuta y en su vida privada, entre las sesiones, tanto en el hogar como en situaciones en las que habitualmente percibe sentimientos de pánico (si se pueden identificar).

En las siguientes sesiones, Mindy debería seguir practicando tanto la terapia cognitiva como las estrategias de exposición. Si comenta una tendencia a hiperventilar, se podría incluir el reentrenamiento de la respiración para enseñarle a respirar más despacio. Las últimas sesiones se centrarían en ayudarla a planificar el futuro, animándola a continuar usando las estrategias cognitivo-conductuales una vez finalizada la terapia y avisar a su terapeuta para recibir sesiones de refuerzo a medida que vaya siendo necesario.

Aunque la mayoría de los pacientes responde bien al tratamiento sólo con la TCC, otra parte requiere otros planteamientos terapéuticos. Si Mindy no respondiera a la TCC, recomendaría añadir medicamentos. Con toda probabilidad, propondría empezar con un ISRS a dosis bajas que irían aumentando gradualmente (sabiendo que agitación y ansiedad son los efectos secundarios del tratamiento con ISRS en las primeras semanas). Mientras se espera que el ISRS comience a actuar, una dosis baja de una benzodiazepina (p. ej., clonazepam) ayudaría a disminuir su ansiedad, aunque gradualmente lo iría eliminando tras 4 a 6 semanas.

El pronóstico de Mindy es muy bueno. En su caso, no parece que la mayoría de los factores predictivos de evolución negativa en el tratamiento del trastorno de angustia (p. ej., estrés vital crónico, agorafobia importante o trastornos de personalidad asociados) sean un problema para ella y hay posibilidades de que Mindy complete su lucha con sus crisis de angustia en un tiempo relativamente corto. Si no es así, hay muchas posibilidades de que sus síntomas hayan mejorado significativamente, como mínimo, al terminar el tratamiento.

Bibliografía

Antony MM, Swinson RP: Phobic Disorders and Panic in Adults: A Guide to Assessment and Treatment. Washington, DC, American Psychological Association, 2000

Barlow DH, Gorman JM, Shear MK, et al: Cognitive-behavioral therapy, imipramine, or their combination for panic disorder. JAMA 283:2529-2536, 2000

Clark DM, Salkovskis PM, Hackmann A, et al: A comparison of cognitive therapy, applied relaxation and imipramine in the treatment of panic disorder. Br J Psychiatry 164:759-769, 1994

Craske MG, Barlow DH: Panic disorder and agoraphobia, in Clinical Handbook of Psychological Disorders, 3rd Edition. Edited by Barlow DH. New York, Guilford Press, 2001, pp 1-59

Marks IM, Swinson RP, Basoglu M, et al: Alprazolam and exposure alone and combined in panic disorder with agoraphobia: a controlled study in London and Toronto. Br J Psychiatry 162:776-787, 1993

Schmidt NB, Woolaway-Bickel K, Trakowski J, et al: Dismantling cognitive-behavioral treatment for panic disorder: questioning the utility of breathing retraining. J Consult Clin Psychol 68:417-424, 2000

van Balkom AJLM, Bakker A, Spinhoven P, et al: A meta-analysis of the treatment of panic disorder with or without agoraphobia: a comparison of psychopharmacological, cognitive-behavioral, and combination treatments. J Nerv Ment Dis 185:510-516, 1997

Zuercher-White E: An End to Panic: Breakthrough Techniques for Overcoming Panic Disorder, 2nd Edition. Oakland, CA, New Harbinger Publications, 1997

Comentario sobre «A pelo» por Donald Klein, M.D.*

A Mindy le han preguntado o ha contado sólo la mitad de la historia y es probable que cualquiera que la haya escuchado, se haya abstenido de actuar. El problema es la incoherencia entre la historia increíblemente estoica, la descripción de los síntomas que pone los pelos de punta y la paciente inteligente y educada.

Mindy tiene ciclos de «miedo horrible» durante 8 años, con síntomas físicos y mentales perturbadores y aprensiones por la posibilidad de perder la cabeza, pero acepta que su médico la tranquilice cuando le dice que «sólo es ansiedad» porque, por lo demás, se encuentra perfectamente bien. Lo peor es que esta afirmación es la razón que aceptó el profesional de salud mental que la evaluó. En mi experiencia, es muy improbable que un paciente que ha estado teniendo crisis de angustia durante 8 años se tranquilice con la afirmación de que lo que padece sólo es ansiedad. Las incoherencias evidentes de la historia de la paciente siempre requieren una evaluación más detallada, acompañada por una confrontación tranquila si es necesario (p. ej., «estas crisis de angustia eran tan malas que usted se sentía como si estuviera perdiendo la cabeza.... Estoy sorprendido porque el simple hecho de que su médico le haya tranquilizado haya sido tan eficaz»).

Las crisis de angustia de Mindy se conocen como «clásicas», pero exactamente no lo son. La disnea súbita, experimentada como falta de aire, es la característica somática más sobresaliente y frecuente del pánico espontáneo recurrente. Este signo no es evidente en la descripción del caso, aunque el «choque» puede ser realmente el

---

* *El doctor Klein es profesor de psiquiatría en la Universidad de Columbia, Facultad de Medicina y Cirugía, y también es el director de investigación en el Instituto de psiquiatría del estado de Nueva York. En 1962 los doctores Donald Klein y Max Fink, del Hospital Hillside, encontraron en un estudio aleatorizado y controlado con placebo que el fármaco antipsicótico clorpromazina tenía un efecto favorable en los pacientes con depresión, al igual que los pacientes tratados con el primer antidepresivo tricíclico imipramina. Este resultado supuso una distinción sin fisuras entre antipsicóticos y antidepresivos.*

Dos años más tarde, en 1964 a partir de un estudio doble ciego y controlado con placebo el doctor Klein propuso que la «ansiedad» no era un afecto aislado. El pánico espontáneo y la ansiedad de anticipación se distinguen por sus distintas respuestas al tratamiento. El primer libro de texto estadounidense de psicofarmacología clínica, Diagnosis and Drug Treatment of Psychiatric Disorders *(1969), tuvo como coautores a los doctores. Klein y John M. Davis.*

El doctor Klein promovió la clasificación innovadora de los trastornos depresivos y de ansiedad, con la depresión atípica y el trastorno de ansiedad social, demostrando un beneficio propio de los inhibidores de la monoaminooxidasa, no utilizados hasta entonces. Su reciente teoría de sofocación de la falsa alarma sobre el pánico «espontáneo» ha provocado una gran controversia al afirmar que el pánico no es igual que el miedo debido a la ausencia de activación hipotalámico-hipófiso-suprarrenal, se produce una falta de aire aguda y característica que no aparece en el miedo engendrado por un peligro y los antidepresivos tricíclicos no producen efecto alguno en el miedo ordinario.

nombre que da el paciente a la disnea. No hay que asumir que los términos que usa la paciente para describir su experiencia con sus síntomas son idénticos a los que usa el evaluador. Las crisis de angustia espontánea sin disnea también existen, pero son más esporádicas que recurrentes, menos intensas y más frecuentes en varones (también responden mejor a las benzodiazepinas de alta potencia). La razón dada para que no exista evitación fóbica no contradice el razonamiento agorafóbico. Las restricciones para viajar de los pacientes con agorafobia no se deben a que tengan más crisis de angustia que cuando están en casa, sino porque temen no conseguir a una rápida ayuda si tienen un pánico intenso (p. ej., «volverse loco», una de las posibilidades que percibe esta paciente).

De algún modo, es probable que las crisis no sean catastróficas para esta paciente, a pesar de los síntomas que describe. ¿Qué trastornos deben considerarse, además del trastorno de angustia?

En primer lugar, está el abuso encubierto de sustancias, probablemente marihuana, posiblemente mezclada con cocaína. Esta hipótesis concuerda con estas características:

1. Inicio durante el período de tiempo en que tuvo un novio de dudosa reputación.
2. Importante irregularidad en el patrón de las crisis.
3. Es evidente que evita la atención médica, lo que puede indicar que conoce de forma encubierta el factor que probablemente precipita su angustia y teme su detección.
4. Ausencia de fobia, lo que indica que es posible que sepa que las crisis se precipitan por los fármacos y no indican ninguna catástrofe inminente.
5. Racionalización poco convincente por la que no existe fobia.
6. Marihuana y cocaína son factores precipitantes frecuentes de pánico recurrente.

La evaluación diagnóstica no incluyó, aparentemente, preguntas sobre el consumo y abuso de sustancias o por el exceso de trabajo, que ahora se conoce como un factor de riesgo mayor del trastorno de angustia (como ser mujer y tener historia de depresión).

La depresión atípica (es decir, la depresión que se caracteriza por síntomas como exceso de sueño y exceso de alimentación) en ocasiones se asocia con una crisis de angustia recurrente que, a menudo, no produce reacciones fóbicas. No obstante, la depresión atípica suele plantear problemas crónicos y no es ni breve ni infrecuente, como se describe en esta paciente. Otro problema más con su evaluación es que se basa totalmente en la narración de la paciente. Los pacientes con depresión, en particular los que aspiran a superarla «a pelo», a menudo lo niegan y la minimizan.

También habría que pensar en una epilepsia del lóbulo temporal en el diagnóstico diferencial. En el trastorno del lóbulo temporal es frecuente que los pacientes tengan oleadas de miedo. Sorprendentemente, el trastorno del lóbulo temporal se asocia a menudo a actividades creativas. Al explorar la posibilidad de una epilepsia del lóbulo temporal, me gustaría saber si la paciente escribía un diario. En ese caso, ¿se muestra avergonzada?, ¿hipergráfica?, ¿con tendencias cósmicas o místicas?, ¿tiene alucinaciones olfativas?, ¿y qué pasa con su vida social y sexual? No sabemos nada de la historia familiar de Mindy, de las exacerbaciones premenstruales o de las crisis nocturnas.

Habitualmente, se pide a los pacientes que acudan a la primera entrevista con la persona que mejor les conozca, habitualmente el cónyuge, pero puede ser el padre, un hijo o un amigo. También se envían formularios a los pacientes antes de la cita, y se les pide que entreguen un resumen narrado de su enfermedad, un registro detallado de los tratamientos y medicamentos recibidos en el pasado, la sintomatología médica y psiquiátrica general y los registros del médico y del hospital. Después de revisar este material, inicialmente recibo juntos al paciente y al informante, señalando que es de gran valor obtener la perspectiva de otra persona. Tanto la minimización como la dramatización, que podrían ser sólo una conjetura si el paciente fuera recibido solo, son más evidentes en una entrevista conjunta. Después de 15 a 20 minutos agradezco al informante su ayuda y continúo con el paciente durante una hora. En algunos casos reviso primero las anotaciones que he hecho en el material escrito con el paciente solo.

La revisión inicial dura una hora y media, tiempo suficiente para establecer un estudio diagnóstico y un plan de tratamiento, aunque no siempre (es posible que ahora se escuchen expresiones de indignación horrorizada de los aficionados a la gestión asistida) ¿Es rentable?

Creo que la mayor diferencia entre una asistencia buena y una mala es el esmero en la evaluación y la monitorización estrecha del tratamiento. Muchos de los llamados casos refractarios se benefician de intervenciones bastante sencillas cuyas indicaciones se han pasado por alto. En otros casos, es beneficioso interrumpir las pautas de medicamentos tóxicos.

Es crucial prestar una atención especial al nivel de evidencia que justifique el uso de técnicas diagnósticas y terapéuticas concretas. No obstante, mi interés por el cuidado no se debe usar para justificar exploraciones indefinidamente prolongadas y sin objetivo. Los datos de la evaluación comparativa del tratamiento son, por desgracia, poco frecuentes, y dependen en gran medida de la lealtad de los terapeutas por ciertas formas de tratamiento.

Bibliografía recomendada

Fyer AJ, Mannuzza S, Chapman TF, et al: Effects of specific phobia comorbidity on the familial transmission of panic disorder. Am J Med Genetics (submitted)

Goetz RR, Klein DF, Papp LA, et al: Acute panic inventory symptoms during CO_2 inhalation and room-air hyperventilation among panic disorder patients and normal controls. Depress Anxiety 14(2):123-136, 2001

Klein DF: Evidence for the validity of the concept of panic disorder. Eur Neuropsychopharmacol 8 (suppl 2):S57-S60, 1998

Klein DF: Panic and phobic anxiety: phenotypes, endophenotypes, and genotypes. Am J Psychiatry 155(9):1147-1149, 1998

Klein DF, Preter M: Panic, suffocation false alarms, separation anxiety and endorphins. Behav Brain Sci (submitted)

Marshall R, Blanco C, Printz D, et al: A pilot study of noradrenergic and HPA axis functioning in PTSD vs. panic disorder. Psychiatry Res 110(3):219-230, 2002 .

Martinez JM, Coplan JD, Browne ST, et al: Respiratory variability in panic disorder. Depress Anxiety 14:232-237, 2001

Sheikh JI, Leskin GA, Klein DF: Gender differences in panic disorder: findings from the National Comorbidity Survey. Am J Psychiatry 159:55-58, 2002

Sinha SS, Coplan JD, Pine DS, et al: Panic induced by carbon dioxide inhalation and lack of hypothalamic-pituitary-adrenal axis activation. Psychiatry Res 86:93-98, 1999.

Slattery MJ, Klein DF, Mannuzza S, et al: Relationship between separation anxiety disorder, parental panic disorder, and atopic disorders in children: a controlled high-risk study. J Am Acad Child Adolesc Psychiatry 41(8):947-954, 2002

El psiquiatra infantil

El doctor Crone, un psiquiatra infantil de 35 años de edad, soltero, ha sido arrestado y declarado culpable de acariciar libidinosamente a varios niños de su vecindario, de edades comprendidas entre los 6 y los 12 años. Esto provocó un shock y una gran consternación entre sus amigos y colegas, ya que todos le consideraban una persona particularmente entregada y amante de los niños. No sólo había escogido una profesión que implicaba el cuidado de niños, sino que además había sido uno de los líderes del Cub Scout durante muchos años y miembro, asimismo, de los Big Brothers locales.

El doctor Crone proviene de una familia estable. Su padre, también médico, era considerado un devoto del trabajo, que dedicaba poco tiempo a sus tres hijos. El doctor Crone nunca se casó, y cuando fue entrevistado por un psiquiatra como parte de la investigación previa a la sentencia, admitió que experimentaba poca o nula atracción sexual hacia las mujeres, tanto adultas como niñas. Negaba asimismo atracción sexual hacia los hombres adultos. Al discutir la historia de su desarrollo psicosexual, refería que durante su infancia se había sentido algo diferente cuando en sus amigos se despertaban las primeras muestras de conciencia de atracción hacia las muchachas. Su «secreto» en ese momento era que le atraían más los muchachos y, de hecho, durante su infancia solía jugar a «médicos» con otros niños, juego que en ocasiones acababa en masturbaciones mutuas.

Su primera experiencia sexual fue a los 6 años de edad, cuando un muchacho de 15 años, monitor de las colonias donde pasaba las vacaciones, le practicó varias felaciones durante el curso del verano (una experiencia que siempre había guardado para sí mismo). Al llegar a la adolescencia empezó a sospechar que era homosexual. A medida que se hizo mayor, se sorprendió al darse cuenta que el rango de edades de los muchachos que le atraían sexualmente no había cambiado, y continuó experimentando de forma recurrente fantasías y necesidades urgentes de carácter erótico que incluían muchachos de edades comprendidas entre los 6 y los 12 años. Siempre que se masturbaba tenía fantasías donde aparecía un muchacho de esas edades, y en este momento admite que en un par de ocasiones en su vida se ha sentido enamorado de un niño.

Intelectualmente, el doctor Crone era consciente de que los demás desaprobarían su gran cantidad de implicaciones sexuales con muchachos tan jóvenes. Nunca creyó, sin embargo, que hubiese causado algún daño a sus víctimas, y creía más bien que éstos compartían su placer. Anhelaba ser capaz de experimentar el mismo tipo de sentimientos hacia las mujeres, pero nunca fue capaz de ello. Con frecuencia rogaba ayuda y suplicaba no ser descubierto. Se prometía constantemente a sí mismo que algún día pararía, pero las tentaciones eran tan grandes que nunca pudo hacerlo. Tenía tanto miedo de destruir su reputación, sus amistades y su carrera, que nunca había sido capaz de contarle a nadie su problema.

Discusión sobre «El psiquiatra infantil»

El doctor Crone experimenta de forma recurrente necesidades urgentes e intensas y fantasías sexualmente excitantes que implican actividades sexuales con muchachos prepúberes. Ha llevado a la práctica estas fantasías y urgencias en muchas ocasiones. Por sí solos, estos síntomas ya son suficientes para efectuar el diagnóstico de pedofilia (DSM-IV-TR, pág. 640). Este diagnóstico tambien debería establecerse si el doctor Crone nunca hubiera llevado a la práctica estas fantasías y urgencias, pero le hubieran creado un malestar considerable, o si le hubieran producido dificultades interpersonales.

Comentario sobre «El psiquiatra infantil» por Fred S. Berlin, M.D., Ph.D.*

El diagnóstico en psiquiatría es simplemente una forma taquigráfica de transmitir información útil. El término *pedofilia* indica que la orientación sexual de un sujeto (normalmente, un hombre) se dirige en todo o en parte hacia niños preadolescentes.

---

* *El doctor Berlin es profesor adjunto de psiquiatría de la Facultad de Medicina de la Universidad Johns Hopkins y médico adjunto del hospital Johns Hopkins. También es fundador de la consulta de trastornos sexuales Johns Hopkins y director del Instituto nacional para el estudio, prevención y tratamiento de los traumas sexuales. Ha sido invitado a participar en la Conferencia de la Casa Blanca sobre abuso sexual de la infancia y en el Subcomité de justicia juvenil del Senado de EE.UU., y también en las escuelas de jueces de varios estados para hablar de temas relacionados. Tiene un contrato del Instituto nacional de salud mental para proporcionar una bibliografía comentada del tratamiento del agresor sexual y también una beca de la Fundación Guggenheim para estudiar la biología de los trastornos sexuales. También ha atendido consultas del Parlamento Europeo. El programa que dirige ha sido designado como Centro de recursos nacional por el Departamento de Justicia de EE.UU. La tasa publicada de recidivas de los varones tratados por pedofilia en ese programa ha sido menor del 8%.*

Por tanto, aunque al doctor Crone se le ha diagnosticado pedofilia, al contrario de lo que algunos podrían creer, el término no contiene información sobre su carácter, temperamento, honestidad, integridad, actitud o nivel intelectual, ni tampoco sobre la presencia o ausencia de otras afecciones asociadas del Eje I o del Eje II. El objetivo fundamental del tratamiento consiste en abordar su trastorno de la sexualidad y no otras preocupaciones periféricas (Berlin y Krout, 1986). A lo largo del tratamiento del doctor Crone también es importante determinar la presencia de cualquier afección asociada como depresión, trastorno de personalidad o alcoholismo y, si las tuviera, tratarlas.

La gente usa el término *pedofilia* como una etiqueta peyorativa estigmatizante y las personas que tienen esta afección se presentan como depredadores infrahumanos. En realidad, cada persona con pedofilia es distinta en la forma en que expresa su sexualidad, de la misma forma que en los sujetos cuya orientación sexual se dirige hacia los adultos. Algunas personas con pedofilia pueden tener solamente tener un sentimiento de concupiscencia; en otras, como parece ser el caso del doctor Crone, disfrutan de la compañía de los niños y teniendo un genuino afecto por ellos (Money, 1980). Habitualmente, el problema no es la falta de preocupación por ellos, sino la atracción sexual que, si no se trata, puede dañar lo que, de otro modo, puede haber sido una relación de cariño. Durante el tratamiento, tranquilizaría al doctor Crone porque me había dado cuenta de ese hecho. Al mismo tiempo, debe valorar por qué esta conducta es criminal.

Al tratar a un paciente como el doctor Crone es importante reconocer que él no ha elegido experimentar una atracción sexual por los chicos pequeños. Cuando éramos jóvenes, ninguno de nosotros se paró a sopesar nuestras opciones, decidir si crecíamos atraídos por las mujeres, por los hombres, por las niñas o por los niños. Probablemente, ninguno habría elegido desarrollar una orientación sexual que se dirige hacia los jóvenes prepúberas, y tampoco lo hizo el doctor Crone. Un factor de riesgo etiológico conocido del desarrollo de la pedofilia es haber sido objeto de abuso sexual durante la infancia y el doctor Crone, como muchos varones que tienen este trastorno, en realidad es una víctima (Freund y Kuban, 1994), aspecto que probablemente debe tenerse en cuenta también en su tratamiento.

Históricamente, se han desarrollado varias ideas erróneas sobre la pedofilia que, a veces, han hecho que los tratamientos estén mal orientados (tratamientos que, en este caso, debían haberse evitado). Por ejemplo, algunos autores han propuesto que la conducta pedófila está más relacionada con el poder y el control que con la sexualidad. Otros autores han propuesto que las personas con este trastorno se dirigen hacia los niños por falta de madurez, de confianza y de las habilidades sociales necesarias para atraer a otros adultos. No obstante, ninguna de estas formulaciones puede explicar la causa por la que el doctor Crone sólo puede tener una erección en respuesta a sus fantasías con niños prepúberes. La enseñanza de habilidades sociales únicamente podría servir a su capacidad de interaccionar con más éxito con los niños y, por tanto, en mi opinión no es un componente ni necesario ni apropiado de su asistencia.

Las primeras teorías psicodinámicas proponían que la pedofilia se desarrollaba cuando había algo que iba mal durante el proceso de maduración y formación en la infancia (Freud, 1985) y que con el tratamiento consecuente se podría desarrollar una introspección sobre la etiología del problema, consiguiendo su curación; si un terapeuta consideraba que un sujeto como el doctor Crone se había curado, presumiblemente era seguro para él estar rodeado de niños. Desgraciadamente, muchos terapeutas han suscrito esta opinión en el pasado. Por otro lado, si parte del tratamiento del doctor Crone consiste en que haga todo lo posible por su parte para evitar situaciones de tentación que él no sería capaz de controlar, podría no ser capaz de abstenerse de mantener contactos con los jóvenes. La pedofilia es un trastorno crónico que no se puede curar, y el objetivo principal para conseguir un tratamiento satisfactorio es que se abstenga de cualquier contacto sexual con los niños, lo que requiere que el paciente que recibe el tratamiento no se ponga en situaciones en las que sea vulnerable o «tentado» (Fagan y cols., 2002). La psicoterapia basada en la introspección no es el tratamiento adecuado para la pedofilia, y el doctor Crone debe saber que el objetivo principal de su tratamiento es mantener un control conductual apropiado en lugar de desarrollar la introspección sobre la etiología de su problema.

Algunos terapeutas conductuales han intentado reacondicionar la orientación sexual con la intención de hacer desaparecer las provocaciones pedófilas y sustituirlas por una atracción erótica de nueva aparición hacia los adultos (Kelly, 1982; Marks, 1981). En el laboratorio es posible cambiar transitoriamente los patrones de excitación erótica usando como monitor el pletismógrafo de pene, aunque no está claro que este tipo de cambios se transfiera a la vida fuera del laboratorio de forma que se reacondicione la orientación sexual. ¿Cuántos varones podrían ser reacondicionados para perder permanentemente su atracción por las mujeres adultas para, al mismo tiempo, adquirir un interés sexual mantenido por los chicos preadolescentes? La respuesta es: «probablemente, ninguno». Por tal motivo, no intentaría el reacondicionamiento del patrón de excitación erótica del doctor Crone.

En apoyo de mi decisión de no intentar desacondicionar la conducta sexual pedófila del doctor Crone se podría decir que, aunque se pueden olvidar algunas respuestas psicológicas aprendidas previamente (p. ej., salivar en respuesta al sonido de una campanilla) mediante un proceso que se conoce como *acondicionamiento clásico,* hay otras que, incluso cuando se han aprendido originalmente, no se pueden olvidar. La *impresión* es un tipo de aprendizaje que, una vez adquirido, se queda en efecto «estampado» de forma que el desacondicionamiento no es posible en el futuro (Hess, 1966). La orientación sexual, si se aprende (cosa que es incierta), puede adquirirse mediante esa impresión o «estamparse» de tal forma que el desacondicionamiento es muy difícil, si no imposible. Como creo que es improbable que cualquier intento de desacondicionar los deseos desenfrenados de los pedófilos tenga éxito, mi tratamiento del doctor Crone debería orientarse a ayudarle a desarrollar la capacidad de resistirse sistemáticamente a sucumbir ante las ansias inaceptables que aún pueden presentarse de vez en cuando. Habitualmente se usa un tratamiento análogo para tratar tanto la adicción a sustancias como el alcoholismo.

Las ansias pedófilas cambian las percepciones, provocando un pensamiento distorsionado (p. ej., autodecepción, negación y racionalización). La afirmación del doctor Crone de que él y los chicos con los que ha estado simplemente estaban compartiendo algunos sentimientos placenteros es una distorsión cognitiva. Yo usaría la terapia de grupo para confrontarle de forma firme, aunque con apoyo, frente a cualquier distorsión intentando ayudarle a apreciar mejor las verdaderas ramificaciones de su conducta (Hall, 1995; Marshall y Barbaree, 1990). El doctor Crone ha insinuado, quizás correctamente, que nunca había pretendido causar daños a un niño. Lo que es posible que no hayamos sido capaces de apreciar es que, a veces, las conductas pueden ser erróneas cuando no estaba previsto hacer daño, e incluso cuando no se han producido daños. Las interacciones sexuales que mantienen los adultos con un niño prepúber implican múltiples peligros potenciales y también violaciones de confianza, hechos que el doctor Crone puede apreciar mejor medidante de la terapia de grupo. Ésta también le puede ayudar a ser más consciente de las situaciones que pueden provocar un riesgo de recaída, a la vez que se comentan y refuerzan varias estrategias de prevención de las recidivas (Fuller, 1989). La terapia de grupo también favorece el desarrollo de una red de apoyo social positivo, a la vez que actúa para recordar la necesidad de mantener una autovigilancia diaria.

Los pacientes como el doctor Crone a menudo necesitan un gran apoyo emocional que también puede proporcionar la terapia de grupo. Un paciente que traté por pedofilia se identificaba a sí mismo como portador de un trastorno colateral que él denominaba como «síndrome de pedofilia postraumática», llamando la atención sobre su conciencia intensa de que la sociedad veía la pedofilia como algo malvado e imperdonable.

El «síndrome» se caracterizaba por un miedo constante a que los demás pudieran averiguar sus «atracciones secretas vergonzosas», su estrés crónico, su baja autoestima y un sentimiento perturbador de aislamiento y alejamiento. Continuamente se siete mal consigo mismo, incluso cuando no participaba en ninguna conducta pedófila. Es muy probable que el doctor Crone tenga sentimientos similares. No obstante, el espíritu corporativo que se implanta en la terapia de grupo bien puede ser útil para mejorar este sufrimiento. Por otro lado, puede ser necesario mantener intervalos breves de hospitalización como precaución, en los que el doctor Crone tenga un cierto sentimiento de aumento del estrés o una pérdida inminente del control.

En algunos casos, solamente la psicoterapia, tanto de grupo como individual, puede no ser suficiente para tratar la pedofilia. Las conductas que se refuerzan con actitudes biológicas potentes, tanto si implican hambre de alcohol, heroína, sexo, o sólo comida, a menudo pueden resaltar y a veces superar en último término la decisión volitiva. No obstante, es posible ayudar a una persona como el doctor Crone, que en cierto sentido, está sexualmente hambriento por los niños, mediante intervenciones biológicas que pueden disminuir la intensidad de su hambre (Berlin,

1983). Aunque en el pasado el único método de intervención biológica implicaba la extracción quirúrgica de los testículos (castración) para disminuir las concentraciones de testosterona, hoy disponemos de varios fármacos de prescripción que consiguen el mismo objetivo (Berlin y cols., 1995; Bradford, 2000; Freund, 1980).

Se podría administrar al doctor Crone 7,5 mg de leuprolida por vía intramuscular una vez al mes como supresor eficaz del apetito sexual a largo plazo. También se le podría prescribir flutamida (un antagonista del receptor de testosterona), 250 mg por vía oral 3 veces al día durante las 2 primeras semanas de tratamiento con leuprolida para proteger al paciente del incremento transitorio de la concentración de testosterona que puede producirse antes de su supresión posterior. Periódicamente habrá que realizar un recuento sanguíneo completo, un estudio metabólico exhaustivo, un análisis de la concentración de hormonas foliculoestimulante y luteinizante y de testosterona y la densidad ósea (ya que la osteoporosis es un efecto secundario potencial) (Rosler y Witzturn, 1998). También se vigilarán estrechamente los valores de peso y presión arterial. El doctor Crone tiene una forma propia de pedofilia y, por tanto, puede tener muy poco interés por desarrollar una relación sexual con un adulto. No obstante, en un paciente que tiene una forma no exclusiva del trastorno sería posible prescribir sildenafilo para mejorar su capacidad de mantener una erección con una pareja adulta consentidora, sin afectar la supresión global del deseo sexual que se induce con leuprolida.

Debido a su situación penal, el doctor Crone puede estar en libertad vigilada o condicional. En ese caso, puede ser necesario realizar periódicamente estudios con el polígrafo o un estudio periódico que incluya la pletismografía de pene. Incluso puede llevar una tobillera de vigilancia electrónica. Probablemente, esté afligido porque su nombre y su dirección (e incluso la de su familia) figuren en un «registro de agresores sexuales». Además, sus vecinos pueden haber recibido una notificación pública de sus antecedentes. En estas circunstancias, como su terapeuta, mantendría una estrecha relación laboral con su oficial de la condicional (Gilligan y Talbot, 2000) y no toleraría el incumplimiento del tratamiento, pero intentaría mantener su confidencialidad en el contexto de cualquier requerimiento legal. Tanto el doctor Crone como yo necesitaríamos entender nuestras responsabilidades ante la comunidad, y comentaría con él sus obligaciones morales. Al mismo tiempo, como terapeuta, trabajaría intensamente para establecer y mantener una relación de confianza médico-paciente y dejar claro que su bienestar constituye una preocupación sincera para mí. Cuando el tratamiento tiene éxito, no hay conflicto de intereses entre el paciente y la comunidad, ya que se cubren bien ambas circunscripciones.

Como médico y como paciente, es probable que el doctor Crone quisiera saber más sobre la pedofilia y su tratamiento, incluida la información sobre cualquier investigación relevante, especialmente aquella que pudiera aumentar la información existente y orientar los tratamientos futuros. Por tanto, le haría saber de las investigaciones que proponen que la pedofilia puede tener una transmisión familiar (Gaffney y cols., 1984) y de las investigaciones neurobiológicas preliminares que sugieren que hay una liberación anormal de gonadotropinas en el cerebro de los sujetos afectados (Gaffney y Berlin, 1984). También le informaría sobre un estudio que utiliza la tomografía por emisión de positrones en el que se ha documentado la liberación de los opiáceos endógenos en regiones cerebrales específicas durante la excitación erótica, que puede estar relacionada con la calidad adictiva que a menudo se observa en la clínica en los sujetos con trastornos sexuales, como es su caso (Frost y cols., 1986).

Al tratar al doctor Crone le informaría de los datos obtenidos en investigaciones que indican que la mayoría de personas con pedofilia que cumplen totalmente con un tratamiento administrado de forma correcta evoluciona favorablemente. Por ejemplo, en un estudio comunitario que incluyó a más de 400 varones con el trastorno, la tasa de recidivas sexuales criminales fue menor del 8% (Berlin y cols., 1991). Los pacientes que habían cumplido correctamente con el tratamiento tenían incluso una tasa de recidiva más baja, menor del 3%. A menudo, es el psiquiatra el que puede aportar el salvavidas que necesitan los pacientes como el doctor Crone mediante una combinación de la confrontación terapéutica, una guía para la prevención de las recidivas, el apoyo emocional y el tratamiento farmacológico que permite alcanzar el éxito. Al trabajar con el doctor Crone debería ser consciente de que, como consecuencia de los avances científicos y médicos, muchas personas que antes pensaban que eran perezosas ahora saben que tienen una depresión biológica, que la obesidad mórbida, que antes se consideraba el pecado de la glotonería, ahora es un problema médico, y que el alcoholismo ya no es un mero ejemplo de debilidad moral. Aunque se espera que el paciente lleve una conducta moral, le tranquilizaría comunicándole que este trastorno no se desarrolla como consecuencia de una corrupción moral.

Bibliografía

Berlin FS: Sex offenders: a biomedical perspective and a status report on biomedical treatment, in The Sexual Aggressor: Current Perspectives on Treatment. Edited by Greer JB, Stuart IR. New York, Van Nostrand Reinhold, 1983, pp 82-123

Berlin FS, Krout E: Pedophilia: diagnostic concepts, treatment and ethical considerations. Am J Forensic Psychiatry 7:13-30, 1986

Berlin FS, Hunt WP, Malin HM, et al: A five-year plus follow-up survey of criminal recidivism within a treated cohort of 406 pedophiles, 111 exhibitionists, and 109 sexual aggressives: issues and outcome. Am J Forensic Psychiatry 12:5-28, 1991

Berlin FS, Malin HM, Thomas K: Nonpedophilic and nontransvestitic paraphilias, in Treatment of Psychiatric Disorders. Edited by Gabbard GO. Washington, DC, American Psychiatric Press, 1995, pp 1941-1958

Bradford JM: The treatment of sexual deviation using a pharmacological approach. J Sex Res 37:248-257, 2000

Fagan PJ, Wise TN, Schmidt CW, et al: Pedophilia. JAMA 288:2458-2465, 2002

Freud S: The sexual aberrations, in Three Essays on the Theory of Sexuality. Edited by Steiner BW. New York, Plenum, 1985, pp 259-324

Freund K: Therapeutic sex-drive reduction. Acta Psychiatr Scand 287 (suppl):5-38, 1980
Freund K, Kuban M: The basis of the abused abuser theory of pedophilia: a further elaboration of an earlier study. Arch Sex Behav 23:553-563, 1994
Frost JJ, Mayberg HS, Berlin FS, et al: Alteration in brain opiate receptor binding in man following sexual arousal using C-11 carfentanil and positron emission tomography, Proceedings of the 33rd annual meeting of the Society of Nuclear Medicine. J Nucl Med 27:1027, 1986
Fuller AK: Child molestation and pedophilia. JAMA 261:602-606, 1989
Gaffney GR, Berlin FS: Is there a hypothalamic-pituitary-gonadal dysfunction in pedophilia? Br J Psychiatry 145:657-660, 1984
Gaffney GR, Lurie SF, Berlin FS: Is there familial transmission of pedophilia? J Nerv Ment Dis 172:546-548, 1984
Gilligan L, Talbot T: Community Supervision of the Sex Offender: An Overview of Current Promising Practices. Silver Spring, MD, Center for Sex Offender Management, 2000, pp 1-16
Hall GC: Sexual offender recidivism revisited: a meta-analysis of recent treatment studies. J Consult Clin Psychol 63:802-809, 1995
Hess EH: Imprinting in animals, in The Biological Basis of Behavior. Edited by McGaugh JL, Weinberger NM, Whalen RE. San Francisco, CA, San Francisco Press, 1966, pp 107-111
Kelly RJ: Behavioral reorientation of pedophiliacs: can it be done? Clin Psychol Rev 2:387-408, 1982 .
Marks IM: Review of behavioral psychotherapy, II: sexual disorders. Am J Psychiatry 138:750-756, 1981
Marshall WL, Barbaree HE: Outcomes of comprehensive cognitive-behavioral programs, in Handbook of Sexual Assault: Issues, Theories and Treatment of the Offender. Edited by Marshall WL, Laws DR, Barbaree HE. New York, Plenum, 1990, pp 363-385
Money J: Love and Love Sickness. Baltimore, MD, The Johns Hopkins University Press, 1980
Rosler A, Witzturn E: Treatment of men with paraphilia with a long-acting analogue of gonadotropin-releasing hormone. New Engl J Med 338:416-422, 1998

Bibliografía recomendada

Berlin FS: Pedophilia: when is a difference a disorder? Arch Sex Behav 31:1-2, 2002

Flashbacks

Un veterano de la guerra de Vietnam de 23 años de edad fue ingresado en el hospital un año después de finalizada la guerra, a petición de su mujer, tras empezar a experimentar síntomas depresivos, insomnio y *flashbacks* de sus experiencias de guerra. Se licenció del ejército de forma honrosa hacía 2 años, habiendo permanecido casi un año en combate. Apenas tuvo dificultades para readaptarse a la vida civil, reemprender sus estudios en la universidad y contraer matrimonio al cabo de 6 meses. Su mujer se había dado cuenta de que se mostraba reacio a hablar de sus experiencias militares, aunque lo consideró una reacción natural ante recuerdos desagradables.

Los síntomas actuales del paciente empezaron, sin embargo, coincidiendo con la caída de Saigón. Comenzó a obsesionarse con la visión de informativos de televisión sobre este hecho. Empezó entonces a tener dificultades para dormir, y de vez en cuando se despertaba en medio de pesadillas donde revivía sus experiencias de guerra pasadas. Su mujer empezó a preocuparse de forma especial el día que revivió una de sus experiencias mientras se encontraba en el patio de casa: en un momento dado apareció un avión sobrevolando la zona, algo más bajo de lo normal, y el paciente se lanzó al suelo, poniéndose a cubierto, pensando que se trataba de un helicóptero en plena acción de combate. Cuanto más veía las noticias, más agitado y malhumorado se tornaba. Las historias que emitía la televisión evocaban en él atrocidades horrorosas similares a las que él mismo había experimentado en combate, y empezó a sentirse culpable por haber sobrevivido cuando tantos amigos suyos habían caído. En ocasiones también parecía encrespado y amargado, pensando que los sacrificios que él y otros habían hecho no habían servido para nada.

La mujer de este veterano de guerra comentaba cómo la preocupación por Vietnam había llegado a ser tan intensa que no parecía interesado por nada que no fuera la guerra y se mostraba emocionalmente distante de ella. Cuando su mujer le sugirió que trataran de planificar el futuro, incluyendo formar una familia, respondió como si su vida actual consistiera en su totalidad en los acontecimientos acaecidos 2 años antes; en otras palabras, como si no existiera un futuro.

Discusión sobre «Flashbacks»

Este veterano está totalmente obsesionado con el penoso año que padeció en Vietnam. Sus experiencias en combate implicaron obviamente acontecimientos traumáticos donde él y otros estuvieron amenazados de muerte, y en los cuales estaban implícitos sentimientos de temor y horror. Empezó a reexperimentar estos traumas a través de sueños y de momentos en que revivía lo sucedido. Su capacidad de reacción a su entorno actual disminuyó (no estaba interesado en las cosas, se mostraba emocionalmente distante de su mujer y tenía un sentimiento de futuro incierto). Además, tenía síntomas de aumento de la activación (problemas de sueño, ataques de ira y respuestas de sobresalto exageradas). Éste es el cuadro sintomático completo del trastorno por estrés postraumático (DSM-IV-TR, pág. 523). El trastorno se subtipifica como crónico, dado que los síntomas han estado presentes durante más de 3 meses, y de inicio demorado, para indicar que el inicio de los síntomas ocurrió al menos 6 meses después del trauma.

Comentario sobre «Flashbacks» por Jonathan R.T. Davidson, M.D.*

Este paciente mostraba un síntoma que se ve con frecuencia en personas que han tenido un trauma en el que ha peligrado su vida junto con otras personas: el sentimiento de culpa por haber sobrevivido cuando otros no lo hicieron.

---

* *El doctor Davidson es profesor del Departamento de psiquiatría y ciencias de la conducta y director del Programa de ansiedad y estrés traumático del sistema de salud de la Universidad de Duke en Durham, Carolina del Norte. Su trabajo en el área del trauma psicológico comenzó cuando trabajaba en la Administración de veteranos (VA) en 1982 y ha continuado desde entonces. Su trabajo se centra en supervivientes de toda clase de traumas y aborda los aspectos biológicos, terapéuticos y su medición y epidemiología. En las dos últimas décadas ha realizado diversas publicaciones en estas áreas, ha sido Copresidente del grupo de trabajo del DSM-IV del trastorno por estrés postraumático (TEPT), ha presidido, copresidido o actuado como miembro de numerosos comités asesores sobre el TEPT, ha revisado las propuestas de revisión de méritos del Instituto nacional de salud mental y de la VA y ha recibido financiación del Instituto nacional de salud mental para estudiar el TEPT. También ha sido coeditor de tres libros sobre el TEPT:* Posttraumatic Stress Disorder: DSM-IV and Beyond *(American Psychiatric Press, 1993),* Posttraumatic Stress Disorder: Diagnosis, Management and Treatment *(Martin Dunitz Publishers, 2000) y* Clinicians' Manual in Posttraumatic Stress Disorder *(Science Press Ltd., 2001).*

Un veterano de la guerra de Vietnam de 23 años de edad fue ingresado en el hospital 2 años después de que volviera a casa tras cumplir el servicio militar, en el que pasó un año en combate. Sus síntomas son representativos de un TEPT crónico y, aparentemente, se desencadenaron cuando vio en televisión la caída de Saigón, provocándole pesadillas intensas y *flashbacks* de episodios de recuerdo disociativo. No es raro que la pareja del paciente esté tan preocupada por las manifestaciones del TEPT como para buscar tratamiento; dadas las circunstancias, sería particularmente importante establecer si el paciente también lo desea.

Antes de plantear los distintos aspectos del tratamiento, hay varios factores que requieren un comentario. En primer lugar, se observa que la cobertura por parte de los medios de comunicación puede estar relacionada con la intensidad de los síntomas. Quizá fuera relevante recordar que, después de los ataques terroristas del 11 de septiembre en Nueva York, la cantidad de tiempo empleada en ver la cobertura de la noticia en televisión se correlacionó con la gravedad de los síntomas (Marshall y Galea, 2004). Deberíamos ser conscientes del alcance del trauma en que participan los supervivientes cuando ven el televisor o leen la prensa escrita y que provoca la rumiación e intensificación de las experiencias relacionadas con el trauma.

En segundo lugar, los trastornos psiquiátricos asociados como la depresión y el consumo de alcohol y sustancias son factores de riesgo de desarrollar de TEPT, al igual que las complicaciones derivadas de su tratamiento. Por fortuna, en este caso en particular no existe, con lo que se simplifica su tratamiento. Además, tampoco hay antecedentes de trastornos psiquiátricos en la familia.

Un tercer factor es el nivel significativo de culpa del superviviente. A pesar de haber sido eliminado de los criterios diagnósticos del DSM-III-R, éste sigue siendo un aspecto sobresaliente del trastorno que requiere una atención especial. Sabemos que el paciente participó en algunas operaciones atroces. En ese momento, recuerdo a Pitman y cols. (1991), que encontraron que la exposición prolongada, que a menudo es eficaz para tratar el TEPT, puede poner de relieve el enfado o las ideas de suicidio en pacientes que han participado en estas atrocidades. La existencia del sentimiento de culpa no hace que la exposición prolongada esté contraindicada necesariamente, pero habría que tenerla en cuenta al plantear el tratamiento del paciente.

Una cuarta consideración es la relativamente corta duración duración del TEPT. Incluso si el diagnóstico correcto es el TEPT en este caso, es bastante menos crónico que la media de 20 años de síntomas activos que caracterizan a los pacientes con este trastorno (Kessler, 2000). Como regla general, se considera que la respuesta al tratamiento es mejor cuanto menor es la duración de la enfermedad. No obstante, en contra de este principio está la necesidad de establecer que el paciente se comprometa con el tratamiento y que desea superar todos los obstáculos que va a encontrarse en el camino, independientemente del tratamiento que se adopte.

Por último, no está claro si el paciente está trabajando. Si lo estuviera, sería necesario hacer una encuesta sobre el nivel de apoyo que recibe de su empleador y la seguridad de su trabajo; en caso de que no trabaje, habría que comentar la posibilidad de recibir formación profesional.

El tratamiento de este paciente puede conseguirse de varias formas, existiendo datos de calidad sobre el éxito de la exposición prolongada, la terapia conductual y las técnicas de control de la ansiedad. En general, es preferible seguir un solo método, ya que la combinación parece ser menos eficaz (Foa, 2000) pero, a pesar de ello, los métodos combinados que usan distintas técnicas de psicoterapia son más eficaces que los tratamientos de control. Normalmente, la exposición prolongada se aplica durante un ciclo de 12 a 16 semanas y requiere la participación activa del paciente, con tareas que debe realizar en su domicilio entre sesiones y la exposición *in vivo*, de los episodios que el paciente describe con detalles vívidos en tiempo presente y sus reacciones ante ellos. Hay algunos temas que deben ser explorados con mayor detalle. Por ejemplo, el problema de la pérdida es importante porque el paciente ha perdido varios buenos amigos. Tal como escribe Foa (2000), cuando hay problemas de sentimiento de culpa, puede ser necesario aplicar tratamientos cognitivos antes de iniciar la exposición prolongada a los componentes de miedo-unión del trauma. El sentimiento que tiene el paciente de que todos sus sacrificios y los de las otras personas no tienen sentido debe remplazarse por darle una mayor importancia y significado a su vida actual.

¿Sería este paciente adecuado para recibir psicoterapia siguiendo las líneas descritas anteriormente? Casi con certeza, la respuesta es afirmativa. Desde el principio debe hablarse y negociar la posible administración y aceptación de este método de tratamiento. Suponemos que el paciente tendrá acceso a terapeutas cualificados y no a alguno que ofrezca psicoterapia genérica. También deberíamos suponer que el paciente está interesado en seguir este camino y que está dispuesto a tolerar una cierta intensificación de los síntomas (a pesar del apoyo que le proporciona su entorno) antes de que vea alguna mejoría. El apoyo de su esposa sería importante y un punto fuerte en su vida.

El tratamiento farmacológico sería la segunda opción. Los datos demuestran ahora que la mayoría de los fármacos inhibidores selectivos de la recaptación de serotonina (ISRS) son eficaces en el TEPT, como la fluoxetina, la sertralina y la paroxetina, todos ellos analizados en estudios doble ciego, y la fluvoxamina y el citalopram en estudios abiertos. La elección de un ISRS estará determinada por varios factores, por ejemplo: si el coste es motivo de preocupación, sería razonable elegir un genérico de fluoxetina. Si el trastorno del sueño fuera importante, como parece ser en este caso, se valoraría el empleo de un fármaco como la paroxetina, que mejora el sueño; es el único fármaco ISRS que ha demostrado, frente a placebo, su eficacia en veteranos de combate con TEPT. A favor de la sertralina existen datos sobre la prevención de la recaída a largo plazo que demuestran que continuar con el fármaco más de 9 meses comporta un riesgo 5 veces mayor de prevenir la recaída que si se continúa con placebo (Davidson y cols., 2001). Estos datos merecen una consideración importante porque, hasta la fecha, no se han podido demostrar los efectos de prevención de la recaída de la paroxetina o la fluoxetina.

Hay que tener en cuenta las interacciones farmacológicas. En el caso de este paciente, no recibe ninguna otra medicación y, por tanto, la tarea es más sencilla. No obstante, si estuviera tomando bloqueadores beta, por ejemplo, tendría más posibilidades de recibir un ISRS, que parece tener un efecto inhibidor menor sobre las isoenzimas 2D6 del sistema citocromo P450. Si estuviera recibiendo un fármaco que se metabolizara por el sistema de isoenzimas 3A4, como muchos otros pacientes (antagonistas del calcio, estatinas y algunas benzodiazepinas), sería necesario vigilar la potenciación de fármacos como la fluvoxamina y la nefazodona.

Todos los fármacos ISRS tienen un amplio espectro de efectos, es decir, reducen los cuatro grupos de síntomas principales del TEPT (reexperimentación, evitación, insensibilidad emocional e hiperactividad). También mejoran la calidad de vida, la discapacidad y las enfermedades asociadas. Se ha demostrado que uno de ellos, la fluoxetina, también refuerza la capacidad de resistencia (Connor y cols., 1999), uno de los aspectos importantes del tratamiento del TEPT.

Si el ISRS fuera ineficaz, podrían usarse otros fármacos como la mirtazapina, un fármaco con actividad dual serotoninérgica y noradrenérgica, así como los tricíclicos duales como la amitriptilina y la imipramina. En este caso, hay que resaltar su eficacia demostrada de los tricíclicos en veteranos de combate con TEPT (Davidson y cols., 1990).

Al utilizar un ISRS, los primeros síntomas que mejoran, a menudo en una semana, son la irritabilidad y el enfado, por tanto, son un signo pronóstico útil (Davidson y cols., 2002). Si el paciente no ha mostrado ninguna respuesta 4 semanas después de tomar el ISRS con una dosis adecuada, habría que pensar en cambiar a otros fármacos, aunque los pacientes que muestran una mejoría mínima después de incluso 12 semanas aún pueden tener una respuesta completa después de 4 o 5 meses de tratamiento. En el importante estudio de Londborg y cols. (2001) se demuestra que puede alcanzarse la remisión completa mediante el tratamiento farmacológico, igual que con psicoterapia (Foa, 2000). Otro beneficio de la medicación es su capacidad para aliviar la carga de síntomas y restaurar un sentimiento mayor de control que hace que sea posible que participe más eficazmente en su psicoterapia.

Si las pesadillas persisten a pesar de recibir un tratamiento farmacológico eficaz en los demás síntomas podrían tratarse con fármacos específicos como prazosina, clonidina o antidepresivos, que tienen un importante efecto hipnótico (p. ej., trazodona, mirtazapina y nefazodona).

Existen varias escalas de autoevaluación que permiten monitorizar el tratamiento en pacientes con TEPT y pueden ser un elemento importante al permitir al terapeuta y al paciente calibrar con mayor exactitud qué aspectos responden al tratamiento y cuáles no.

Como veterano de combate, para este paciente sería útil participar en un grupo de apoyo local de compañeros que han tenido experiencias similares y que podría organizarse a través de su VA Medical Center local o su Veterans Center. Sería importante aplicar criterios de elegibilidad relacionados con el servicio.

El papel de la esposa de este paciente es fundamental, ya que claramente está interesada en verle mejorar y en hacer que su matrimonio vaya bien. En ese aspecto, quizás sea su aliada más potente y debe hacerse todo lo posible durante el tratamiento para que esta alianza se mantenga fuerte. De lo contrario, si se une a una mala motivación o unmal cumplimiento del paciente se podría llegar a un nivel más alto de sentimientos negativos por parte de la esposa, que puede resignarse al fracaso, distanciarse de su marido o, en último término, incluso separarse o llegar a un punto muerto en la relación en que la hostilidad o los estilos pasivo-agresivos sean demasiado evidentes. Para ella sería útil acudir a grupos de apoyo de esposas del Centro de veteranos, además de recibir material educativo sobre el TEPT que puede obtener de internet o en forma de folletos, libros, etc.

En las circunstancias más favorables, sabemos que el TEPT crónico responde al tratamiento, incluso durante muchos años. Es de esperar que este paciente, su esposa y su terapeuta mantengan un elevado grado de compromiso, entusiasmo y expectativas positivas para que la evolución de este veterano sea óptima.

Bibliografía

Connor KM, Sutherland SM, Tupler LA, et al: Fluoxetine in post-traumatic stress disorder. Br J Psychiatry 175:17-22, 1999

Davidson JRT, Kudler HS, Smith RD, et al: Treatment of PTSD with amitriptyline and placebo. Arch Gen Psychiatry 47:Q59-266, 1990

Davidson JRT, Pearlstein T, Londborg PD, et al: Efficacy of sertraline in preventing relapse of post-traumatic stress disorder: results of a 28-week double-blind, placebo-controlled study. Am J Psychiatry 158:1974-1981, 2001

Davidson JRT, Landerman LR, Farfel GM, et al: Characterizing the effect of sertraline in post-traumatic stress disorder. Psychol Med 32:661-670, 2002

Foa EB: Psychosocial treatment of posttraumatic stress disorder. J Clin Psychiatry 61 (suppl 5):43-51, 2000

Kessler RC: Posttraumatic stress disorder: the burden to the individual and society. J Clin Psychiatry 61 (suppl 5):4-12, 2000

Londborg PD, Hegel MT, Goldstein S, et al: Sertraline treatment of posttraumatic stress disorder: results of 24 weeks of open-label continuation treatment. J Clin Psychiatry 62:325-331, 2001

Marshall RD, Galea S: Science for the community: assessing mental health after 9/11. J Clin Psychiatry 65 (suppl 1):37-43, 2004

Pitman RK, Altrnan B, Greenwald E, et al: Psychiatric complications during flooding therapy for posttraumatic stress disorder. J Clin Psychiatry 52:17-20, 1991

Paranoide y peligrosa

Tracy Shaw, de 32 años de edad, obesa y con aspecto salvaje, fue conducida por la policía al servicio de urgencias de psiquiatría después de que hiciera añicos el espejo del despacho del director de la escuela de su hijo, en un ataque de furia. El psiquiatra que la entrevistó la describía como «paranoide y peligrosa para los demás» y recomendaba la inmediata hospitalización con el certificado de dos médicos si ella se negaba a ingresar de forma voluntaria.

La señora Shaw se negó a ingresar voluntariamente. Aseguraba que sus sospechas de que su hijo era tratado injustamente en la escuela estaban bien fundadas y que no pretendía hacer daño a nadie. Reconocía estar particularmente irritable y colérica debido a que se encontraba en los días premenstruales. Su marido apoyaba su decisión y asumía la responsabilidad de volverla a llevar al psiquiatra al día siguiente. Esa noche le vino la regla.

Cuando la señora Shaw acudió al psiquiatra al día siguiente, parecía una persona «diferente». Estaba relajada, el enfado y la irritabilidad habían desaparecido, y demostraba tener sentido del humor. No obstante, seguía convencida de que el director de la escuela le debía una explicación por el modo injusto en que trataba a su hijo.

La señora Shaw refirió una historia de síntomas premenstruales de frecuencia mensual que se habían iniciado con la menarquía, pero que habían empeorado desde que había cumplido los 20 años. Estos síntomas no eran iguales cada mes. Algunas veces se deprimía y tenía ideas de suicidio, otras tenía una necesidad irresistible de comer chocolate y llegaba a ganar de 2 a 4,5 kg en una semana, unos meses se mostraba hiperactiva y había meses que no tenía ningún síntoma. Lo que siempre resultaba predictible era la fecha de comienzo de los síntomas, ya que éstos aparecían una semana antes de la menstruación y remitían cuando ésta se iniciaba.

La señora Shaw era la hija mayor de una mujer atemorizada y con depresión crónica, y de un padre alcohólico y hombre de negocios. Antes de casarse, ella era quien se cuidaba de la familia. Su madre se recuperó de forma significativa durante la adolescencia de la señora Shaw, aunque, cuando ésta se casó y se fue de casa al terminar sus estudios en el instituto, la madre recayó y falleció al poco tiempo.

Actualmente, la señora Shaw es madre de 4 hijos en edad escolar; además, sobre ella recae todo el cuidado de un hermano alcohólico, enfermo de cáncer terminal, y de su propio marido, incapacitado, que ha estado gravemente deprimido y laboralmente incapacitado desde que fue operado hace un año y medio. Vive de sus propios recursos. Tanto su marido como los padres de éste tienen problemas con el alcohol.

La señora Shaw sigue cuidando de su familia. «No puedo vivir conmigo misma si no lo hago todo. Me siento culpable cuando hago algo para mí misma». Es capaz de enfrentarse con las demandas cotidianas de la vida y por lo general no está deprimida, excepto durante el período premenstrual, cuando «todo el mundo se me cae encima» y se siente «abatida».

Discusión sobre «Paranoide y peligrosa»

El comportamiento fuera de control que condujo a la señora Shaw al psiquiatra sugería un estado psicótico potencialmente peligroso para los demás y, por lo tanto, requería ingreso. Afortunadamente, la señora Shaw fue capaz de convencer al psiquiatra de que no se encontraba en un estado psicótico, sino que experimentaba dificultades episódicas que siempre aparecían los días anteriores a la menstruación y remitían con su llegada. Sus síntomas varían de un ciclo a otro e incluyen depresión, ira, irritabilidad y aumento de la ingesta de comida. Entre estos episodios la señora Shaw se encuentra aparentemente libre de síntomas.

Este patrón de episodios disfóricos recurrentes, que se inician en la fase premenstrual y remiten con el comienzo de la menstruación, sugieren el diagnóstico del Eje I de trastorno disfórico premenstrual (DSM-IV-TR, pág. 861), entidad que no se incluye en la clasificación oficial, pero sí en el apéndice del DSM-IV-TR sobre diagnósticos pendientes de estudio posterior. Entretanto, en el DSM-IV-TR se considera un ejemplo de trastorno depresivo no especificado. Para confirmar este diagnóstico, sería necesario que la Sra. Shaw llevara un registro diario en el que puntuara su estado de ánimo y su comportamiento al menos durante dos ciclos, para así documentar su impresión de que los cambios siempre se asocian con el ciclo menstrual. Además, sería necesario establecer que al menos cinco síntomas asociados (p. ej., disminución del interés en las actividades habituales, pérdida notable de energía, alteraciones del sueño y otros síntomas físicos) han estado presentes la mayor parte del tiempo durante cada fase premenstrual sintomática.

Comentario sobre «Paranoide y peligrosa» por Teri Pearlstein, M.D.*

La descripción que hace el psiquiatra de la señora Shaw como «paranoide y peligrosa para los demás» cuando se encuentra en la fase premenstrual pero como una «persona diferente» al día siguiente de la menstruación demuestra que la misma mujer puede presentarse de forma muy diferente en las fases lútea (premenstrual) y folicular (posmenstrual) del ciclo menstrual. La primera descripción clínica de este fenómeno fue la de «manía-depresión» que, al contrario de la dicotomía que se plantean en el «Doctor Jekyll y mister Hyde», ha quedado plasmada por los mal llamados humoristas de las tiras cómicas de los periódicos y en calendarios, tarjetas de felicitación y tazas de café. Se venden pins con frases como «Cuidado: estoy armada y tengo un SPM» y la fase lútea se ha relacionado con el «ciclo de centrifugado de una lavadora». Este humor desagrada a las mujeres que padecen síntomas premenstruales al favorecer la opinión, firmemente establecida, de que no hay que tomar en serio a estas mujeres porque sus lágrimas, su enfado intenso y su labilidad emocional no tienen causa aparente. Sin embargo, estas mujeres después pueden decir que su reacción premenstrual de irritabilidad y enfado era exagerada, afirmando a menudo que el problema que provocó su reacción brusca sigue siendo un problema para ellas. En el caso de la señora Shaw, aunque pudiera haber aceptado que su reacción era excesiva, continuaba insistiendo en que el director del colegio realmente trató mal a su hijo y que le debía una explicación por esta actuación tan injusta. El objetivo del tratamiento en la señora Shaw no es eliminar los desacuerdos que mantiene con otras personas importantes en su vida, sino hacer que sus reacciones ante los episodios de su vida cotidiana tengan la misma «proporción» en la fase lútea que durante la fase folicular.

La señora Shaw podría ser diagnosticada provisionalmente de trastorno depresivo sin otra especificación según los síntomas de presentación y le pediríamos que puntuase sus síntomas cada día durante dos ciclos menstruales completos. Su médico le entregaría un formulario de puntuación en el que se enumeren los componentes habituales de los síntomas premenstruales que debe puntuar cada día con valoraciones que varían desde «no presente» hasta «grave», revisándolas después con ella para analizar su correspondencia con su ciclo menstrual. Para cumplir los criterios diagnósticos del trastorno disfórico premenstrual (TDPM) tal como se especifican en el apéndice de DSM-IV TR, al menos deben estar presentes de 5 de los 11 sín-

* *El doctor Pearlstein es director del Women's Behavioral Health Program at Women and Infants Hospital en Providence, Rhode Island, y profesor adjunto de psiquiatría y comportamiento humano en la Facultad de Medicina Brown. Es autor de varios manuscritos sobre el diagnóstico y tratamiento del trastorno disfórico premenstrual y ha realizado varios estudios con antidepresivos y anticonceptivos orales en el trastorno disfórico premenstrual.*

tomas posibles en la fase premenstrual, síntomas que deben estar ausentes poco después del inicio de la menstruación, y al menos, uno de los 5 síntomas debe ser un estado de ánimo deprimido, ansiedad, labilidad o irritabilidad. Los criterios de TDPM requieren un cierto grado de deterioro funcional como consecuencia de los síntomas premenstruales. Si los síntomas son evidentes pero la paciente no tiene el tipo, el número o la intensidad suficiente como para causar el deterioro funcional, se podría decir que la mujer tiene el síndrome premenstrual (SPM) y no un TDPM. Si los síntomas de estado de ánimo o ansiedad están presentes durante la fase folicular y aumentan durante la fase lútea, en lugar del diagnóstico de TDPM se diría que la mujer tiene una exacerbación premenstrual de un estado de ánimo o un trastorno de ansiedad subyacente. Aunque la mayoría de las mujeres con SPM o TDPM grave tienen síntomas similares en cada ciclo, se recomienda obtener la puntuación en dos ciclos porque puede haber alguna variación en la intensidad de cada uno de ellos. La presentación de la señora Shaw es poco frecuente porque sus síntomas son muy variables de un ciclo a otro, incluso con ciclos asintomáticos.

Muchas mujeres que tienen síntomas premenstruales reconocen la naturaleza cíclica llegando a la conclusión de que «están causados por hormonas» y los describen al ginecólogo o al médico de atención primaria. Aunque el TDPM está claramente relacionado con los trastornos del estado de ánimo, pocas mujeres que tienen problemas premenstruales acuden a un médico de salud mental. Por tanto, el caso de la señora Shaw también es raro porque la naturaleza cíclica y espectacular de sus síntomas la ha hecho acudir a un centro de urgencias psiquiátricas y después a una evaluación psiquiátrica ambulatoria. No obstante, un reducido número de mujeres actúa con impulsos suicidas premenstruales graves o tienen crisis intermitentes de comportamiento violento que pueden motivar la evaluación psiquiátrica.

Después de establecer el diagnóstico de TDPM, el médico de la señora Shaw debe comentar las distintas opciones de tratamiento existentes, que son muchas. Independientemente de si acude a un médico general o a un especialista de salud mental, los inhibidores selectivos de la recaptación de serotonina (ISRS) se consideran el tratamiento de primera línea en las normas de consenso de expertos psiquiatras (Altshuler y cols., 2001) y ginecólogos (American College of Obstetrics and Gynecology, 2000) por su eficacia y facilidad de administración. En el pasado, los ginecólogos y los médicos de atención primaria prescribirían anticonceptivos orales y otros medicamentos no psicotropos, pero desde que la Food and Drug Administration de EE.UU. aprobara el uso de la fluoxetina en 2000, la sertralina en 2002 y la paroxetina CR en 2003 para el TDPM, los médicos están comenzando a administrar ISRS con mayor frecuencia. Prácticamente en todos los estudios doble ciego y controlados con placebo con ISRS se ha descrito su eficacia (Pearlstein, 2002), con una tasa de respuesta media del 60 al 70% para los ISRS y del 30% para el placebo. En un metaanálisis de 15 estudios aleatorizados, doble ciego y controlados con placebo con ISRS en el SPM y el TDPM graves se publicó que había una respuesta favorable siete veces mayor en los pacientes que habían recibido ISRS frente al placebo (Dimmock y cols., 2000).

Las dosis eficaces en el TDPM son equivalentes a las que se utilizan en el trastorno depresivo mayor (TDM), aunque hay varias características del uso de antidepresivos en el TDPM que son distintas en el TDM. En este último, todos los antidepresivos parecen ser igualmente eficaces, sin embargo, los antidepresivos serotoninérgicos son mucho más eficaces en el tratamiento del TDPM frente a los antidepresivos no serotoninérgicos como el bupropión o algunos antidepresivos tricíclicos. También parece que los ISRS producen un rápido alivio de los síntomas premenstruales, quizás por la modulación de las vías hormonales o neuroesteroideas. Por el contrario, los ISRS tardan habitualmente de 2 a 6 semanas en ser eficaces en el tratamiento de la depresión y de los trastornos de ansiedad. En varios estudios se ha descrito su eficacia al administrarla únicamente durante la fase lútea del ciclo (desde la ovulación a la menstruación), diariamente con ISRS y semanalmente con fluoxetina (Pearlstein, 2002). Aún no se ha demostrado si el ISRS es eficaz cuando se administra al inicio de los síntomas en la fase lútea, por ejemplo, en una mujer que tome el ISRS sólo en los 3 días de la fase lútea en que tiene síntomas premenstruales.

Otra diferenciación que existe entre el tratamiento del TDPM y del TDM es que muchas mujeres refieren que los síntomas premenstruales del primero vuelven cuando se interrumpe la administración del ISRS. Aunque hay algunos estudios sintomáticos sobre el retorno de los síntomas después de interrumpir la ingestión del ISRS, muchos médicos y mujeres con SPM indican que los síntomas premenstruales recurren con frecuencia y lo hacen desde el primer ciclo en el que la paciente no recibe medicación. La señora Shaw tiene ante sí años de uso de un ISRS, quizás hasta la menopausia. La eficacia de la administración en la fase lútea o diaria de un ISRS es aproximadamente equivalente, pero la señora Shaw podría elegir la primera para disminuir los posibles efectos secundarios que pueden presentarse con el uso diario a largo plazo, como el aumento de peso o la disfunción sexual.

Las mujeres con TDPM que tienen previsto concebir interrumpen la administración del ISRS antes de la concepción, aunque algunas prefieren tomarlo hasta quedar embarazada. En este segundo caso se puede elegir un ISRS con una vida media más corta o la administración en la fase lútea para reducir al mínimo posible la exposición fetal al fármaco una vez que se produce la concepción e interrumpir después la administración. Como los síntomas de TDPM suelen aplacarse durante la gestión, las mujeres embarazadas con TDPM previo no suelen necesitar medicación, pero los síntomas premenstruales suelen recurrir una vez que se reinicia la menstruación después de dar a luz. Las mujeres con TDPM tienen un riesgo mayor de desarrollo de TDM en el futuro (observado por la aparición de trastornos del estado de ánimo y síntomas de ansiedad durante la fase folicular) y puede ser necesario cambiar a otra clase de antidepresivo para tratar el episodio de TDM.

Una visión simplificada de la etiología del TDPM es que los cambios hormonales de la ovulación interaccionan con los sistemas neurotransmisores o neuroesteroideos «disregulados» (Schmidt y cols., 1998). La teoría que subyace en el tratamiento del TDPM es «corregir» la «disregulación» con fármacos psicotropos o inducir un estado anovulatorio para evitar la «provocación» hormonal en cada ciclo de ovulación. Por tanto, el tratamiento de segunda línea para el SPM y el TDPM graves consiste en inducir la anovulación con agonistas liberadores de gonadotropinas, el danazol u otras hormonas gonadales (Pearlstein y Steiner, 2000). Los estudios con agonistas liberadores de gonadotropinas habitualmente han demostrado su eficacia de los mismos pero añadiendo la reposición de fondo con estrógenos y progesterona para disminuir los riesgos médicos asociados a un estado hipoestrogénico prolongado que provocaba la inducción de trastornos del estado de ánimo y síntomas de ansiedad. Prácticamente ningún estudio sobre la administración de progesterona en la fase lútea ha podido demostrar su superioridad frente a placebo y, hasta la fecha, los pocos trabajos publicados sobre el uso de anticonceptivos orales no han demostrado su eficacia frente al placebo (Epperson y cols., 1999; Kahn y Halbreich, 2001). La mayoría de las mujeres con TDPM respondería a los ISRS, pero un agonista liberador de gonadotropinas sería una segunda opción razonable en el caso de la señora Shaw si no respondiera.

Se han descrito estudios positivos al menos en algunos de los síntomas premenstruales tratados con otros medicamentos serotoninérgicos como venlafaxina, clomipramina, L-triptófano y buspirona o con alprazolam durante la fase lútea con disminución de la dosis durante la menstruación, con fototerapia, bromocriptina, espironolactona y otros medicamentos (Pearlstein, 2002; Pearlstein y Steiner, 2000). En una reciente revisión exhaustiva sobre el empleo de productos herbales y otros tratamientos alternativos se llegó a la conclusión de que no se podía recomendar claramente ningún tratamiento complementario, aunque hay algunos datos que apoyarían el uso del calcio y el magnesio (Stevinson y Ernst, 2001). Como anécdota, se ha descrito que los cambios de la dieta, con comidas frecuentes y aumento de carbohidratos complejos, ejercicio y técnicas de relajación aliviarían los síntomas premenstruales. Asimismo, en algunos estudios se ha descrito que la terapia conductual es beneficiosa en el tratamiento de las pacientes con TDPM (Pearlstein y Steiner, 2000). La señora Shaw se beneficiaría especialmente de una psicoterapia que incorporara técnicas cognitivas y que también actuara frente a algunos de sus factores estresantes importantes. Es frecuente que las mujeres con SPM o TDPM tengan un aumento de cogniciones negativas y que tiendan a «venirse abajo» ante los factores estresantes cuando se encuentran en la fase premenstrual. La señora Shaw afirma que es capaz que afrontar su papel de cuidadora y «las demandas de su vida cotidiana» cuando no está en la fase premenstrual. En la psicoterapia individualizada se podrían abordar sus funciones de cuidadora y destacar su necesidad de provocar el apoyo de los demás y disminuir sus expectativas sobre sí misma cuando se encuentra en la fase premenstrual.

Bibliografía

Altshuler LL, Cohen LS, Moline ML, et al: The Expert Consensus Guideline Series. Treatment of depression in women. Postgrad Med (Spec No):1-107, 2001

American College of Obstetrics and Gynecology: Premenstrual syndrome, in ACOG Practice Bulletin. Washington, DC, American College of Obstetrics and Gynecology, 2000

Dimmock PW, Wyatt KM, Jones PW, et al: Efficacy of selective serotonin reuptake inhibitors in premenstrual syndrome: a systematic review. Lancet 356(9236):1131-1136, 2000

Epperson CN, Wisner KL, Yamamoto B: Gonadal steroids in the treatment of mood disorders. Psychosom Med 61(5):676-697, 1999

Kahn LS, Halbreich U: Oral contraceptives and mood. Expert Opin Pharmacother 2(9):1367-1382, 2001

Pearlstein T: Selective serotonin reuptake inhibitors for premenstrual dysphoric disorder: the emerging gold standard? Drugs 62(13):1869-1885, 2002

Pearlstein T, Steiner M: Nonantidepressant treatment of premenstrual syndrome. J Clin Psychiatry 61 (suppl 12):22-27, 2000

Schmidt PJ, Nieman LK, Danaceau MA, et al: Differential behavioral effects of gonadal steroids in women with and in those without premenstrual syndrome. N Engl J Med 338:209-216, 1998

Stevinson C, Ernst E: Complementary/altemative therapies for premenstrual syndrome: a systematic review of randomized controlled trials. Am J Obstet Gynecol 185(1):227-235, 2001

Un vecindario tóxico

Robert Cortland es un hombre de 38 años de edad que acude a un centro comunitario de salud mental para realizar el seguimiento ambulatorio de su tratamiento después de la tercera hospitalización en 3 años. A pesar de ser licenciado en farmacia y odontología, no ha podido trabajar en los últimos 3 años y medio, recibe una pensión de invalidez y vive con su madre. Al recibir el alta hospitalaria le prescribieron litio y perfenazina; se queja de cansancio y está enfadado por haber sido hospitalizado y por tener dificultades para sentir cualquier emoción («Intenta reírte mientras tomas perfenazina»). Dice que no se siente deprimido, irritable ni eufórico, niega cambios de apetito o de la libido y dice que duerme unas 9 horas cada noche. Niega tener alucinaciones o problemas de concentración, aunque tiene dificultades para responder con claridad a muchas preguntas. Desconfía de sus vecinos; por esta causa quiere irse de casa de su madre, pero se siente culpable por abandonarla.

El doctor Cortland nos cuenta su historial psiquiátrico a regañadientes pero, por fortuna, se han recibido los registros hospitalarios antes de la evaluación psiquiátrica. Hace 3 años se presentó por primera vez para recibir tratamiento. En aquel momento, la policía le llevó a un servicio de urgencias psiquiátricas después de que sus vecinos le denunciaran por gritarles desde la ventana para que «apagaran la radiación». La policía se lo encontró sin camisa, a cero grados en la calle, con una «cinta de samurái» en la cabeza. El doctor Cortland fue ingresado y tratado con haloperidol y benztropina. Se siente avergonzado cuando describe cualquiera de los otros síntomas que le llevaron a su primera hospitalización, pero recuerda que no pudo dormir durante días porque se sentía como si un insecto «zumbase» en su cabeza, sus ojos «se salieran» e hiciera un calor excesivo en la habitación. Aproximadamente un mes antes de este episodio decidió que ya no quería ejercer de dentista, porque no le permitía desarrollar su creatividad con las manos, por lo que comenzó a pintar arte «impresionista» sobre los cristales de las ventanas.

El doctor Cortland no volvió a trabajar después de su primera hospitalización, a pesar de haber ido durante un corto espacio de tiempo a un terapeuta ocupacional. Aunque fue enviado a un psiquiatra para controlar el tratamiento, faltó «al menos a la mitad» de las citas y tomó haloperidol sólo esporádicamente durante 3 meses antes de interrumpir el tratamiento porque le hacía sentirse «muerto». Pasó la mayor parte del siguiente año pintando en el sótano; a veces, hacía la compra para su madre, pero se mantenía recluido el resto del tiempo. Siguió sospechando de sus vecinos y les fulminaba con la mirada cuando los encontraba por casualidad. Describió sentirse mal y desanimado durante aquel tiempo, sin saber qué hacer con su vida y con miedo de relacionarse con otras personas porque podrían saber que estaba «loco».

El doctor Cortland ingresó por segunda vez hace aproximadamente un año, después de que su madre llamara a urgencias porque volvía a creer que sus vecinos dirigían microondas a su dormitorio desde la antena de la televisión por satélite para mantenerle despierto. En el resumen del alta hospitalaria se le describió como muy agitado, amenazante e irritable, con lenguaje verborreico a su ingreso. También se sospechaba que oía voces debido a su distracción extrema, aunque lo negó. Además se decía que tenía una idea delirante persecutoria fija sobre sus vecinos en el año anterior a su ingreso. Fue dado de alta con divalproex, olanzapina y lorazepam.

El doctor Cortland volvió a mostrarse «demasiado orgulloso» para seguir con el tratamiento ambulatorio e interrumpió su medicación cuando se acabaron las recetas un mes después del alta. Se sintió bien durante unos 3 meses, pero después se volvió a recluir, durmiendo más de 16 horas al día, sin afeitarse y bañándose sólo de vez en cuanto, y sólo cuando su madre le insistía. Fue ingresado por tercera vez hace 2 meses, tras acudir al servicio de urgencias psiquiátricas porque «no lo podía soportar más». Había estado conduciendo sin rumbo por una autopista durante horas, a menudo a velocidades elevadas, esperando que la policía le detuviera y le disparara. Se mostró agitado e irritable, creía que el Espíritu Santo le estaba enviando mensajes a través de sus pinturas y creía que aún dirigían microondas hacia su cerebro. Describía que «a través de las paredes podía oír a los vecinos maquinando». Se negó a reiniciar el tratamiento con divalproex y olanzapina pero fue mejorando poco a poco con litio y perfenacina. En la exploración física, parecía estar sano, sin signos de alteraciones analíticas, con pruebas de función tiroidea y resonancia magnética normales.

El doctor Cortland es hijo único y siempre ha crecido «solitario». Se tituló en Farmacia tras un programa universitario de 5 años, trabajó varios años como farmacéutico y después se aprobó su solicitud en la facultad de odontología y trabajó exclusivamente como odontólogo durante 12 años. Siempre vivió con su madre, sintiéndose obligado a cuidar de ella (aunque se encuentra bien) cuando falleció su padre hace 15 años. Ha tenido varios períodos prolongados de depresión en la facultad de farmacia y en la escuela de odontología, habitualmente por el rechazo de las mujeres con las que salía. No pudo dar una historia más elaborada de síntomas depresivos. Su padre era un «tipo raro» pero nunca recibió asistencia psiquiátrica y su tío paterno tenía «crisis nerviosas», mientras que un primo carnal de su padre pasó varios años ingresado en un centro psiquiátrico estatal.

Discusión sobre «Un vecindario tóxico»

El doctor Cortland fue hospitalizado tres veces con síntomas que cumplían los criterios diagnósticos de episodio de manía (estado de ánimo irritable, descenso de la necesidad de sueño, habla verborreica, pensamientos acelerados, agitación psicomotriz). Aunque no fue hospitalizado para el tratamiento de sus episodios de depresión, el doctor Cortland parece haber tenido al menos dos episodios de posmanía durante los cuales tuvo síntomas compatibles con episodios de depresión mayor. Cada episodio de manía se complicó por la presencia de características psicóticas, con ideas delirantes persecutorias durante 2 ingresos e ideas delirantes grandiosas y alucinaciones auditivas durante al menos uno de ellos. Por tanto, el trastorno bipolar maníaco grave con características psicóticas es una posibilidad diagnóstica. Sin embargo, sus ideas delirantes persecutorias sobre los vecinos nunca remitieron completamente y estuvieron presentes durante los intervalos en los que no presentaba manía ni depresión. Además, tuvo pensamientos y conductas desorganizados residuales que alteraban su capacidad para volver a trabajar como dentista. En realidad, tenía una discapacidad. El trastorno del doctor Cortland cumple los criterios de trastorno esquizoafectivo, de tipo bipolar debido a sus ideas delirantes después desaparecer los síntomas de estado de ánimo prominentes y a la presencia de episodios de alteración del estado de ánimo (de manía y de depresión) durante una parte importante de la duración total de su enfermedad. La evolución también se complicó porque ya no era consciente de la de enfermedad y no aceptaba que tenía un trastorno psiquiátrico importante que necesitaba tratamiento continuado. Estos factores, junto con unos efectos secundarios incómodos, le hicieron fracasar siempre en el cumplimiento de las recomendaciones terapéuticas. Por último, parecía tener problemas para separarse de su madre antes del inicio de la enfermedad, e incluso más desde que el paciente enfermó.

Seguimiento

El objetivo inicial del tratamiento del doctor Cortland consistió en establecer un acuerdo terapéutico y ganar su confianza. El psiquiatra que le atendía en la consulta ambulatoria comentó las preocupaciones del paciente sobre los efectos secundarios de la medicación y consultó con un farmacólogo. Tras comentar las alternativas terapéuticas, se fue disminuyendo la dosis de perfenacina para terminar su administración en las 2 semanas siguientes a la vez que se iba ajustando progresivamente la dosis terapéutica de quetiapina. Su estado de ánimo mejoró y llevó una de sus pinturas en cristales de ventana a su siguiente cita. Este gesto fue motivo de conversación en varias visitas sobre los intereses y planes del cuidador del doctor Cortland. Se le asignó un gestor del caso y se le incluyó en un programa de rehabilitación profesional. Su estado de ánimo se mantuvo estable, aunque continuó albergando la sospecha de que su vecindario era «tóxico». Varios meses más tarde, el doctor Cortland y su madre vendieron su casa y se trasladaron a un dúplex, donde no tuvo problemas con sus nuevos vecinos. Comenzó a trabajar en una tienda de materiales para manualidades y cumplió con sus visitas de control del tratamiento y con la medicación. Continúa manteniendo su nivel de funcionalidad y actividad a los 2 años de seguimiento.

Comentario sobre «Un vecindario tóxico» por Paul E. Keck Jr., M.D.*

Según mi experiencia, una de las cosas más difíciles que se aprenden sobre el tratamiento de los pacientes con trastorno esquizoafectivo es la distinción entre esa enfermedad, la esquizofrenia y los trastornos psicóticos del estado de ánimo. Los trastornos del estado de ánimo y la psicosis caracterizan a la esquizofrenia, al trastorno esquizoafectivo y a los trastornos psicóticos del estado de ánimo en la evaluación transversal. Históricamente, la presencia de síntoma de primer rango de Schneiderian (p. ej., ideas delirantes de transmisión, inserción y retirada de pensamientos, control por una fuerza exterior y audición de dos o más voces que conversan entre sí) o trastornos del estado de ánimo con ideas delirantes incongruentes se consideró

* *El doctor Keck es profesor de psiquiatría, farmacología y neurociencias, es vicepresidente de investigación del Departamento de psiquiatría en la Facultad de Medicina de la Universidad de Cincinnati y director adjunto del Centro de investigación clínica general del centro médico de la administración de veteranos de Cincinnati, Ohio. Ha publicado varios estudios y revisiones sobre los aspectos nosológicos y el tratamiento farmacológico sobre el trastorno esquizoafectivo y es editor de* Managing Depressive Symtomps in Schizophrenia *y coautor de* The Neuroleptic Malignant Syndrome and Related Conditions *(American Psychiatric Publishing, 2003). Perteneció al grupo de trabajo de la American Psychiatric Association para el desarrollo de las normas prácticas para el tratamiento de pacientes con trastornos bipolares (1994 y 2001).*

clave para el diagnóstico de trastorno esquizoafectivo o esquizofrenia en lugar de un trastorno psicótico del estado de ánimo. No obstante, en varios estudios se ha demostrado la falta de especificidad patognomónica de estos síntomas psicóticos (Spitzer y cols., 1978). Por tanto, el principal método de distinción se basa en el estudio de la relación temporal entre los síntomas psicóticos y los afectivos. Como norma general, los trastornos psicóticos del estado de ánimo se diagnostican cuando los síntomas psicóticos aparecen junto con los trastornos o episodio de trastornos del estado de ánimo. La esquizofrenia se diagnostica cuando los episodios del estado de ánimo explican una pequeña parte de la duración total de la enfermedad. El trastorno esquizoafectivo se diagnostica cuando los síntomas del estado de ánimo son una parte significativa de la enfermedad, pero los síntomas psicóticos también aparecen cuando no hay episodios del estado de ánimo.

En particular, el tipo depresivo del trastorno esquizoafectivo puede ser particularmente difícil de distinguir de la esquizofrenia que se acompaña por síntomas depresivos o negativos; es más claro cuando la depresión aparece durante una parte sustancial de la evolución de la enfermedad. No obstante, con fines prácticos se puede decir que el tratamiento farmacológico del tipo depresivo del trastorno esquizoafectivo y de la esquizofrenia complicada por síntoma depresivos o negativos es el mismo (es decir, un medicamento antipsicótico atípico que, en ocasiones se administra en combinación con un antidepresivo concomitante). El tipo depresivo del trastorno esquizoafectivo también es una posibilidad para el diagnóstico diferencial de depresión psicótica mayor o depresión bipolar, lo que resulta especialmente difícil si el paciente acude para el tratamiento de síntomas psicóticos y depresivos por primera vez. De nuevo, con fines prácticos, el tratamiento farmacológico agudo del tipo depresivo del trastorno esquizoafectivo y de la depresión psicótica consistiría en una combinación de un fármaco antipsicótico y un antidepresivo. El diagnóstico del tipo depresivo del trastorno esquizoafectivo sería más seguro si los síntomas psicóticos recurrieran o persistieran a pesar del tratamiento adecuado del trastorno depresivo.

En una evaluación transversal también puede ser difícil distinguir entre el tipo bipolar del trastorno esquizoafectivo (en la fase de manía) y la esquizofrenia complicada por una agitación psicomotriz grave. La presencia de un estado de ánimo eufórico, labilidad emocional, menor necesidad de sueño, pensamientos apresurados, habla verborreica y conducta hipersexual se ajusta más a los criterios de manía. Las situaciones más frecuentes se refieren a pacientes que acuden para un tratamiento con episodios de manía bien definidos que también tienen características psicóticas y que inicialmente responden al tratamiento combinado con un timorregulador y un antipsicótico pero que después presentan recurrencia de los síntomas psicóticos pero no de los afectivos cuando se disminuye o interrumpe la administración de los fármacos antipsicóticos. De igual modo, algunos pacientes de los que se supone que tienen un trastorno bipolar presentan por un trastorno del pensamiento persistente residual, ideas persecutorias o de grandiosidad sobrevaloradas, o ideas delirantes francas que persisten en ausencia de síntomas del estado de ánimo durante el tratamiento de mantenimiento con un timorregulador. Estos pacientes requieren una terapia de mantenimiento a largo plazo con un antipsicótico combinado con un timorregulador para tratar estos síntomas perniciosos y psicóticos persistentes. En esta situación, el diagnóstico evoluciona desde un trastorno bipolar a un tipo bipolar de un trastorno esquizoafectivo.

La evolución de la enfermedad del doctor Cortland es la habitual en muchos pacientes con trastorno esquizoafectivo de tipo bipolar. Durante los primeros 3 años, tras su primera hospitalización psiquiátrica, presentó un patrón de enfermedad crónica deteriorante con episodios recurrentes de alteración del estado de ánimo, ideas residuales persistentes y pensamiento desorganizado, consciencia de enfermedad muy limitada, mala adhesión al tratamiento, empeoramiento del aislamiento social, pérdida de su profesión y necesidad de solicitar una invalidez.

Los criterios diagnósticos formales de trastorno esquizoafectivo no se organizaron hasta el DSM-III-R (1987), cuando se extrajeron los criterios formulados por Spitzer y cols. (1978) y Feighner y cols. (1972). En el DSM-IV-TR se reconocen dos tipos de trastorno esquizoafectivo: el bipolar y el depresivo. El trastorno esquizoafectivo se concibe como una forma de esquizofrenia, un grave de trastorno del estado de ánimo, un estado de transición entre trastornos del estado de ánimo y la esquizofrenia, una combinación de ambos síndromes, un síndrome diferenciado y homogéneo y un síndrome heterogéneo que comprende las variantes de esquizofrenia, trastorno del estado de ánimo y formas combinadas de ambos trastornos (Brockington y cols., 1991; Maier y cols., 1992; Maj, 1984). Los límites diagnósticos entre esquizofrenia complicada con episodios depresivos y el tipo depresivo del trastorno esquizoafectivo se determinan principalmente por la duración relativa de los episodios de depresión en la duración global de la enfermedad psicótica (Skodol, 1987). Hasta la fecha, la mayoría de los estudios indican que el trastorno esquizoafectivo de tipo depresivo es más parecido a la esquizofrenia que al trastorno del estado de ánimo en su historia familiar, en la fenomenología, en la evolución de la enfermedad y en la respuesta al tratamiento (Keck y cols., 1994). Por el contrario, en estudios similares se indica que el tipo bipolar es más parecido al trastorno bipolar.

A pesar de la ambigüedad que rodea a los límites del trastorno esquizoafectivo, la disponibilidad de criterios diagnósticos ha permitido una mejoría significativa de la fiabilidad de su diagnóstico. Por ejemplo, en dos estudios que usan los métodos de fiabilidad test-retest se encuentra una fiabilidad interevaluador aceptable o buena para el trastorno esquizoafectivo (Spitzer y cols., 1978; Williams y cols., 1992).

Aunque en ningún estudio epidemiológico comunitario nacional de la prevalencia de trastornos psiquiátricos se ha incluido el trastorno esquizoafectivo, en varios se ha estudiado su prevalencia en el entorno clínico. Los datos combinados de varios estudios clínicos indican que la media de la prevalencia de trastorno esquizoafectivo es del 16% entre los pacientes que acuden para el tratamiento tanto si son ingresados como ambulatorios (Keck y cols., 1994). Por tanto, el trastorno esquizoafectivo es frecuente en el entorno clínico.

Como los criterios diagnósticos de este trastorno son relativamente nuevos, no resulta sorprendente que la investigación sobre su tratamiento farmacológico sea escasa (Keck y cols., 1994). En la mayoría de los estudios sobre fármacos antipsicóticos realizados en los últimos 40 años se incluían pacientes con esquizofrenia y trastorno esquizoafectivo juntos, sin analizar por separado la mejoría de la psicosis y sin evaluar la mejoría de los síntomas afectivos. Recientemente, con la llegada de los fármacos antipsicóticos atípicos, que parecen mejorar tanto la manía como los síntomas depresivos, se ha prestado una mayor atención a la respuesta de los pacientes con trastorno esquizoafectivo a estos fármacos. No obstante, quedan muchas preguntas fundamentales sin responder sobre el tratamiento farmacológico. Por ejemplo, el tratamiento combinado con un timorregulador y un fármaco antipsicótico atípico, como en el caso del doctor Cortland, ¿es mejor que el tratamiento con un antipsicótico atípico solo? De igual modo, en los pacientes con el tipo depresivo del trastorno esquizoafectivo, ¿es mejor el tratamiento con un antidepresivo y con un antipsicótico atípico o sólo con este último?

En el caso de doctor Cortland, las secuelas psicológicas del trastorno esquizoafectivo son similares a las de muchos pacientes con trastornos del estado de ánimo o trastornos psicóticos, como es aceptar la realidad de tener una enfermedad de este tipo, redefinir los objetivos vitales, esforzarse por recuperar la funcionalidad, afrontar los síntomas y episodios recurrentes o residuales y el cumplimiento de las pautas de tratamiento, con la reducción al mínimo posible de los efectos secundarios. El doctor Cortland acudía cada mes a sus reuniones de psicoterapia, cuyos objetivos iniciales eran ayudarle a identificar los signos y síntomas de su enfermedad y conseguir la ayuda de la madre para identificarlos junto con él. Hizo un esfuerzo considerable para afrontar la pérdida de su identidad profesional anterior y ajustar objetivos realistas a un plazo inmediato, como encontrar un empleo remunerado y estructurar su tiempo de forma productiva. Cuando comenzó a trabajar su atención se centró en comentar sus relaciones con los compañeros y clientes, incluida una crítica constructiva y la interacción con unos límites apropiados.

Bibliografía

Brockington IF, Roper A, Copas J, et al: Schizophrenia, bipolar disorder and depression: a discriminant analysis, using «lifetime» psychopathology ratings. Br J Psychiatry 159:485-494, 1991

Feighner JP, Robins E, Guze SB, et al: Diagnostic criteria for use in psychiatric research. Arch Gen Psychiatry 26:57-63, 1972

Keck PE Jr, McElroy SL, Strakowski SM, et al: Pharmacologic treatment of schizoaffective disorder. Psychopharmacology 114:529-538, 1994

Maier W, Lichterman D, Minges J, et al: Schizoaffective disorder and affective disorders with mood-incongruent psychotic features: keep separate or combine? evidence from a family study. Am J Psychiatry 149:1666-1673, 1992

Maj M: Evolution of the American concept of schizoaffective psychosis. Neuropsychobiology 11:7-13, 1984

Skodol AE: Problems in Differential Diagnosis: From DSM-III to DSM-III-R in Clinical Practice. Washington, DC, American Psychiatric Press, 1987

Spitzer RL, Endicott J, Robins E: Research diagnostic criteria: rationale and reliability. Arch Gen Psychiatry 35:773-782, 1978

Williams JBW, Gibbon M, First MB, et al: The Structured Clinical Interview for DSM-III-R (SCID), II: multisite test-retest reliability. Arch Gen Psychiatry 49:630-636, 1992

Bajo nivel de vida

Louise Larkin es una mujer de 39 años, pálida, encorvada, cuya cara de niña está enmarcada por trenzas rubias atadas con cintas de color rojo. Su médico de cabecera, preocupado por su bajo nivel de actividad, la remite para una exploración psiquiátrica que valore la posibilidad de ingreso. Su única queja al médico es que «ha empeorado mi autocuidado y mi nivel de vida». Su madre refiere que sin duda ha existido un declive, pero que éste se ha venido produciendo durante muchos años. Durante los últimos meses Louise ha permanecido en su habitación, callada y quieta.

Hace 12 años, Louise trabajaba de supervisora en el departamento de terapia ocupacional de un gran hospital, vivía en su propio apartamento y se había comprometido con un hombre joven. Un buen día rompió este compromiso, y poco a poco fue mostrando una mayor desorganización, merodeando sin rumbo por las calles y vistiendo ropa inadecuada. Fue despedida de su trabajo, y finalmente se requirió la ayuda de la policía para hospitalizarla; al entrar en su apartamento, se comprobó su estado deplorable: papeles, comida y objetos rotos por todas partes. No existe información disponible de este antecedente de hospitalización, que se prolongó por espacio de 3 meses y del cual fue dada de alta con la indicación de vivir con su madre y la prescripción médica de un fármaco que no recuerda en este momento, pero que de todas formas nunca llegó a tomar.

Después del alta hospitalaria su familia confiaba en que Louise volvería a ser ella misma y encarrilaría de nuevo su vida; pero con los años fue volviéndose más retraída y su rendimiento fue a peor. Dedicaba la mayor parte del tiempo a ver la televisión y a cocinar. Sus platos consistían en combinaciones extravagantes de ingredientes, como col con galletas, que luego cocinaba y tenía que comer ella sola porque ningún otro miembro de la familia podía con ellos. Coleccionaba libros de cocina y de recetas, y tenía la habitación llena de legajos donde guardaba su colección. A menudo, cuando su madre entraba de repente en su habitación, cogía rápidamente una de estas revistas y pretendía estar leyéndola, cuando de hecho lo único que había estado haciendo hasta el momento era permanecer sentada mirando la pared. Dejó de ducharse y de lavarse el pelo y los dientes. Comía cada vez menos aunque negaba haber perdido el apetito, y durante un período de varios años perdió 7 kg. Dormía a horas extrañas. Finalmente empezó a presentar enuresis, mojando frecuentemente las sábanas y llenando su habitación del insoportable hedor de la orina.

Durante la entrevista del primer día de ingreso en el hospital psiquiátrico, Louise está sentada, mantiene las manos fuertemente agarradas a su falda y rehúye el contacto visual con el médico que intenta interrogarla. Responde rápidamente a las preguntas y no parece mostrarse suspicaz o reservada, aunque su afecto es superficial. Niega estar deprimida ni tener ideas delirantes o alucinaciones. Sin embargo, sus respuestas se vuelven cada vez más idiosincrásicas e irrelevantes a medida que la entrevista va progresando. En respuesta a la pregunta referente a sus extraños hábitos culinarios, replica que no quiere discutir los recientes acontecimientos en Rusia. Cuando se trata el tema de su bajo nivel de actividad y rendimiento, responde, «Cuando eres joven se da algo más que un simple despegue». Preguntada sobre si tiene ideas de referencia, comenta, «Dudo que sea cierto, pero si uno conoce a los escritores implicados, podría constituir un elemento dirigido de forma cómica». Sus respuestas vienen interrumpidas constantemente por la frase «Estoy a salvo. Estoy a salvo».

Discusión sobre «Bajo nivel de vida»

Diversos aspectos de este caso sugieren el diagnóstico de esquizofrenia. Por una parte, el extremo declive de rendimiento de Louise durante un período de varios años y las muchas peculiaridades de su conducta y su conversación. Por otra, no existen pruebas de un trastorno del estado de ánimo, una enfermedad médica o un trastorno inducido por sustancias que pudieran explicar esta alteración. Lo que dificulta el diagnóstico en mayor medida es la aparente ausencia de ideas delirantes o alucinaciones, los cuales están generalmente presentes durante la fase activa de la esquizofrenia.

El DSM-III y el DSM-III-R permitían realizar el diagnóstico de esquizofrenia, incluso en ausencia de ideas delirantes y alucinaciones, si existían dos de los tres siguientes síntomas: incoherencia o marcada pérdida de la capacidad de asociación, conducta catatónica o afecto aplanado o claramente inapropiado. Hubiera sido difícil diagnosticar este caso de esquizofrenia sin la mayor cobertura clínica que supusieron estos criterios. El discurso de Louise resulta a veces incoherente, pero su afecto, aunque descrito como superficial, no puede calificarse de aplanado o claramente inapropiado, y no presenta síntomas catatónicos. Los criterios diagnósticos que definen los síntomas característicos de esquizofrenia en el DSM-IV (y DSM-IV-TR) incluyen síntomas negativos adicionales: alogia (pobreza en la cantidad o el contenido de la conversación) y abulia (incapacidad permanente para realizar de forma mantenida actividades dirigidas a un objetivo). Debido a que su discurso resulta en ocasiones incoherente y que ella es incapaz de trabajar o de realizar tareas que vayan más allá del mínimo autocuidado (abulia), el diagnóstico, a la luz del DSM-IV-TR, sería el de esquizofrenia (DSM-IV-TR, pág. 349).

Comentario sobre «Bajo nivel de vida» por Gerard E. Hogarty, M.S.W.*

Les agradezco encarecidamente la oportunidad de comentar un plan de tratamiento apropiado para Louise. A pesar de su presentación sombría, yo no sería muy pesimista sobre sus posibilidades de recuperar una mejor calidad de vida.

Diagnóstico médico

Lo primero que necesita esta mujer pálida, «encorvada» y, probablemente, malnutrida, de 39 años de edad que tiene incontinencia urinaria y posiblemente, con una inversión del sueño, es un estudio diagnóstico médico que incluya una visita al ginecólogo. Aunque no hay datos de que exista una afección médica contribuyente, la mitad de los pacientes con esquizofrenia tienen una enfermedad médica subyacente (Goldman, 1999). A pesar de que no hay suficiente información para establecer el diagnóstico definitivo según el DSM-IV-TR, Louise claramente tiene una cognición desorganizada y un pensamiento desordenado. Con antecedentes de una afección médica subyacente que haya provocado (o exacerbado) su declive cognitivo, esta paciente es candidata al tratamiento con una dosis terapéutica de un antipsicótico atípico de primera línea, preferiblemente uno que no eleve la concentración de prolactina si tiene osteoporosis u osteopenia. En ausencia de enfermedad ósea u otros factores que complican el cuadro (p. ej., diabetes o hipercolesterolemia), en esta mujer que tiene un peso insuficiente, la opción correcta sería un antipsicótico estimulante del apetito. Louise podría haber tenido una experiencia negativa con un neuroléptico convencional cuando fue hospitalizada por primera vez hace 12 años,

** El señor Hogarty es profesor de psiquiatría en el centro médico de la Universidad de Pittsburgh. El apoyo económico que ha recibido del Instituto nacional de salud mental en los últimos 35 años ha hecho posible el desarrollo y estudio de muchas intervenciones, como la terapia del papel principal (un planteamiento para la terapia del caso clínico), la educación psicológica familiar, la terapia personal y, más recientemente, la terapia de potenciación cognitiva.*

lo que explicaría su renuencia a cumplir la prescripción que le entregan al darle el alta. Una relación de confianza con el terapeuta permitiría tranquilizarla con respecto a que no siempre se repiten esas experiencias relacionadas con los efectos secundarios piramidales de los neurolépticos convencionales. Pero luchar contra el incumplimiento de las prescripciones de Louise conduciría al fracaso. La información, la paciencia y una relación de confianza empática serían claves para el cumplimiento del tratamiento. En este momento, el objetivo es el siguiente: primero, lo primero. El tratamiento psicosocial no presupone reemplazar un diagnóstico y tratamiento médico correctos. Si hay una esquizofrenia, el tratamiento psicosocial se sumaría a los efectos de la medicación para después intentar superar las limitaciones del tratamiento farmacológico (Hogarty y Ulrich, 1998).

Diagnóstico psicosocial

El DSM-IV-TR es un sistema de *clasificación* necesario, pero el diagnóstico, básico para elaborar un plan terapéutico psicosocial detallado, representa la *comprensión,* incluida la de los logros, desilusiones, esperanzas, habilidades, intereses, temperamento, capacidad de aprendizaje, necesidades psicosociales y biológicas y explicación personal «de lo que fue mal» de la paciente en el pasado. Por desgracia, Louise es un caso típico de muchos pacientes con enfermedad aguda debida a que los síntomas psicóticos son malos informadores de su historia personal, por lo que el diagnóstico diferencial según el DSM-IV-TR es bastante difícil. Comenzaría con un proceso de «comprensión», que es necesario para establecer el diagnóstico correcto y el plan de tratamiento adecuado, buscando con gran interés en los historiales hospitalarios en los últimos 12 años y haciendo participar inmediatamente a su madre, que parece ser el único informante disponible (aunque podría haber otros). Louise necesita que la tranquilicen ya que todas las partes implicadas le dan la mejor esperanza de una recuperación final (las leyes de confidencialidad de algunos estados, bien intencionadas aunque equivocadas, por ejemplo, en Nueva York, se convierten en el Némesis de la planificación terapéutica apropiada para los pacientes psicóticos adultos).

La madre de Louise podría sacar partido de una educación psicológica de calidad (Anderson y cols., 1986), al menos con respecto a la información básica sobre la naturaleza y tratamiento de la enfermedad mental grave. Se le ofrecerá con un mensaje de esperanza porque, si sigue adelante, la vida puede mejorar de verdad para su hija. Al tener un miembro de la familia que esté de acuerdo con el tratamiento se garantiza el cumplimiento terapéutico y, al mismo tiempo, se atenúa la culpabilidad, la autoinculpación, la frustración, la desesperación y la ansiedad que, con frecuencia, se asocian al declive de un ser querido (Anderson y cols., 1986). La evolución descendente de Louise es más la demostración del abandono del tratamiento y un sistema sanitario que tiene una capacidad de respuesta mínima que la confirmación del mito de que la evolución inevitable de la esquizofrenia es la del deterioro irreversible.

En estos momentos, ¿qué nos podría ayudar a establecer el diagnóstico psicosocial y el plan de tratamiento? En primer lugar, Louise parece ser inteligente, recibió una buena educación si, en realidad, trabajó antes como supervisora de terapia ocupacional en un gran hospital. Una vez ejerció las funciones ejecutivas necesarias para gestionar sus propios asuntos y establecer una relación íntima. Este tipo de competencias antes de la enfermedad indica la posibilidad de una respuesta muy positiva al tratamiento psicosocial (Hogarty, 2002; Hogarty y cols., 2004). La espiral descendente de Louise es típica del proceso de «desocialización» (Cameron y Margaret, 1951). El comportamiento extraño, incluso en sus formas más leves, puede distanciar a la paciente de sus amigos «normales», de los compañeros de trabajo y de la familia, privando a gente como Louise de un contacto interpersonal significativo e interrumpiendo el proceso vital de la «socialización secundaria» (Brim, 1966; Carter y Flesher, 1995). La conciencia de que existen reglas básicas de la conducta son consecuencia de las experiencias de «socialización primaria» aprendidas en los primeros años de la vida de la mano de los padres (p. ej., «no tires la leche»). Pero la socialización secundaria proporciona a la persona información continuada durante toda su vida sobre las reglas, vocabularios y modos de conducta implícitos de los papeles adquiridos (como ser supervisor de terapia ocupacional, amigo o amante). Estas habilidades se atrofian cuando no se tiene la oportunidad permanente de socialización secundaria y la espiral descendente de abandono y aislamiento social también puede deberse a los cambios neurobiológicos importantes que acompañan al inicio y primeras etapas de la esquizofrenia (Keshavan y Hogarty, 1999). No obstante, muchas de estas alteraciones podrían revertirse o compensarse con el tratamiento (p. ej., Hogarty y cols., 2004; Keshavan y Hogarty, 1999; Penades y cols., 2002).

No hay un «tratamiento rápido» para la esquizofrenia. Louise necesita un plan apropiado para la fase aguda, seguido inmediatamente por un proceso de *estabilización*. Su desorganización cognitiva es la clave para diseñar las necesidades potenciales de tratamiento a largo plazo en la fase de *recuperación*. Los pacientes con desorganización cognitiva invariablemente, tienen problemas para procesar la información (p. ej., atención selectiva) y también con el «trabajo con la memoria» y sus dificultades para solucionar problemas. Si se es capaz de cocinar una receta (una pasión en la que Louise no siempre tiene éxito) es un reto formidable para una persona que tiene problemas de atención y memoria en el trabajo. De igual modo, el relato incoherente que hace Louise de su evolución descendente también informa sobre sus dificultades para utilizar la memoria. Mientras se espera disponer de una información más útil y válida sobre su historia psiquiátrica, podríamos avanzar a partir de lo que ya sabemos.

Tratamiento de la fase aguda

No existen tratamientos psicosociales «heroicos» cuando el paciente con esquizofrenia tiene problemas agudos. Por el contrario, la necesidad de establecer una alianza terapéutica (véanse los capítulos 3 y 4 en Hogarty, 2002) es, ante todo, la que nos proporcionará la pieza clave para llegar al diagnóstico más exacto, evaluar las necesidades y establecer el tratamiento. Podrían aparecer resistencias, pero, con la información de Louise sobre su propio plan de vida, creo que respondería a una relación empática de ayuda. Mientras esperamos que los fármacos antipsicóticos hagan efecto, es esencial crear un «entorno de mantenimiento» (Winnicott, 1965), aumentando el control sobre las situaciones que desestabilizan a la paciente como son las críticas, expectativas inadecuadas, pérdidas, estímulos excesivos, abuso de sustancias, demandas que plantean competitividad e investigación de la «consciencia orientada por la enfermedad», por nombrar sólo algunos aspectos. Louise también necesita un gestor del caso para que su reentrada en la comunidad sea más sencilla y garantizar que tiene un alojamiento con apoyos y bien supervisado. El cumplimiento con la medicación es el principal objetivo en la fase aguda, con supervisión dietética en su caso. Un gestor del caso con experiencia podría acceder a los recursos necesarios y también vigilar el cumplimiento de la terapia, la ingestión nutricional, la seguridad personal y las causas de estrés que hay en el entorno. Es fundamental obtener los beneficios a los que Louise tiene derecho para seguir viviendo (p. ej., pensión de incapacidad, alojamiento y beneficios del seguro de asistencia). No es el momento de entrar en conflicto para aumentar la «dependencia» (Hogarty, 2002). Insisto, lo primero es lo primero.

Tratamiento en la fase de estabilización

Al suponer que Louise tiene esquizofrenia, con el tiempo es probable que se encuentre entre el 85 a 90% de los pacientes que cumplen con el tratamiento y consiguen una respuesta como mínimo, parcial a los antipsicóticos de primera o segunda línea (clozapina). Por tanto, el tratamiento de elección es una terapia psicosocial diseñada para facilitar y mantener la *estabilidad clínica*. Aunque debo reconocer que no soy objetivo, recomendaría la terapia personal (TP) (Hogarty, 2002). Si persisten los síntomas a pesar de utilizar el tratamiento farmacológico adecuado, se podría intentar un ciclo breve de terapia cognitivo-conductual para la esquizofrenia (Kingdon y Turkington, 2002) antes de la TP.

La TP es un tratamiento que se desarrolla en tres etapas; permite controlar las fuentes externas e internas de sufrimiento que podrían desestabilizar al paciente. Las fases se diseñan para cubrir cada etapa que requiera el paciente durante su recuperación y se amplían desde los ejercicios sencillos para evitar el estrés durante la fase básica hasta unos métodos más sofisticados que permiten implantar métodos de afrontamiento en la comunidad durante la fase avanzada. La TP ofrece una especie de bufé libre en el que elegir los métodos de afrontamiento eficaces dentro de cada fase se puede adaptar a las necesidades y preferencias de cada paciente y evitar el conocido efecto terapéutico del «punto muerto». Yo propondría las fases básicas e intermedias de la TP en el caso de Louise que, si respondiera, la convertirán en el candidato ideal para la fase de intervención en la que se produce la recuperación tras el período de estabilización (la fase avanzada se puede reservar para aquellos pacientes cuyos médicos no disponen de un sistema de rehabilitación cognitiva en la fase de recuperación). Louise reconoce el «declive en los cuidados que ella misma se proporciona y su bajo nivel de vida» y usa una estrategia de autoprotección para conseguir su propio control («estoy a salvo»), lo que no es una base tan mala sobre la que construir las habilidades de consciencias y afrontamiento. En todas sus fases, la TP intenta capitalizar los puntos fuertes existentes. Se debe tranquilizar a la paciente porque la TP es un método que ha permitido que muchos pacientes como ella recuperen su nivel de funcionalidad previo. Como mínimo, este método podrá, ayudar a Louise a controlar su enfermedad. También se la puede tranquilizar ya que su enfermedad no es el resultado de un fracaso personal y ella tiene un papel esencial en el control de su propia evolución.

En la TP se mezclan una serie de principios prácticos bien establecidos en las tres fases del tratamiento; sólo cambian en el grado de extensión que se acomodan al nivel de síntomas residuales. Entre ellos, se pueden citar: 1) *la educación psicológica,* que evoluciona desde la comprensión básica de la enfermedad y de la forma en que actúan los tratamientos, hasta el conocimiento personalizado de los puntos vulnerables propios; 2) la *reanudación del rol,* que comienza con la recuperación gradual de las actividades de autocuidados y se amplía hasta actividades comunitarias (preprofesionales) dando la oportunidad de probar las habilidades adquiridas bajo supervisión; 3) el *afrontamiento interno,* una pieza clave de la TP que empieza con el concepto de «crear tensiones en forma de factor desencadenante» y llega hasta la apreciación de la marcha potencial de los síntomas (precursores, signos, síntomas y posibles síndromes) hasta la comprensión personal de las claves subjetivas de sufrimiento, que nos dirían cómo y cuando intervenir; 4) *las estrategias de adaptación* asociadas al afrontamiento interno que se inicia con los ejercicios básicos de habilidades sociales de evitación y de respuesta psicosocial y continúa con técnicas de respiración profunda y relajación, entrenamiento de la percepción social, consideraciones reflexivas, control de las críticas y solución de conflictos, y, por último, 5) *el ajuste de la discapacidad.* Se pueden identificar y tratar los restos menos evidentes de la esquizofrenia, como la falta de motivación, el cansancio mental y la tolerancia de los problemas que plantean la falta de atención y la memoria. Según nuestros estudios aleatorizados a largo plazo en los que se incluye a más de 150 pacientes (Hogarty, 2002), creo firmemente que Louise se encontraría entre esa inmensa mayoría de pacientes que pueden completar con éxito las fases básica e intermedia de la TP durante 12 a 15 meses de sesiones semanales individuales (de 45 minutos). En caso contrario, podría serle útil un ciclo de entrenamiento en habilidades conductuales (Heinssen y cols., 2000) antes de reiniciar la TP.

Tratamiento en la fase de recuperación

Actualmente, Louise debería haber alcanzado un nivel de estabilización clínica en la que no necesitaría los servicios continuados del gestor del caso y, si estuviera indicado, podría reiniciar su vida independiente. Ante las competencias que tenía Louise antes de la enfermedad (incluido un CI al menos como la media, si no superior), recomendaría aplicar nuestra nueva terapia de potenciación cognitiva (CET) (Hogarty y Flesher, 1999a, 1999b). Recientemente, se ha demostrado que con ella se han conseguido beneficios sin precedentes sobre la atención, las funciones ejecutivas, la cognición social y el ajuste social en 121 pacientes (aleatorizados) similares a Louise, en los que la duración media de la enfermedad es mayor de 15 años (Hogarty y cols., 2004). La CET es una intervención de la fase de recuperación para pacientes con esquizofrenia que han alcanzado la estabilidad clínica pero que, no obstante, se mantienen social y profesionalmente discapacitados. Los factores «que limitan» la recuperación se han relacionado cada vez más como causantes de un defecto residual de la neurocognición y de la cognición social (la capacidad de actuar con sabiduría) (Hogarty y Flesher, 1999a), defectos que tienen características tanto de «estado» (como es evidente en el caso de la afección aguda de Louise) como de «rasgo» o de tolerancia que perduran incluso cuando los síntomas remiten. La CET son 75 horas de formación en atención, memoria y solución de problemas en el ordenador durante una hora y media a la semana (50 sesiones) con ejercicios en grupo sobre cognición social que faciliten el proceso mental activo, la perspectiva, la evaluación del contexto social, la negociación, la empatía, la atención y el trabajo en línea con la memoria a través de varias experiencias de socialización secundaria diseñadas para aumentar la comodidad y las competencias interpersonales. Es probable que un sencillo «entrenamiento con ordenador» no sea suficiente porque los defectos neurocognitivos residuales que funcionalmente son discapacitantes requieren la negociación interpersonal activa *in vivo* (el paciente que en un trabajo con apoyos «falta repetidamente al desayuno» y abandona el trabajo, no está discapacitado profesionalmente porque su tiempo de reacción sea prolongado, sino por sus problemas de perspectiva y por la adopción de claves no verbales y reglas sutiles que gobiernan todas y cada una de las situaciones sociales). De 15 a 18 meses de CET, junto con un ciclo de educación preparatoria de apoyo debe hacer que Louise sea capaz de reiniciar una vida gratificante, encontrar una nueva vocación, reiniciar su antigua profesión o desarrollar un trabajo de voluntariado o remunerado que le permita «tantear el terreno» de la reintegración comunitaria (el regreso al trabajo o a los estudios debe ser gradual y acomodarse a los defectos cognitivos residuales y a la resistencia mental).

Después de la recuperación

A medida que Louise reinicia las funciones que tienen algún sentido para ella, estará indicado mantener sesiones quincenales de «refuerzo» al menos durante un año. El paciente con esquizofrenia que intenta reanudar los objetivos de su vida es el que más apoyo necesita. Desgraciadamente, los tratamientos reducen los contactos una vez que el paciente se mantiene sintomáticamente estable. En caso de que Louise tenga un contratiempo o incluso una exacerbación temporal de los síntomas, no deberá volver al «encasillamiento» del tratamiento psicosocial. Por el contrario, después de evaluar las circunstancias y los factores estresantes asociados que dieron paso al revés temporal, a menudo, es suficiente revisar y estimular *in vivo* las habilidades adquiridas en la fase relevante de la TP o CET para que el paciente recobre el nivel de recuperación más reciente. Este algoritmo de tratamiento psicosocial rentable se describe con más detalle en otros trabajos (Hogarty, 2002).

Resumen

He expuesto brevemente el plan de tratamiento «basado en la evidencia» pero la triste realidad del entorno actual de la salud mental es que Louise, y un número incontable de casos como ella, serán afortunados si reciben la «medicación cariñosa» y una «visita amistosa» cuando lo necesiten. Los pacientes con enfermedad mental más grave se han sacrificado en el altar del *coste asistencial*, cuyos pilares, a menudo, se extienden hasta entrar en las profundidades del nihilismo terapéutico, incluso con el acuerdo de los expertos en tratamiento psicosocial, se han restringido mucho los servicios disponibles para los pacientes que presentan el deterioro y la falta de funcionalidad más crónicos (McEvoy y cols., 1999). En mi larga experiencia, estos pacientes están más limitados por causa de una insuficiencia mental o un trastorno cerebral orgánico que por la esquizofrenia. En mi opinión, son estos problemas asociados, cuando se combinan con la ausencia de un tratamiento psicosocial apropiado, los que han dado a la esquizofrenia su reputación fatalista. En las recomendaciones de consenso se ignora esencialmente a los pacientes que se recuperan sintomáticamente y que tienen un potencial de rehabilitación mayor.

Por el momento, disponemos de un arsenal de tratamientos psicosociales eficaces, pero están infrautilizados. Por ejemplo, hay más de 30 estudios en los que se demuestra la eficacia de la educación psicológica familiar, pero se aplica en raras ocasiones. Es necesario establecer una *fuente de financiación específica* para aplicar los tratamientos psicosociales de eficacia comprobada. La mayoría de los costes de la esquizofrenia están relacionados con hospitalizaciones evitables debidas a que no se ha realizado un tratamiento psicosocial ambulatorio. Hay problemas de diseminación e implantación, pero lo más frecuente es que no se tenga acceso a los aspectos políticos y administrativos cuando se habla de la insuficiencia de fondos. Aunque carecemos de los recursos de márketing que tiene la industria farmacéutica (que se las apaña para conseguir la *rápida* implantación de medicamentos *me too* caros), colectivamente podemos hacer que la promesa del tratamiento psicosocial eficaz sea una realidad (como se ha demostrado en algunos países europeos). Louise nos recuerda que resulta muy caro no tratar precoz y correctamente los problemas psicóticos (Carr y cols., 2003).

Bibliografía

Anderson CM, Reiss DJ, Hogarty GE: Schizophrenia and the Family: A Practtioner's Guide to Psychoeducation and Management. New York, Guilford Press, 1986

Brim OG: Socialization through the life cycle, in Socialization After Childhood. Edited by Brim OG, Wheeler S. New York, Wiley, 1966, pp 3-49

Cameron N, Margaret H (eds): Desocialization, in Behavior Pathology. New York, Houghton Mifflin, 1951, pp 478-503

Carr VJ, Neil AL, Halpin SA, et al: Costs of schizophrenia and other psychoses in urban Australia: findings from the Low Prevalence (Psychotic) Disorders Study. Aust N Z J Psychiatry 37(1):31-40, 2003

Carter MJ, Flesher S: The neuro-sociology of schizophrenia: vulnerability and functional disability. Psychiatry 58:209-224, 1995

Goldman LS: Medical illness in patients with schizophrenia. J Clin Psychiatry 60 (suppl 21):5-10, 1999

Heinssen RK, Liberman RP, Kopelowicz A: Psychosocial skills training for schizophrenia: lessons from the laboratory. Schizophr Bul 126:21-46, 2000

Hogarty GE: Personal Therapy for Schizophrenia and Related Disorders: A Guide to Individualized Treatment. New York, Guilford Press, 2002

Hogarty GE, Flesher S: Developmental theory for a cognitive enhancement therapy of schizophrenia. Schizophr Bull 25:677-692, 1999a

Hogarty GE, Flesher S: Practice principles of cognitive enhancement therapy for schizophrenia. Schizophr Bull 25:693-708, 1999b

Hogarty GE, Ulrich R: The limitations of antipsychotic medication on schizophrenia relapse and adjustment and the contributions of psychosocial treatment. J Psychiatry Res 32:243-250, 1998

Hogarty GE, Flesher S, Ulrich R, et al: Cognitive enhancement therapy for schizophrenia: effects of a two-year randomized trial on neurocognition and behavior. Pre-publication report 2004

Keshavan MS, Hogarty GE: Brain maturational processes and delayed onset in schizophrenia. Dev Psychopathol 11:525-543, 1999

Kingdon DG, Turkington D: Cognitive-Behavioral Therapy of Schizophrenia. New York, Guilford Press, 2002

McEvoy JP, Scheifler PL, Frances A: The expert consensus guideline series: treatment of schizophrenia. J Clin Psychiatry 60 (suppl 11):1-80, 1999

Penades R, Boget T, Lomena F, et al: Could the hypofrontality pattern in schizophrenia be modified through neuropsychological rehabilitation? Acta Psychiatr Scand 105:202-208, 2002

Winnicott D: The Motivational Process and the Facilitating Environment. New York, International Universities Press, 1965

Bajo vigilancia

El señor Simpson, un hombre blanco de 44 años de edad, soltero y parado, es conducido por la policía al servicio de urgencias después de haber atacado a una anciana de su edificio de apartamentos. Su queja principal es: «Esa condenada perra. Ella y el resto se merecen más de lo que me han hecho pasar a mí».

El paciente ha estado continuamente enfermo desde que cumplió los 22 años. Durante su primer año en la facultad de derecho empezó de forma gradual a estar más y más convencido de que sus compañeros de clase se reían de él. Se daba cuenta de que resoplaban y estornudaban cada vez que él entraba en la clase. Cuando la muchacha con la que estaba saliendo decidió romper la relación, creyó que ella había sido «suplantada» por otra de similar apariencia. Avisó a la policía y les pidió ayuda para que investigaran el «secuestro». Su rendimiento académico en la facultad disminuyó de forma drástica, y se le pidió que dejara los estudios y acudiera a un psiquiatra.

El señor Simpson encontró un empleo en un banco como consejero de inversiones, que pudo mantener durante 7 meses. Sin embargo, pronto empezó a notar un número cada vez mayor de «señales» perturbadoras que provenían de sus colegas, y empezó a mostrarse más y más suspicaz y retraído. Fue en este momento cuando confesó por vez primera la audición de voces. Fue finalmente despedido, y poco después fue ingresado por primera vez; tenía 24 años. Desde entonces ya no ha vuelto a trabajar.

El señor Simpson ha sido ingresado en 12 ocasiones, la más larga de las cuales se prolongó por espacio de 8 meses. Sin embargo, en los últimos 5 años sólo ha sido hospitalizado en una ocasión, que duró 3 semanas. Durante sus ingresos ha recibido diversos fármacos antipsicóticos. Aunque se le ha prescrito medicación de forma ambulatoria, por lo general suele abandonarla poco después del alta hospitalaria. Aparte de una comida con su tío cada 2 años y de los contactos que mantiene con profesionales de salud mental, está del todo aislado socialmente. Vive en su propio apartamento y administra sus asuntos financieros, incluyendo una modesta herencia. Lee el *Wall Street Journal* cada día. El mismo cocina y limpia.

El señor Simpson mantiene que su apartamento es el centro de un gran sistema de comunicaciones donde están implicadas las tres grandes cadenas de televisión, sus vecinos y aparentemente cientos de «actores» de su vecindario. Existen cámaras ocultas en su apartamento que monitorizan cuidadosamente todos sus movimientos. Cuando ve la televisión, muchas de sus acciones menos importantes (p. ej., ir al lavabo) son comentadas directamente por los personajes que aparecen en la pequeña pantalla. Cuando sale a la calle, los «actores» han sido movilizados para mantenerle bajo vigilancia. Toda la gente de la calle lo mira. Sus vecinos manejan dos «máquinas» diferentes; una es la responsable de todas las voces que oye, exceptuando la del «bromista». No está seguro de quién controla esta voz, la cual le «visita» sólo ocasionalmente y resulta muy divertida. El resto de voces, que oye varias veces al día, son generadas por esta máquina, que en alguna ocasión ha pensado que está directamente controlada por la vecina que él atacó. Por ejemplo, cuando repasa todas sus inversiones, estas voces «hostigadoras» le dicen constantemente qué acciones debe comprar. A la otra máquina la denomina «la máquina de los sueños». Este aparato inserta sueños eróticos en su mente, por lo general de «mujeres negras».

El señor Simpson describe otras experiencias inusuales. Por ejemplo, recientemente fue a una tienda de zapatos alejada de su casa 48 km con la esperanza de encontrar algún par de zapatos que no estuviera «alterado». Sin embargo, pronto descubrió que, como al resto de zapatos que había comprado hasta entonces, les habían colocado clavos especiales en la punta para molestarle. Estaba sorprendido por el hecho de que su decisión de a qué tienda acudir esta vez fuera conocida por sus «hostigadores» antes de que él mismo lo hubiera decidido, de forma que les diera tiempo de alterar los zapatos que precisamente iba a seleccionar él. Es consciente que para someterle a esta férrea vigilancia es necesaria la dedicación de grandes esfuerzos y de «millones de dólares». A veces piensa que todo esto forma parte de un gran experimento para descubrir el secreto de su «inteligencia superior».

Durante la entrevista, el señor Simpson va bien arreglado, y su discurso es coherente y bien dirigido. Su afecto está sólo levemente embotado. Su reacción inicial al hecho de ser conducido al servicio de urgencias por la policía fue de gran enfado. Después de varias semanas de tratamiento con un fármaco antipsicótico que fracasó en el control de sus síntomas psicóticos, fue trasladado a una institución de larga estancia con el objetivo de adaptarle a una forma de vida más estructurada.

Discusión sobre «Bajo vigilancia»

La larga enfermedad del señor Simpson empezó aparentemente con ideas delirantes de referencia (sus compañeros de clase se mofaban de él resoplando y estornudando cuando entraba en la clase). Con el paso de los años sus ideas delirantes se han hecho cada vez más complejas y extravagantes (sus vecinos son actores, sus pensamientos están monitorizados, una máquina inserta sueños eróticos en su mente). Además, tiene alucinaciones de diferentes voces que le atormentan.

Las ideas delirantes extravagantes y las alucinaciones constituyen síntomas psicóticos característicos de la esquizofrenia (DSM-IV-TR, pág. 349). El diagnóstico puede confirmarse por las notables alteraciones de su vida laboral y social y por la ausencia de un trastorno del estado de ánimo sostenido, de una enfermedad médica o de un uso de sustancias que pudiesen explicar estas alteraciones.

Todas las ideas delirantes y alucinaciones del señor Simpson parecen hacer referencia al tema único de una conspiración para acosarle. Esta preocupación referente a una idea delirante, en ausencia de un discurso desorganizado, un afecto aplanado o inapropiado, o una conducta catatónica o enormemente desorganizada, indica el tipo paranoide (DSM-IV-TR, pág. 314), que en este caso se especifica además como continuo, ya que el paciente nunca ha estado libre de síntomas psicóticos desde que empezó la enfermedad.

Comentario sobre «Bajo vigilancia» por Thomas H. McGlashan, M.D.*

La característica común de los pacientes paranoides es su interpretación exagerada, vigilante y sospechosa de las experiencias. Requieren una consideración especial por ser, sin duda, los más difíciles de tratar con psicoterapia, ya que invariablemente entran en el tratamiento bajo coacción y se rebelan con hostilidad. Convencidos de que las personas siempre les malinterpretan, no confían en nadie.

** El doctor McGlashan es profesor de psiquiatría del Departamento de psiquiatría de la Universidad de Yale. La esquizofrenia ha sido el centro de atención de su carrera, ya desde su residencia en el Centro de salud mental de Massachussets con Elvin Semrad. Es un psiquiatra y psicoanalista biológico que ha integrado la investigación y el tratamiento de los trastornos psiquiátricos, especialmente de la esquizofrenia, desde sus años de formación. Ha trabajado en la unidad de primeros episodios de esquizofrenia de los Institutos Nacionales de Salud con Will Carpenter y durante 15 años ha colaborado con muchos compañeros en el tratamiento y seguimiento de pacientes con esquizofrenia en el Chestnut Lodge Hospital, principalmente con Christopher Keats, con quien escribió un libro (McGlashan TH, Keats Cf:* Eschizophrenia: Treatment Process and Outcome. *Washington, DC, American Psychiatric Press, 1989) y con Wayne Fenton, con quien ha escrito muchos artículos sobre la evolución y tratamiento de la esquizofrenia. En Yale ha expuesto la hipótesis de la disminución de la conectividad sináptica de la esquizofrenia junto con Ralph Hoffman y ha comenzado una investigación sobre la identificación e intervención de la esquizofrenia tanto interna como externamente.*

El señor Simpson representa el paciente paranoide por excelencia y, como tal, es uno de los retos más importantes a los que se enfrentará cualquier psiquiatra. La historia clínica del paciente, los síntomas y los defectos funcionales graves dejan pocas dudas en cuanto al diagnóstico de esquizofrenia, subtipo paranoide crónico, y no hay entidades razonables que considerar dentro del diagnóstico diferencial. Los síntomas del paciente son continuos y sus deficiencias para percibir la realidad son particularmente graves. Tiene una discapacidad funcional total con respecto al trabajo y a las interacciones sociales. Después de 20 años de padecer una psicosis activa y 12 hospitalizaciones, acude a los posibles terapeutas con un problema que intimida a los que estén dispuestos a intentarlo.

El pronóstico global del señor Simpson es penoso si el objetivo es la recuperación sintomática y funcional, y su evolución futura es probable que no sea más que una ampliación de la que ha seguido en los últimos 20 años. El ataque del señor Simpson hacia una anciana vecina suya podría indicar un aumento de su deterioro. Si continúa, sus perspectivas de vivir fuera de una residencia de larga estancia o de la cárcel disminuirán de manera drástica. Por otro lado, en los últimos 5 años sólo ha habido una hospitalización, lo cual indica que este tratamiento podría suavizarse.

Con respecto al pronóstico, hay otros dos elementos que son una mala señal. El primero es que su mundo psicótico de ideas delirantes y alucinaciones llena, literalmente, su apartamento y su vida. Su trastorno no es sólo persecutorio, también es interesante, excitante y, en ocasiones, divertido y gratificante. En resumen, podríamos decir que su inversión en la psicosis es sustancial comparada con la que hace en su vida y en las personas «reales». El segundo elemento de mal pronóstico es su actitud evidentemente negativa para hacer algún esfuerzo a causa del tratamiento, una actitud que se ha traducido en una conducta de incumplimientos ante cualquier tipo de intento terapéutico.

Por otro lado, quedan dos elementos pronósticos positivos. Uno es su grado de organización. Sus afectos están intactos. Tiene algunos síntomas negativos (como falta de motivación o la pobreza del habla) y la mayoría del tiempo muestra una pequeña desorganización, lo que es compatible con el subtipo paranoide. Lo más llamativo es que es autosuficiente y cuida de sí mismo. Es muy probable que sea incapaz de trabajar pero su modesta herencia le mantiene sin tener que solicitar una pensión de invalidez y le da una ilusión de autosuficiencia instrumental. Paradójicamente, el otro desarrollo pronóstico positivo es que ha violado la ley y, en consecuencia, ha podido ser tratado. Es probable que niegue su responsabilidad en el asalto que ha provocado que sea tratado pero, no obstante, su conducta se ha sumado al problema real de sus ideas delirantes y podría ser la clave para «encerrarle» en un intento adecuado de tratarlo por primera vez en su vida. El señor Simpson no ve que sus ideas delirantes y alucinaciones sean un problema, ya que, independientemente de su intensidad paranoide con respecto a la policía, a diferencia de sus demás perseguidores, son reales.

Para evaluar este caso hay dos grupos de información que serían especialmente deseables. El primero está formado por los registros de los tratamientos previos, completados con cualquier observación que el paciente esté dispuesto a compartir con su cuidador como «paciente». La historia indica que recientemente se hizo un intento durante varias semanas con un fármaco antipsicótico, pero no pudo controlar sus síntomas psicóticos y la información sobre su cumplimiento en esa ocasión es fundamental, ya que determina la dirección de la planificación farmacoterapéutica. Si no tomó la medicación, el problema es familiar (es decir, un incumplimiento deliberado). Si la tomó, el problema es de resistencia biológica y sugiere que debe tenerse en cuenta el uso de varios fármacos neurolépticos, como los antipsicóticos atípicos (olanzapina, risperidona, quetiapina, ziprasidona y aripiprazol) y clozapina. El segundo grupo que requiere aclaración es la situación legal del señor Simpson. ¿Ha decretado el tribunal su ingreso en un centro de larga estancia?, ¿ante quién tiene que responder? Es fundamental saber si el psiquiatra responsable de su tratamiento participa en esta estructura. A menos que el tribunal requiera que el paciente se comporte como tal, el señor Simpson ejercerá sus derechos civiles y puede rechazar la intervención. En el caso de pacientes como el señor Simpson, el tratamiento depende, precisamente, de la pérdida de sus derechos civiles.

La primera reunión del psiquiatra responsable del tratamiento con el señor Simpson será fundamental si se quieren tener posibilidades de éxito. El médico debe estar preparado para enfrentarse a alguien que está predispuesto en contra de estas reuniones y es necesario utilizar un planteamiento conservador y de apoyo, especialmente en las primeras fases del tratamiento, si se quiere tener alguna posibilidad de desarrollar una alianza para trabajar. Como a menudo estos pacientes entran en el tratamiento bajo coacción y mostrando una gran desconfianza y hostilidad, lo mejor es que el terapeuta los reciba con una actitud alejada, pero realista. Un alto grado de profesionalidad y fiabilidad, sin un deseo evidente de ser querido por el paciente, mejorará las posibilidades de éxito para establecer algún tipo de confianza. La realidad de las ideas delirantes del paciente no debe ser ni aceptada ni discutida y las observaciones se ofrecerán sólo como hipótesis. Se intentará modificar o disminuir las defensas paranoides sólo después de haber establecido una alianza de trabajo razonable que el terapeuta debe desarrollar sin expectativas ambiciosas por parte del terapeuta.

El médico debe plantear explícitamente que comprende que el señor Simpson está siendo atendido bajo coacción, es decir, porque le ha llevado la policía. También tiene que dejar clara su función en esta situación, informar al paciente de que ha sido contratado para intervenir en este caso, con qué fin, hasta cuándo y con qué contingencias (es decir, lo que el señor Simpson tiene que hacer para reasegurar su libertad y autonomía). El médico no debe entrar a enjuiciar la culpabilidad o inocencia del paciente o si su conducta está justificada, dada su convicción delirante sobre la persecución de su vecina. El médico debe decir que está dispuesto a explorar estos aspectos con el señor Simpson, siendo su objetivo actual que reaccione para no tener más problemas con la policía.

El médico debe declarar de forma fidedigna y sin ambigüedades cuál es su papel, qué cree que va a pasar con el señor Simpson en este momento y qué es lo que puede hacer por él y para él y lo que no puede. Debe reconocer claramente que es un psiquiatra llamado por el tribunal porque el señor Simpson asaltó a su vecina y añadirá que, según el tribunal, su acto se ha producido porque es un paciente psicótico con ideas delirantes. El médico puede compartir el diagnóstico del tribunal (es decir, esquizofrenia) y ofrecerse para trabajar a partir de lo que él piensa en algún momento del futuro, si es que el señor Simpson estuviera interesado.

El médico también debe decir que asume la existencia de la enfermedad mental ya que fue llamado para atender el caso como psiquiatra, pero que está dispuesto a escuchar la versión del señor Simpson, nuevamente con el objetivo de no asignar una culpa ni determinar si los eventos fueron reales, sino de ayudar al paciente a evitar problemas con la policía y asegurarle una mayor libertad personal. Después, el médico expone los pasos que implica este proceso, reuniones periódicas para conocerse mejor y explorar los sucesos que dieron lugar al problema del señor Simpson.

El médico también debe dejar claro en el primer encuentro cuáles son las «reglas» del «proceso» (debe evitar la palabra *tratamiento*). Las normas consisten en delimitar claramente los límites de la confidencialidad en la relación médico-paciente, por ejemplo cuál es el límite de la responsabilidad del médico que debe informar al tribunal y especialmente en lo que se refiere a la peligrosidad del caso. Con respecto a esta última, el médico debe dejar claro al señor Simpson que debe avisar a las víctimas potenciales de la cólera del paciente y que informará a los tribunales o a la policía de los planes que él pudiera tener para hacerse daño a sí mismo o a los demás. Parece apropiado mencionar que el señor Simpson puede ser sospechoso para el médico (o más de lo que ya es), como ya es sospechoso para cualquier otra persona, pero que, en modo alguno, esta posibilidad significa que no puedan trabajar juntos, especialmente si el señor Simpson puede hablar sobre sus recelos.

En este punto, el médico dice algo así como «Esto es lo que soy y lo que hago aquí. ¿Qué esperaba? Creo que puedo serle útil, ¿qué opina?» Es de esperar que el señor Simpson participe y colabore. En ese caso, el médico puede trabajar sobre lo que se espera en las sesiones y, con el tiempo, incluirá modalidades de tratamiento más activas como técnicas de tratamiento médico y técnicas cognitivo-conductuales. No obstante, antes de su introducción primero debe invertirse tiempo y esfuerzo para establecer una relación.

Establecer una relación con un paciente con esquizofrenia puede ser todo un problema debido a las sospechas, desorganización, indiferencia o ambivalencia que tienen los vínculos humanos. Las estrategias analíticas de neutralidad pasiva y anonimato pueden interpretarse erróneamente como desinterés o aversión y, en general, no se deben utilizar. Se aconseja la consistencia, la franqueza y un esfuerzo activo para establecer la comunicación. Dentro de los límites, un grado razonable de apertura del terapeuta sobre sí mismo puede contrarrestar las distorsiones al hacer que el paciente se sienta cómodo con el terapeuta como persona. Se buscará la relación en función de lo que quiera el paciente, pero si desea inicialmente que el terapeuta cubra sólo alguna necesidad inmediata (p. ej., asegurar el alta hospitalaria o interceder con la familia del paciente) se tomará esta actitud como punto de partida, como un signo de que el terapeuta es una persona que puede ser útil. En ocasiones, la relación se consolidará al realizar conjuntamente alguna actividad (caminar o participar en algún juego), encontrar un tema neutral de interés común (deportes o música) o aceptar con tranquilidad los períodos de silencio. La creatividad y la paciencia son las únicas reglas.

A menudo, el proceso del compromiso es difícil, ingrato y, a veces, aterrador. Especialmente este último aspecto no debe ser ignorado. Para que el paciente agresivo sea seguro, se requiere un importante esfuerzo asistencial y una cierta experiencia con las interacciones personales. Se recomienda encarecidamente mantener el respeto mutuo, la firmeza y reconocer sin distorsiones la ansiedad del propio terapeuta. Según vaya dictando la situación se procederá a establecer límites, que pueden ir desde la protesta verbal por reunirse en presencia de un ayudante hasta el uso de correas o terminar oportunamente una sesión inconstante. Con frecuencia, la aceptación abierta y cándida del terapeuta ante un paciente muy amenazante que le asusta desactivará la necesidad que tiene el paciente de atacar de forma defensiva. En todas esas situaciones es importante que el terapeuta reconozca sus propias dificultades para estar cómodo con el paciente. Si éstas llegan a ser insalvables, el terapeuta debe solicitar la supervisión o pensar en un cambio de especialista. No se puede esperar que el terapeuta se sienta cómodo y eficaz con todos los pacientes.

¿De qué podemos hablar? Los episodios que han rodeado el asalto del señor Simpson a su vecina se elaborarán más adelante, pero inicialmente el médico se podría centrar con éxito en lo que el señor Simpson ha hecho bien en los últimos 5 años y no en lo que ha hecho mal. El médico debe decir en voz alta que evitó la hospitalización y que no tuvo problemas con la ley (con una única excepción) en los últimos 5 años y que podría ser útil explorar cómo lo ha logrado.

Si el señor Simpson acepta la oferta, puede crearse una puerta para entrar en su vida y en sus experiencias. El médico debe seguir sin emitir juicios y se centrará en cómo el paciente se ha enfrentado con éxito a sus «experiencias» delirantes y alucinatorias en su vida cotidiana en estos 5 últimos años. Estas experiencias no se etiquetan como psicóticas, sino como algo lo suficientemente real para el señor Simpson con las que probablemente haya luchado muchas veces para evitar hacer lo que finalmente hizo a su vecina. El médico se centrará en las veces en las que el señor Simpson ha tenido éxito en esa lucha (es decir, cuando mantuvo el control conductual) y en lo que hizo para conseguirlo. En el proceso se destaca su capacidad racional y sus puntos fuertes y se proporcionan modelos para afrontar en el futuro estas situaciones con éxito, sin entrar en discusiones sobre la «realidad» de las experiencias del paciente.

Los síntomas psicóticos del paciente sólo se pueden abordar de forma sistemática y técnica cuando se ha establecido un cierto grado de familiaridad y de comodidad.

En este punto, los métodos cognitivo-conductuales adquieren importancia. Se invoca la capacidad cognitiva racional del paciente para provocar y analizar sus realidades delirantes. Como expone Dickerson (2000), los métodos de terapia cognitivo-conductual (TCC) entre otras estrategias, consisten en la modificación de la creencia, el enfoque y reasignación y la normalización de la experiencia psicótica.

Para modificar sus creencias se van provocando los signos de ideas delirantes en orden inverso a la importancia que tienen para el paciente y a la fuerza con que las sostiene. En el caso del señor. Simpson, el tratamiento podría aplicarse a la secuencia con la que se altera su situación. Según el paciente, está muy sorprendido por el giro de los acontecimientos, lo que indica que podría estar dispuesto a mantener hipótesis alternativas sobre lo que está sucediendo. El método de enfoque y reasignación se dirige a las alucinaciones auditivas que a veces oye. La fenomenología de las voces se explora con detalle: quién le habla, con qué frecuencia, en qué tono, etc. y se pide al paciente que mantenga un diario con la frecuencia y contenido de las voces. El paciente y el terapeuta exploran juntos las ideas que ha elaborado el paciente en torno a las voces, su origen y su objetivo. Al elaborar e incrustar las alucinaciones del paciente su vida cotidiana, que incluye sus pensamientos y sentimientos, el terapeuta intenta ayudar al paciente a reasignar las voces a sí mismo. Al pedir al señor Simpson que elabore los detalles que rodean el momento en que le habla el «bromista», por ejemplo, se puede vincular la experiencia con otros aspectos del estado mental del paciente, con lo que se indica el origen interno de la voz, y no externo.

Al normalizar la experiencia psicótica del paciente, el terapeuta intenta poner los pensamientos del paciente en el marco de los episodios estresantes antecedentes para «explicar» sus síntomas en el contexto de una diátesis de estrés. Este procedimiento ayuda a que la experiencia psicótica no sea tan extraña y «loca» para el paciente. Al trabajar con el señor Simpson sería útil centrarse en el episodio que le llevó al tratamiento: el asalto a la vecina anciana que hacía funcionar una de las «máquinas de voz». A pesar de que han pasado incontables días y noches con voces y conspiraciones provocadoras, sólo perdió el control una vez. Es probable que en esa ocasión sucediera algo distinto; una descripción minuciosa permitiría reconstruir la relación entre los síntomas, el asalto, el estrés y la historia personal. Podría ser útil resaltar la aparición del estrés y la historia personal en su descripción elaborada para que el señor Simpson «normalice» la experiencia y adopte alguna responsabilidad personal frente a ella.

En el caso de las ideas delirantes paranoides y de las alucinaciones auditivas del señor Simpson, de gran intensidad, podrían aplicarse los métodos de TCC, como los que se han descrito anteriormente, si el paciente llegara a estar suficientemente motivado y desarrollara una relación con el médico con suficiente fuerza y confianza para controlar el esfuerzo. Si se demostrase que es posible negociar esta secuencia de ejercicios, puede introducirse una racionalidad suficiente y establecer una alianza que permita introducir otras modalidades de tratamiento en la terapia, en particular el farmacológico. Es muy improbable que el señor Simpson llegue alguna vez a este nivel, aunque se podría considerar que el tratamiento ha tenido mucho éxito si alcanza el nivel de ejercicios de TCC aunque el paciente mantenga las ideas delirantes, siga sin trabajo y socialmente aislado. Tendría una posibilidad realista de lograr lo que es más precioso para él, la libertad para reiniciar su estilo de vida paranoide al cual se ha acostumbrado y adaptado, pero esta vez con una capacidad mayor para continuar con ella de forma segura.

Bibliografía

Dickerson FB: Cognitive behavioral psychotherapy for schizophrenia: a review of recent empirical studies. Schizophr Res 43:71-90, 2000

Bibliografía recomendada

Dingman CW, McGlashan TH: Psychotherapy, in A Clinical Guide for the Treatment of Schizophrenia. Edited by Bellack AS. New York, Plenum, 1989, pp 263-282

Fenton WS, McGlashan TH: Individual psychotherapy, in Kaplan and Sadock's Comprehensive Textbook of Psychiatry, 7th ed. Edited by Sadock BJ, Sadock VA. Philadelphia, PA, Lippincott Williams & Wilkins, 2000, pp 1217-1231

McGlashan TH: Intensive individual psychotherapy of schizophrenia: a review of techniques. Arch Gen Psychiatry 40:909-920, 1983

Emilio

Emilio es un hombre de 40 años de edad que parece 10 años más joven. Es llevado al hospital por su madre, atemorizada por su comportamiento. Es su duodécimo ingreso. Va vestido con un abrigo andrajoso, unas zapatillas de estar por casa y una gorra de béisbol, y lleva varias medallas alrededor del cuello. Su estado de ánimo varía desde la ira hacia su madre («Me alimenta con mierda... que procede del culo de la gente») a una actitud seductora y generosa adornada con sonrisas necias. Su discurso y maneras tienen un cariz infantil, y anda con una marcha afectada y exagerando los movimientos de cadera. Su madre refiere que dejó de tomar la medicación hace aproximadamente un mes, y desde entonces empezó a oír voces y a mirar y actuar de una forma extravagante. Cuando se le pregunta qué es lo que ha estado haciendo, comenta: «Comiendo alambres y cerillas». Su discurso espontáneo resulta a menudo incoherente y viene marcado por asociaciones basadas en rimas y en semejanzas sonoras (discurso en el que los sonidos, más que por su relación de significado, gobiernan la elección de las palabras).

Emilio fue hospitalizado por primera vez cuando tenía 15 años. Su crecimiento fue aparentemente normal hasta que la familia se marchó de Puerto Rico cuando tenía 9 años. No hizo amigos en su nuevo vecindario, dejó el colegio en el noveno grado porque se sentía una víctima de los niños mayores y comenzó a salir con varones homosexuales que ejercían la prostitución. Aparentemente, nunca tuvo un trabajo durara más de unas semanas, vivía con su madre y su hermana, cada vez era más desorganizado, deambulaba por el piso toda la noche, habla y se reía consigo mismo, se negaba a bañarse, comía muy poco, tiraba las cosas por la ventana y encendía fuego en el apartamento. En ocasiones, decía que había un monstruo detrás de él o que un pájaro blanco volaba por encima de su cabeza, intentando cogerle del pelo. En cada hospitalización se estabilizaba rápidamente con un tratamiento antipsicótico, pero después del alta se negaba a continuar la medicación y, unos meses más tarde, volvía a estar psicótico, provocando un nuevo ingreso hospitalario o desaparecía durante meses antes de volver a casa de su madre, incoherente y desaseado. No hay datos que indiquen que haya abusado alguna vez de drogas o de alcohol. Su hermana sospecha que, cuando se siente relativamente bien, encuentra a otro hombre que cuide de él y de esta forma va y viene por el país sin tener un trabajo fijo.

Discusión sobre «Emilio»

La combinación de una enfermedad crónica con una marcada incoherencia, afecto inapropiado, alucinaciones auditivas y conducta desorganizada dejan pocas dudas que el diagnóstico es de esquizofrenia crónica (DSM-IV-TR, pág. 349). El curso debería calificarse de continuo dado que, aparentemente Emilio nunca ha tenido remisiones prolongadas de su enfermedad psicótica. La acusada desorganización de su discurso y conducta, su afecto tan inapropiado y la ausencia de síntomas catatónicos prominentes indican que se trata del tipo desorganizado (DSM-IV-TR, pág. 352).

Seguimiento

Emilio fue ingresado cinco veces más en los 10 años siguientes a su hospitalización actual. En cada ingreso fue tratado con altas dosis de fármacos antipsicóticos, y en el transcurso de un par de semanas empezaba a comportarse de forma adecuada, siendo capaz de ignorar las voces de sus alucinaciones auditivas. En su primer ingreso pudo establecer una buena relación con su terapeuta y hablar extensamente, con un afecto apropiado, de la infelicidad de su vida, de su incapacidad para llevar a cabo ningún trabajo debido a que «nadie me quiere» y de su deseo de ser cuidado. Sin embargo, poco tiempo después de abandonar el hospital, Emilio dejó de tomar la medicación, no acudió a las visitas que tenía programadas y al cabo de pocos meses volvía a estar gravemente desorganizado y psicótico.

El último ingreso psiquiátrico de Emilio fue hace 2 años, a la edad de 48. Su madre ya era demasiado mayor como para tener cuidado de él, y se arreglaron las cosas para que una vez dado de alta se fuera a vivir a un hogar de adultos, en un buen estado de salud y controlado farmacológicamente por el personal del centro. Hoy día sigue allí y se encuentra francamente bien.

Comentario sobre «Emilio» por E. Fuller Torrey, M.D.*

El reto que plantea Emilio consiste en tratar a un paciente disfuncionante en un centro psiquiátrico dentro de un sistema también disfuncionante. A día de hoy, no es fácil saber cual de los dos componentes presenta peores condiciones.

Desde el punto de vista diagnóstico, el caso de Emilio es sencillo: tiene una esquizofrenia crónica clásica de tipo básico, y cualquiera que trabaje en el sector público ha visto cientos de casos como éste. El punto más importante para el diagnóstico que falta en la historia es su situación con respecto al virus de la inmunodeficiencia humana (VIH). Dado su aparente estilo de vida homosexual y los episodios de psicosis, es probable que haya estado expuesto al virus. Si es VIH positivo, me aseguraría de que recibe el tratamiento antirretroviral adecuado y que se evalúa la presencia de tuberculosis activa. Si progresara a un síndrome activo de sida, sería sensible a infecciones secundarias cerebrales, como la toxoplasmosis, que también podría provocar síntomas de psicosis o demencia y, por tanto, complicarían más el cuadro clínico.

Lo más llamativo de la evolución clínica de Emilio son sus más de 30 hospitalizaciones y su aspecto de paciente con tendencia a reingresar. Por desgracia, en las 3 últimas décadas de la psiquiatría en EE.UU. ésta ha sido la norma más que la excepción en los pacientes como Emilio. Su evolución clínica descendente podría, y debería, haber sido interrumpida al principio de su evolución. Parece que hay dos elementos esenciales del tratamiento, la terapia asistida y la rehabilitación, que se han descuidado completamente.

La terapia asistida es importante porque parece que Emilio tiene un alto grado de anosognosia, o no es consciente de su enfermedad. No se trata simplemente de una negación, sino de un defecto de la comprensión de la situación propia y de la necesidad de tratamiento, defecto que tiene una base biológica (Amador y David, 1998). Según los estudios actuales, la anosognosia se debe a un daño relacionado en los lóbulos frontal y parietal con la esquizofrenia. Como Emilio tiene una consciencia limitada de su enfermedad, es improbable que haya entendido alguna vez la importancia de tomar la medicación de forma estable para sentirse bien. Enviarle a casa

---

* *El doctor Torrey es profesor de psiquiatría en la Universidad Uniformed Services de ciencias de la salud, director adjunto del laboratorio de investigación del Instituto de investigación médica de Stanley (SMRI) de Bethesda, Maryland, y Presidente del Treatment Advocacy Center (TAC) de Arlington, Virginia. Con un presupuesto anual en torno a los 40 millones de dólares, el SMRI realiza y apoya la investigación sobre la esquizofrenia y el trastorno bipolar (http:// www.stanleyresearch.org). El TAC defiende la aplicación de mejores leyes para favorecer el tratamiento de los pacientes que tienen trastornos psiquiátricos graves antes de convertirse en una persona sin hogar o de ingresar en la cárcel debido a su enfermedad (http://wzvzv.psychlazvs.org). El doctor Torrey trabajó durante 8 años en el Hospital St. Elizabeths de Washington, D.C. y fue voluntario durante 16 años en una consulta comunitaria para personas sin hogar con trastornos psiquiátricos graves.*

con su frasco de pastillas cuando sale del hospital en cada uno de sus múltiples ingresos fue un acto de inutilidad predecible y reiterada.

Por el contrario, al principio de la evolución de su enfermedad, Emilio debía haber comenzado alguna forma de terapia asistida que le obligara a tomar su medicación (Torrey y Zdanowicz, 2001), lo que podría haberse logrado por algún mecanismo legal como la libertad condicional (tal como se usa en New Hampshire), el compromiso del paciente ambulatorio (como se usa en Nueva York según la «ley de Kendra») o con la ayuda de un guardián. La experiencia recopilada en diversas formas de terapia asistida ha demostrado que reduce mucho los reingresos (Swartz y cols., 1999). Es probable que Emilio cumpliera los criterios de terapia asistida por ser un peligro para sí mismo (exposición repetida al VIH durante los períodos de psicosis) o para los demás (su madre le tenía miedo).

La elección del medicamento antipsicótico para el tratamiento de Emilio depende de varios factores. Su historia clínica y la mejoría de los síntomas cuando está hospitalizado indica que responde relativamente bien a la medicación. La elección de los antipsicóticos debe comentarse con Emilio y con su madre y hay que tener en cuenta su experiencia con los efectos secundarios y la respuesta clínica a los medicamentos que ha intentado usar. Si el aspecto físico y una figura esbelta son muy importantes para Emilio, evitaría usar antipsicóticos de segunda generación que tienen propensión a provocar aumento de peso (p. ej., olanzapina o risperidona) hasta que agote todas las posibilidades con fármacos de primera generación (p. ej., haloperidol o perfenazina). Si, por otra parte, el cumplimiento continuado con el tratamiento es un problema a pesar de implantar la terapia asistida, intentaría que Emilio recibiera haloperidol o flufenazina inyectables de acción prolongada.

La rehabilitación es la segunda pieza clave que falta en el tratamiento de Emilio. Si vive en la ciudad de Nueva York sería un buen candidato a ingresar en la Fountain House, el primero de más de 200 clubes que existen en Estados Unidos (Flannery y Glickman, 1996). En Fountain House encontraría un lugar para estar durante el día, con una red social y la oportunidad de participar en un programa de formación que cuenta con apartamentos e instalaciones para vivir. Su capacidad de relacionarse con hombres de mayor edad cuando estaba relativamente bien indica que Emilio dispone de buenas habilidades sociales que podrían haber sido desarrolladas con el fin de ocupar un puesto de trabajo, por ejemplo, como recepcionista.

Al implantar un tratamiento compuesto por terapia asistida y rehabilitación también sería importante educar a Emilio, a su madre y a otros miembros de la familia con respecto a la esquizofrenia. La educación debe ser directa, igual que cuando se educa a alguien sobre la enfermedad de Parkinson o la diabetes. Recomendaría que adquiriesen alguno de los muchos libros útiles que hay sobre esquizofrenia escritos para las familias. Si se me pide una recomendación especial, propondría (sin falsa modestia) *Surviving Eschizophrenia* (Torrey, 2001), que ya ha sido traducido al español y que podría ser más accesible para la madre de Emilio, que nació en Puerto Rico.

¿Por qué no se le había ofrecido antes a Emilio la terapia asistida y la rehabilitación?, ¿por qué se le permitió continuar en el ciclo de hospitalizaciones repetidas que terminaron en una residencia para adultos en la que terminará sus días sentado en una habitación mal iluminada, con la televisión siempre encendida en una esquina? Si tiene suerte, el hogar en el que vive será atendido por personas que comprobarán que toma la medicación y que le organizarán algunas actividades. Lo más probable es que las principales actividades en el hogar consistan en vigilar el movimiento de las cucarachas y que los camellos que viven al lado de Emilio no roben las asignaciones discrecionales que recibirá Emilio de la Seguridad Social. Es el último del gran número de pacientes que hoy en día no reciben asistencia psiquiátrica en el sector público.

Es posible que no le hayan ofrecido a Emilio la terapia asistida por alguna de las muchas razones existentes. Puede vivir en uno de los 9 estados (p. ej., Massachussets o Nueva Jersey) que aún no han implantado la situación legal adecuada para administrar la terapia asistida. O puede ser que su psiquiatra y el equipo de tratamiento no conozcan las últimas investigaciones sobre la importancia de la anosognosia. O pudiera ser que se sintieran intimidados ante los defensores de las libertades civiles, bien intencionados pero equivocados, que creen que no se debe obligar a nadie a tomar la medicación. Y, por último, está el factor de la pereza. Para el psiquiatra que aplica el tratamiento es mucho más sencillo dar el alta a Emilio del hospital que comenzar una terapia asistida que podría requerir su asistencia ante los tribunales.

Tampoco le han ofrecido rehabilitación a Emilio porque la asistencia psiquiátrica pública está organizada de tal forma que no está incentivada para hacerlo (Torrey, 1997). Cuando Emilio ingresa en un hospital psiquiátrico estatal, el estado paga prácticamente todos los costes, pero cuando vive en la comunidad, el gobierno federal paga la mayoría de los gastos a través de la pensión de la Seguridad Social, Medicaid, la financiación del alojamiento dentro del proyecto HUD-202, etc. Ambos gobiernos, estatal y federal, obtienen ventajas financieras cuando el tratamiento es el menor posible en casos como el de Emilio y cada uno intenta desviar los costes existentes hacia el otro. Nadie, excepto Emilio y su familia, espera obtener beneficios de la inversión en un programa de rehabilitación correcta, pero relativamente cara, como el que se proporciona en Fountain House. Se puede argumentar que, a largo plazo, los gobiernos estatales y federal se beneficiarían de esta rehabilitación al reducir las rehospitalizaciones de Emilio y conseguir que realice un trabajo remunerado y, finalmente, deje de percibir la pensión de la Seguridad Social, pero los funcionarios estatales y federales raramente tienen en cuenta la perspectiva a largo plazo.

En los últimos años esta situación se ha agravado en muchos estados al implantarse los sistemas de gestión asistencial con beneficios para la psiquiatría del sector público. Este tipo de gestión asistencial perdería dinero si tratara a los pacientes como Emilio con rehabilitación. Por el contrario, la mayoría de las compañías de gestión asistencial hace grandes esfuerzos para tratar a Emilio sin rehabilitación y con el tratamiento mínimo posible. Se requiere la aprobación de la rehospitalización, se restringen los medicamentos que el paciente puede recibir y se desaconsejan los programas de rehabilitación. Es así como estas compañías consiguen sus beneficios y por qué sus ejecutivos están tan bien remunerados. La gestión asistida no tiene nada que ver con gestionar la asistencia; se trata, simplemente, de un mecanismo para controlar los costes.

Por tanto, Emilio y muchos pacientes como él terminan sus vidas en una residencia para adultos o un centro similar, y Emilio es uno de los afortunados. Muchos pacientes como Emilio terminan su vida en las calles en un refugio para indigentes o yendo de cárcel en cárcel, acusados de pequeñas fechorías. Es una situación triste para Emilio, para la profesión psiquiátrica y para nuestras reivindicaciones de ser una sociedad civilizada.

Bibliografía

Amador XF, David AS (eds): Insight and Psychosis. New York, Oxford University Press, 1998

Flannery M, Glickman M: Fountain House: Portraits of Lives Reclaimed From Mental Illness. Center City, MN, Hazelden, 1996

Swartz MS, Swanson JW, Wagner HR, et al: Can involuntary outpatient commitment reduce hospital recidivism? findings from a randomized trial with severely mentally ill individuals. Am J Psychiatry 156:1968-1975, 1999

Torrey EF: Out of the Shadows: Confronting America's Mental Illness Crisis. New York, Wiley, 1997

Torrey EF: Surviving Schizophrenia: A Manual for Families, Consumers and Providers, 4th ed. New York, HarperCollins, 2001

Torrey EF, Zdanowicz M: Outpatient commitment: what, why, and for whom. Psychiatr Serv 52:337-341, 2001

La alumna retrasada

La señorita Fielding, una mujer afroamericana de 35 años de edad, soltera, desempleada y educada en un instituto, fue conducida por la unidad móvil de crisis al servicio de urgencias. Fue la hermana de la paciente quien contactó con la unidad móvil, después de haber fracasado en el intento de persuadirla para que acudiera a un psiquiatra de forma ambulatoria. La hermana estaba preocupada por el ritmo de trabajo progresivamente más errático de la paciente y por sus conductas extravagantes desde la muerte de su padre, hace 2 años. La única vez que la paciente había mantenido contacto con psiquiatras fue a través de un breve programa de psicoterapia al que se sometió en su instituto.

La paciente no había vuelto a trabajar después de que la despidieran de su empleo hace 3 meses. Tal y como explicaban su novio y su compañero de piso (ambos vivían con ella), fue mostrando una preocupación cada vez más acentuada por los vecinos del piso de arriba. Unos días antes había aporreado su puerta con una plancha sin ningún motivo aparente. Explicó a la unidad móvil de crisis que los vecinos habían estado atormentándola «accediendo» a sus pensamientos y repitiéndoselos. El equipo de la unidad móvil la remitió al servicio de urgencias para evaluar «un fenómeno de transmisión del pensamiento». A pesar de que negaba tener ningún problema con su pensamiento, confesó que se sentía «estresada» desde que había perdido su puesto de trabajo, añadiendo que podría beneficiarse de más sesiones de psicoterapia.

Después de leer el informe de admisión, donde constaba que la paciente tenía síntomas extravagantes, los psiquiatras de guardia se sorprendieron al encontrarse con una mujer joven, atractiva, tranquila, relajada, vestida de forma elegante y con una apariencia perfectamente normal. Los saludó con una sonrisa educada y algo superficial, mostrando un respeto indiferente. Cuando le preguntaron el motivo de su presencia, movió tímidamente sus hombros y replicó: «¡Espero que ustedes me lo aclaren!».

La señorita Fielding había trabajado siempre como secretaria, y atribuía su despido a la crisis económica. Negaba cualquier tipo de alteraciones recientes del estado de ánimo, y contestaba «no» a cualquier pregunta que intentara poner de manifiesto síntomas psicóticos, acompañando cada una de sus respuestas con una sonrisa educada, pero incrédula. Creyendo que quizá la valoración del equipo móvil de crisis correspondía a otra paciente, el entrevistador le preguntó, casi excusándose, si había pensado alguna vez que la gente podía leer su mente. Ella respondió, «¡Oh, sí!, constantemente», y describió cómo, en una ocasión, encontrándose de pie en su cocina pensando en la cena en silencio, oyó voces de gente de la calle recitando el menú entero que ella acababa de decidir. Estaba convencida de la verosimilitud de esta experiencia, e incluso la había certificado mirando por la ventana y observando a la gente hablando en voz alta de sus pensamientos.

La paciente sentía malestar no porque las personas «accedieran» a sus pensamientos, sino por su incapacidad para controlar este fenómeno. Creía que la gente había desarrollado estos poderes telepáticos en la infancia, y que ella era una «alumna retrasada» que acababa de darse cuenta de esta capacidad, y se sentía realmente abrumada por este descubrimiento. Aunque ya había empezado a notar estas experiencias telepáticas 5 meses antes, no se hicieron realmente constantes hasta el período de 3 meses posterior a su despido laboral. El malestar que sentía se debía casi exclusivamente a sus vecinos, que no sólo repetían sus pensamientos, sino que la bombardeaban con comentarios críticos y peyorativos, como «¡No eres buena!» y «Debes marcharte». Habían empezado a introducirse dentro de ella de forma despiadada, a todas horas, tanto de día como de noche.

Estaba convencida de que la única solución era que sus vecinos se mudaran. Cuando le preguntaron si había pensado en otras posibilidades, admitió de forma reacia que había hablado con su novio de contratar los servicios de una persona especializada en «amenazar» o, si fuera necesario, «eliminar» al matrimonio de la planta superior. Confiaba en que sería posible ahorrarles este sufrimiento a los dos hijos de la pareja, ya que creía que no estaban implicados en la invasión de sus «fronteras mentales». Esta preocupación por los niños era la única muestra de conciencia de la gravedad de sus síntomas. Reconocía, sin embargo, que debía ingresar en el hospital.

Discusión sobre «La alumna retrasada»

Resulta extremadamente inusual que los pacientes con ideas delirantes absurdas como la de la señorita Fielding, según la cual sus pensamientos eran «transparentes» para los demás, tengan una apariencia perfectamente normal. Sin embargo, la presencia de ideas delirantes absurdas, alucinaciones y deterioro social y laboral de 3 meses, en ausencia de un trastorno del estado de ánimo, de un trastorno del estado de ánimo inducido por sustancias o de una enfermedad médica que pudieran explicar esta alteración, justifican el diagnóstico de trastorno esquizofreniforme (DSM-IV-TR, pág. 334). Su buen nivel de actividad premórbida y la ausencia de afectividad embotada o aplanada indican la especificación adicional de con rasgos de buen pronóstico. Cuando se establece el diagnóstico antes de que se recupere, como en este caso, se califica además de provisional, aunque si persisten los signos de la alteración durante al menos 6 meses el diagnóstico debería cambiarse por el de esquizofrenia.

Seguimiento

Una vez ingresada en el hospital, la señorita Fielding solicitó inmediatamente el alta voluntaria, negando o quitando importancia a sus síntomas previos. Su conducta, pensamiento y afecto parecían por otra parte normales. Después de 2 semanas en observación, la señorita Fielding fue remitida a su médico. Al cabo de un mes, sin embargo, admitió haber pasado por la experiencia aterradora de oír voces y de leer el pensamiento de los demás, refiriendo asimismo una incapacidad absoluta para planificar la búsqueda de un puesto de trabajo, y aceptando finalmente tomar medicación.

Fue tratada con fármacos antipsicóticos, y sus alucinaciones aterradoras, así como su creencia de que tenía poderes de clarividencia, remitieron. Tres meses después del alta obtuvo trabajo mediante una agencia de colocación temporal. Poco después, sintiéndose completamente bien, decidió dejar de asistir a la clínica, y no fue posible proseguir el seguimiento.

Nota: los doctores Graham y Lieberman comentan primero este caso, y después del doctor Kane.

Comentario sobre «La alumna retrasada» por Karen A. Graham, M.Sc., M.D.*, y Jeffrey A. Lieberman, M.D.**

Es evidente que la señora Fielding tiene un trastorno psicótico con transmisión del pensamiento, una extraña idea delirante según la cual los demás pueden oír sus pensamientos, con ideas delirantes de referencia, ideas delirantes paranoides de que sus vecinos la están acosando, alucinaciones auditivas de que sus vecinos le repiten sus propios pensamientos y le hacen comentarios despectivos para que tenga un comportamiento extraño, como golpear en la puerta del vecino con la plancha. Dice que las experiencias telepáticas comenzaron hace aproximadamente 5 meses y que se han hecho casi constantes en los últimos 3 meses. Es probable que la pérdida de empleo hace 3 meses se debiera a la disminución de su rendimiento, fenómeno que a menudo acompaña el desarrollo de una psicosis franca. Si se considera el inicio de las «experiencias telepáticas» hace 5 meses o del desarrollo de la psicosis franca hace 3 meses como el comienzo del trastorno, la duración total cae dentro del intervalo de 1 a 6 meses que forma parte de los criterios diagnósticos del trastorno esquizofreniforme. Si la duración es mayor de 6 meses, el diagnóstico será de esquizofrenia.

Cuando se intenta diferenciar entre el trastorno esquizofreniforme y la esquizofrenia, es importante tener en cuenta el período de tiempo transcurrido antes del desarrollo de la psicosis franca. Estos síntomas precoces, que se denominan *síntomas prodrómicos*, consisten en cambios inespecíficos del estado de ánimo o del horario de sueño, síntomas positivos atenuados, como ilusiones sensoriales (p. ej., ver caras entre las hojas de los árboles u oír música cuando realmente es el ruido de un ventilador) o alucinaciones intermitentes breves (p. ej., oír que le llaman por su nombre o que le dicen «oye, tú» cuando no hay nadie cerca), ideas de referencia que no son delirantes (p. ej., «siento como si todo el mundo está mirándome y riéndose de mí, pero sé que no es cierto»), síntomas leves o moderados como aislamiento social y descenso de la funcionalidad escolar, laboral o social. A veces estos síntomas llevarán a la

La doctora Graham es profesora adjunta de psiquiatría en la Universidad de Carolina del Norte, en la Facultad de Medicina de Chapel Hill. Trabaja especialmente con pacientes en su primer episodio psicótico y su investigación se centra en el pródromo de la esquizofrenia, en el tratamiento del primer episodio de psicosis y en el mecanismo causante del aumento de peso inducido por los antipsicóticos.

*** El doctor Lieberman Thad and Alice Eure Distinguished Profesor of Psychiatry, Pharmacology, and Radiology y director del Centro de investigaciones clínicas y de salud mental en la Universidad de Carolina del Norte, en la Facultad de Medicina de Chapel Hill. También trabaja como profesor adjunto de psiquiatría y radiología en la Facultad de Medicina de la Universidad de Duke. Sus investigaciones se han centrado en la neurobiología, farmacología y tratamiento de la esquizofrenia y trastornos psicóticos relacionados. En este contexto, su trabajo ha hecho avanzar nuestros conocimientos sobre la historia natural y la fenomenología de la esquizofrenia y sus bases fisiopatológicas, así como sobre el mecanismo de acción y eficacia clínica de los fármacos antipsicóticos.*

persona a consultar con el psiquiatra o con otro profesional de salud mental pero, lo más frecuente, es que progresen hasta alcanzar una intensidad psicótica antes de que se produzca esta consulta. El pródromo de la esquizofrenia es un concepto retrospectivo que se diagnostica sólo tras el desarrollo completo del síndrome. No es raro que el pródromo dure entre 2 a 5 años en la fase precoz de la esquizofrenia.

A menudo, los pacientes que tienen un primer episodio de psicosis, como la señora Fielding, son llevados al servicio de urgencias por los amigos o los familiares que han observado sus pensamientos extraños o su conducta peligrosa. En estos casos, la seguridad del paciente, de la familia y del personal que le atiende es el primer motivo de preocupación. Es normal que esté justificado el ingreso urgente en una unidad de psiquiatría, pero algunos pacientes pueden comenzar el tratamiento de forma ambulatoria si los síntomas no indican peligro y si el apoyo familiar y el acceso a los profesionales de salud mental son buenos. Por desgracia, es frecuente que las personas con síntomas psicóticos se mantengan sin tratamiento durante largos períodos de tiempo, como media de 1 a 2 años y no es raro que alcancen hasta los 5 años (McGlashan, 1999). Se desconoce si la psicosis es «tóxica» para el cerebro y, por tanto, si una duración prolongada de los síntomas no tratados es perjudicial, por lo que los investigadores continúan planteándose esta cuestión. Se sabe que, si el tratamiento se retrasa mucho, se prolonga el sufrimiento, la discapacidad, y se pierden oportunidades para el paciente.

El tratamiento de una persona con psicosis que acude al sistema de salud mental por primera vez debe ser exhaustivo y flexible. El tratamiento exhaustivo reconoce que, aunque la medicación antipsicótica es la base del tratamiento de la psicosis, por sí solo no es suficiente. Para conseguir el éxito, es esencial utilizar la educación y la terapia individual y familiar. El tratamiento flexible se adapta a la cantidad y tipo de medicación, a la educación y al consejo que necesitan cada paciente y su familia.

La elección inicial del fármaco antipsicótico es importante porque la respuesta rápida y los efectos secundarios mínimos favorecerán el cumplimiento terapéutico actual, y posiblemente también el futuro. Los antipsicóticos atípicos (olanzapina, risperidona, quetiapina, ziprasidona y aripiprazol) se consideran el tratamiento de primera línea de la esquizofrenia en casi todas las situaciones clínicas (McEvoy y cols., 1999) por su eficacia comparable a la de los fármacos convencionales en los síntomas positivos y su mayor eficacia en los síntomas negativos y cognitivos. En general, la dosis del medicamento antipsicótico para el tratamiento del primer episodio psicótico debería ser baja, aumentando lentamente hasta una dosis final que, a menudo, es más baja que la utilizada habitualmente en la psicosis crónica, ya que es mayor la eficacia de estos medicamentos en estos pacientes y porque son más propensos a desarrollar efectos secundarios. Es frecuente usar dosis tan bajas como 2,5 a 5,0 mg de olanzapina, 1 a 2 mg de risperidona y 200 a 300 mg de quetiapina al inicio del tratamiento. En ocasiones, es útil usar formulaciones antipsicóticas que mejoran el cumplimiento, como la olanzapina en comprimidos solubles y la risperidona en formulación líquida.

En general, los fármacos atípicos tienen menos efectos secundarios, en particular con menos síntomas extrapiramidales como reacciones distónicas agudas y síntomas que simulan la enfermedad de Parkinson. No obstante, los efectos secundarios de los fármacos atípicos aún pueden ser significativos, angustiosos y potencialmente peligrosos, y se deben reducir al mínimo posible. El aumento de peso es un efecto secundario significativo de varios antipsicóticos atípicos y típicos. En un metaanálisis de Allison y cols. (1999) se estimó que el aumento de peso ganado en 10 semanas con olanzapina fue de 4,17 kg y con quietapina y risperidona fue de 2,47 kg y 1,67 kg, respectivamente. Las razones de este aumento de peso son multifactoriales, pudiendo producir cambios en la ingestión de alimentos, en el metabolismo y en el gasto energético (McIntyre y cols., 2001). Por desgracia, la prevención y tratamiento del aumento de peso es un gran reto y normalmente no se tiene éxito. Otro efecto secundario potencialmente grave es la diabetes, a menudo, asociada a la obesidad aunque no ocurre siempre. Ziprasidona y aripiprazol son los dos antipsicóticos atípicos más modernos y los primeros datos apoyan la afirmación de que no afectan al peso. El uso de ziprasidona se asocia a un efecto secundario poco frecuente, pero que en teoría es posible, la prolongación del segmento QT_c. Se refiere a un hallazgo del electrocardiograma (que mide la conducción de la electricidad a través del corazón) que indica que la velocidad de conducción de la electricidad se hace más lenta. Si se ralentiza demasiado puede desarrollarse un «bloqueo cardíaco», que puede dar lugar a arritmias graves. Aunque no está claro el índice de probabilidades de que la ziprasidona produzca este efecto secundario comparándolo con otros medicamentos antipsicóticos, es prudente obtener un electrocardiograma basal antes de comenzar el tratamiento con este fármaco.

Volviendo al caso particular de la señora Fielding, podríamos comenzar el tratamiento con educación psicológica y medicación, siendo el intervalo óptimo entre las visitas de 1 a 2 semanas en las primeras etapas de tratamiento. La educación psicológica se debería centrar en que comprenda mejor su enfermedad psicótica y su tratamiento, al mismo tiempo que se logra una forma práctica de disminuir el riesgo de recaída (es decir, reducir el estrés, evitar las sustancias de uso recreativo o tomar medicamentos antipsicóticos) y mejorar la funcionalidad global. Una buena elección inicial de tratamiento antipsicótico sería la olanzapina en dosis de 2,5 mg vía oral al acostarse, pero cualquier otro antipsicótico atípico también sería una buena elección. El peso antes del tratamiento, el índice de masa corporal (peso [kg] dividido por la talla al cuadrado [m^2]), las concentraciones de glucosa y triglicéridos en ayunas y las pruebas de función hepática serán mediciones basales de utilidad. El peso y el índice de masa corporal se medirán al menos una vez al mes y las pruebas de laboratorio se repetirán cada 6 meses para vigilar los efectos secundarios de la medicación.

La duración de la terapia con un antipsicótico después del primer episodio psicótico a menudo es más importante en la mente del paciente que toma el fármaco y, por tanto, el psiquiatra también deberá elegirlo con cuidado. Al inicio del tratamiento debe formularse un plan que tenga en cuenta los riesgos y beneficios de tomar la medicación o no hacerlo. En las normas de tratamiento se indica que es necesario continuar con la medicación antipsicótica durante 1 a 2 años cuando los síntomas se solucionan después de un primer episodio psicótico (McEvoy y cols., 1999). La decisión de hacer que el paciente continúe tomando la medicación se basa en los datos que demuestran que el riesgo de recaída es muy alto, recidivando en el 78% de los casos con esquizofrenia antes de 1 año y en el 96% en los 2 años siguientes a la interrupción de la medicación (Gitlin y cols., 2001). Las posibilidades son aún mayores si el paciente también está tomando otras sustancias.

Con cada recaída sucesiva, el tiempo hasta la remisión es mayor y peor su alcance (Lieberman y cols., 1998). Con cada episodio psicótico se produce una interrupción mayor de los aspectos educativos, profesionales y sociales que tendrán efectos de larga duración. La recaída psicótica también puede provocar actos agresivos hacia personas y propiedades. Poco después del episodio psicótico es frecuente que se produzcan intentos de suicidio, en el 5 al 25% de los pacientes con esquizofrenia inicial. La muerte por suicidio se produce hasta en el 10% de los casos con esquizofrenia (Wiersma y cols., 1998). En último término, es decisión del paciente si toma la medicación, por lo que es fundamental que los pacientes sean informados lo antes posible sobre el riesgo de recaída y sus posibles consecuencias a largo plazo.

Los medicamentos antipsicóticos son una parte esencial del tratamiento pero, en el caso de la señora Fielding, es posible que la paciente no piense lo mismo. A menudo, en presencia de síntomas psicóticos no hay consciencia de que existe la enfermedad y de la necesidad de tratamiento. No se trata de negación, sino un aspecto que forma parte de la propia enfermedad. Frecuentemente, el paciente no cree necesaria la medicación: ¿cómo detendrá la medicación el comportamiento hostigador de los vecinos?, ¿dónde está la lógica de su uso? Aquí es donde es importante tener compasión por el sufrimiento del paciente. A menudo los pacientes estarán de acuerdo con el médico en que «las cosas no van bien», incluso cuando no están de acuerdo en que sus sentidos les están jugando malas pasadas o en que su pensamiento ha cambiado. Los primeros objetivos se centrarán en el beneficio del medicamento al ayudar al paciente a «poner las cosas en perspectiva», mejorar la capacidad de distracción o «dormir bien una noche» para que pueda afrontar mejor la situación. Cuando los pacientes están tomando la medicación durante varios meses, a menudo llegan a ser conscientes de que antes de comenzar la medicación antipsicótica no podían distinguir las experiencias reales de las irreales. En este punto, se debe aprovechar la oportunidad para educar al paciente sobre la enfermedad psicótica y sobre el riesgo de recaídas cuando no toma la medicación, además de informarle sobre los efectos secundarios a largo plazo que produce el tratamiento para planificar conjuntamente el futuro. Los primeros meses o años de tratamiento de la psicosis pueden ser muy duros, pero el efecto puede ser duradero si se dedica el tiempo y el esfuerzo necesarios para educar al paciente sobre la enfermedad y su tratamiento.

Los pacientes que se recuperan de su primer episodio psicótico están elaborando sus propias ideas sobre su diagnóstico y su actitud hacia el tratamiento. Son los candidatos ideales para intervenciones en las que se resaltan las actitudes y creencias que mejoran la adaptación y la manera de afrontar la enfermedad (D. Penn, D. Perkins, J. M. Nieri, datos no publicados, 2000). Las intervenciones de la psicoterapia de orientación cognitiva y conductual pueden ser muy útiles, y consisten en: técnicas de entrevista motivacional, razones para normalizar la conducta, interrogatorio inductivo, escucha reflexiva, reorientación y resumen. En la entrevista motivacional se exploran las posibilidades que tiene el paciente de que se tengan en cuenta los aspectos positivos y negativos de sus ideas, y también, de que se revisen los beneficios e inconvenientes que pueden haber sido pasados por alto. Un ejemplo de razones para la normalización es informar al sujeto de que las personas que no tienen una enfermedad mental pueden tener experiencias psicóticas en determinadas circunstancias, como un estrés extremo o la privación del sueño o sensorial, con lo que se les ayuda a sentirse más normales. El interrogatorio inductivo utiliza preguntas abiertas para que el paciente desarrolle sus ideas sobre un tema en concreto. La escucha reflexiva, la reorientación y el resumen implican hacer que el paciente vuelva a pensar sobre lo que ha dicho, de tal forma que se aúnen pensamientos o comentarios que mejoren su consciencia de la enfermedad. Estas técnicas mejoran el conocimiento de la propia enfermedad, el cumplimiento del tratamiento y los procedimientos de afrontamiento adaptativo. Además, los pacientes que se encuentran en su primer episodio requieren ayuda para recuperar y mantener la funcionalidad social y ocupacional que tenían antes de la enfermedad. Con el apoyo y la educación consiguen manejar mejor el proceso que da lugar a graves pérdidas en la escuela, el trabajo, su independencia y sus amistades, e incluso aceptar que son vulnerables a episodios psicóticos en el futuro.

El primer episodio psicótico es una experiencia muy traumática para los pacientes y sus familias. Como médicos, tenemos un importante papel que desempeñar para resolver la psicosis y permitir que el paciente vuelva a llevar una vida productiva e independiente. El tratamiento de una persona que tiene su primer episodio psicótico es, a la vez, un desafío y una recompensa.

Bibliografía

Allison DB, Mentore JL, Heo M: Antipsychotic-induced weight gain: a comprehensive research synthesis. Am J Psychiatry 156:1685-1696, 1999

Gitlin M, Nuechterlein K, Subotnik KL, et al: Clinical outcome following neuroleptic discontinuation in patients with remitted recent-onset schizophrenia. Am J Psychiatry 158(11):1835-1842, 2001

Lieberman JA, Sheitman B, Chakos M, et al: The development of treatment resistance in patients with schizophrenia: a clinical and pathophysiologic perspective. J Clin Psychopharmacol 18 (2 suppl 1):20S-24S, 1998

McEvoy JP, Scheifler PL, Frances A (eds): Expert Consensus Guideline Series. The Expert Consensus Guideline Series treatment of schizophrenia. J Clin Psychiatry 60 (suppl 11):1-80, 1999
McGlashan TH: Duration of untreated psychosis in first-episode schizophrenia: marker or determinant of course? Biol Psychiatry 46(7):899-907, 1999
McIntyre RS, Mancini DA, Basile VS: Mechanisms of antipsychotic-induced weight gain. J Clin Psychiatry 62 (suppl 23):23-29, 2001
Wiersma D, Nienhuis FJ, Slooff CJ, et al: Natural course of schizophrenic disorders: a 15-year followup of a Dutch incidence cohort. Schizophr Bull 24(1):75-85, 1998

Comentario sobre «La alumna retrasada» por John Kane, M.D.*

A pesar de los enormes avances producidos en el diagnóstico y tratamiento de la esquizofrenia, el reto que plantea el tratamiento de los pacientes en su presentación inicial supone una de las pruebas más difíciles para nuestras habilidades como médicos.

En 1975 comencé a estudiar pacientes en su primer episodio de esquizofrenia. Con la ayuda de mis mentores, Donald Klein, Arthur Rifkin y Frederic Quitkin, acepté la responsabilidad de completar el análisis de los datos y la publicación de los primeros y escasos estudios doble ciego y controlados con placebo sobre el tratamiento médico de mantenimiento de pacientes en su primer episodio que alcanzaron una remisión estable (Kane y cols., 1982). En aquel tiempo (y hoy en día continua siendo así, aunque en menor grado incluso), muchos médicos son reacios a continuar con la medicación durante más de unos meses después de la recuperación. Este estudio ayudó a establecer una base de datos que apoyó la importancia de la prevención de las recidivas incluso después del primer episodio.

Posteriormente, el Nacional Institute of Mental Health Clinical Research Center for Schizophrenia, que he dirigido en los últimos 17 años, realizó una extensa serie de estudios en pacientes en su primer episodio, que continúa hasta la fecha.

El caso de la señora Fielding ilustra varios aspectos importantes y potencialmente difíciles del tratamiento. El primero es la presentación de un aparente primer episodio a los 35 años de edad, lo que no es raro, aunque no es la norma. Las posibles ventajas desde el punto de vista del tratamiento son el aparentemente buen ajuste de

---

** El doctor Kane es director ejecutivo del Zucker Hospital Hillside y vicepresidente del Behavioral Health Services for the North Shore-Long Island Jewish Health System. Es titular de la cátedra del doctor E. Richard Feinberg para la investigación de la esquizofrenia en la Facultad de Medicina Albert Einstein, donde también, es profesor de psiquiatría, neurología y neurociencias.*

la paciente antes de la enfermedad y la ausencia de signos o síntomas negativos o de déficit, que serían una señal de mal pronóstico para la respuesta al tratamiento y, al mismo tiempo, podría contribuir a la incertidumbre o a las dudas del equipo médico a la hora de prescribir el tratamiento a largo plazo (y a la probabilidad global de resistencia del paciente para aceptarlo).

Un error que frecuentemente cometen los médicos con estos pacientes es su titubeo a la hora de establecer un diagnóstico que es tan aterrador y tan mal interpretado y de compartirlo con el paciente. La disponibilidad de medicamentos que se toleran mejor, la creciente presencia de grupos de apoyo para pacientes y familias y la difusión de normas de tratamiento basadas en la evidencia ayudan a que este proceso sea algo más fácil, aunque sigue teniendo una gran dificultad.

El caso de la señora Fielding también ilustra un aspecto importante a la hora de desarrollar las entrevistas diagnósticas. Hay pacientes que acuden de tal forma que los médicos podrían sentir la necesidad de pedir disculpas al hacer determinadas preguntas y, en algunos casos, estarían tentados a evitarlas porque les parece muy improbable la presencia de algunos signos o síntomas. Claramente, esto habría sido un grave error en una paciente como la señora Fielding.

Aunque desde un punto de vista de la técnica diagnóstica la señora Fielding no cumple los criterios de esquizofrenia, la duración es casi la suficiente y esta presentación no iría en contra del uso a corto plazo de medicamentos antipsicóticos.

Elegiría usar un antipsicótico de segunda generación, reconociendo que es probable que la señora Fielding responda a dosis más bajas que los pacientes con múltiples episodios o un diagnóstico crónico. La posible aparición de síntomas extrapiramidales es una preocupación particularmente importante en el primer episodio, porque la experiencia con la medicación influyen fuertemente en la actitud y el cumplimiento futuros del tratamiento farmacológico. En realidad, en una muestra de pacientes en su primer episodio, los efectos secundarios precoces de tipo parkinsoniano fueron el único factor predictivo importante de que en el futuro se producirían interrupciones del tratamiento (Robinson y cols., 2002) (otros factores predictivos significativos fueron el nivel socioeconómico o educativo más bajo, la depresión y una peor funcionalidad ejecutiva en el estudio cognitivo).

A menudo, a respuesta a la medicación antipsicótica es muy buena en el primer episodio (en cuanto a los síntomas positivos como ideas delirantes y alucinaciones), aunque, con frecuencia, la respuesta completa no es tan rápida como esperan algunos médicos. En el estudio sobre el primer episodio de Hillside la media de tiempo hasta la respuesta fue de 9 semanas (Robinson y cols., 1999).

Por desgracia, los resultados de este tratamiento sobre la funcionalidad social y profesional pueden ser desalentadores. En el mismo estudio sobre el primer episodio, al aplicar los criterios de recuperación funcional (que requieren que sea relativamente buena, aunque no necesariamente normal durante 2 años consecutivos), menos del 20% de los pacientes alcanzaron este objetivo después de 5 años de seguimiento (Robinson y cols., en prensa).

El mayor reto que existe para el tratamiento del primer episodio se refiere al enfoque psicoterapéutico y psicosocial. Igual que sucede cuando comienza cualquier otra enfermedad devastadora, las consecuencias psicológicas que puede tener para el paciente y su familia son muy graves. La personalidad y los factores ambientales influyen en la respuesta a estas circunstancias y el equipo de terapia debe trabajar estrechamente con el paciente (y con sus allegados, cuando sea posible) para controlar las secuelas psicológicas y sociales.

También es fundamental el tratamiento educativo psicológico para intentar conocer a fondo la enfermedad y su terapia. Uno de los aspectos más difíciles es encontrar el equilibrio entre la situación real y un cierto optimismo y sensación de tener posibilidades. Para ello, es importante centrarse en los puntos fuertes que existían antes de la enfermedad; pueden irse acumulando para que el paciente establezca objetivos razonables y alcanzables produciendo un sentimiento de autoestima y satisfacción personal. Como no hay factores predictivos coherentes y potentes de la evolución funcional, a menudo es difícil orientarse sobre las expectativas realistas.

Lo ideal es que el equipo clínico tenga una gran experiencia con pacientes en el primer episodio. Para los médicos que están acostumbrados a tratar a pacientes crónicos con múltiples episodios es difícil demostrar la mayor sensibilidad ante las necesidades especiales de los pacientes en los primeros episodios y de sus familias.

Tal como hemos comentado anteriormente, la decisión fundamental en el caso de la señora Fielding, una vez obtenida la respuesta aguda, es cuánto tiempo debe continuar con la medicación antipsicótica. No conozco que haya datos publicados que traten específicamente sobre pacientes esquizofreniformes pero, con respecto a los pacientes que cumplen los criterios diagnósticos del DSM-IV para esquizofrenia, los datos nos indican que existen unas tasas de recaída importantes, del 82% después de 5 años (Robinson y cols., 1999). El único factor predictivo aislado más potente de recaída fue la interrupción de la medicación antipsicótica (un riesgo 5 veces mayor entre las mujeres que interrumpieron la medicación frente a las que continuaron).

Las normas de tratamiento no recomiendan necesariamente mantener la terapia farmacológica durante más de un año después de la recuperación del primer episodio, pero estos datos indicarían que se debe continuar administrando la medicación a más largo plazo. En el pasado habían dudas ya que se corría el riesgo de que apareciera discinesia tardía con los antipsicóticos convencionales (Chakos y cols., 1996), incluso 1 o 2 años después de comenzar el tratamiento. No obstante, este riesgo parece ser sustancialmente menor con los antipsicóticos de segunda generación (Correll y cols., en prensa).

Un aspecto crítico para el tratamiento de estos pacientes es si se puede hacer algo para proteger, disminuir o retardar el «deterioro» de la funcionalidad que se asocia a la esquizofrenia; ¿hay métodos que, si se aplican precozmente, pueden ser útiles a este respecto? Esta es un área de investigación muy prometedora pero muy difícil en cuanto a su diseño, implantación e interpretación.

Por ejemplo, si cada recaída o exacerbación posterior se asocia a alguna secuencia biológica o psicológica que provoque una peor evolución a más largo plazo, la prevención de las recidivas se convierte en el objetivo más importante. Hasta la fecha, no hay datos claros al respecto y no son más que meras hipótesis otros aspectos relacionados con los procesos que provocan el deterioro.

La actuación de los médicos tiene cierto impacto inmediato en la reducción de las tasas de recaída, ya que la interrupción de la asistencia y la asistencia inadecuada son factores que evidentemente contribuyen. Con respecto a este último aspecto, como ya hemos comentado, Robinson y cols. (1999) demostraron en el programa de primer episodio de Hillside que los pacientes que interrumpían la medicación después de recuperarse de su primer episodio tenían 5 veces más posibilidades de recaer que los que continúan con el tratamiento. En algunos casos, la interrupción se puede deber a las dudas del médico pero en muchos otros, la causa es el incumplimiento de la terapia.

Los médicos son poco hábiles para identificar cuándo y hasta qué punto incumplen los pacientes el tratamiento, y es muy necesario que se creen técnicas que permitan identificar y tratar esta eventualidad. Puede ser útil usar métodos específicos que mejoran el cumplimiento, como las sesiones de grupo (Kemp y cols., 1998), y en algunos casos, puede ser conveniente la utilización de medicamentos inyectables a largo plazo (Kane y cols., 2003), en particular en pacientes y familiares que hablan con otras personas que tienen experiencias similares (p. ej., el paciente que ha interrumpido la medicación y que ha tenido una recaída posterior). Estos pacientes son unos aliados muy valiosos para el equipo médico a la hora de explicar la importancia que tiene el cumplimiento terapéutico.

Como siempre, la decisión final del tratamiento se acordará entre el paciente, sus allegados y el equipo médico y se basará en una revisión adecuada de los beneficios y riesgos relevantes que tiene cada tratamiento específico o cada interrupción de éste.

Bibliografía

Chakos MH, Alvir JM, Woerner MG: Incidence and correlates of tardive dyskinesia in first-episode schizophrenia. Arch Gen Psychiatry 53:313-319, 1996

Correll C, Leucht S, Kane JM: Reduced risk for tardive dyskinesia associated with second generation antipsychotics: a systematic review of one-year studies. Am J Psychiatry (in press)

Kane JM, Quitkin F, Rifkin A, et al: Fluphenazine versus placebo in patients with remitted acute first episode schizophrenia. Arch Gen Psychiatry 39:70-73, 1982

Kane JM, Eerdekens M, Lindenmayer JP, et al: Long-acting injectable risperidone: efficacy and safety of the first long-acting atypical antipsychotic. Am J Psychiatry 160:1-8, 2003

Kemp R, Kirov G, Everitt B, et al: Randomised controlled trial of compliance therapy: 18-month follow-up. Br J Psychiatry 172:413-419, 1998

Robinson DG, Woerner MG, Alvir JM, et al: Predictors of treatment response from a first episode of schizophrenia or schizoaffective disorder. Am J Psychiatry 156:544-549, 1999

Robinson DG, Woerner MG, Alvir JM, et al: Predictors of medication discontinuation by patients with first episode schizophrenia and schizoaffective disorder. Schizophr Res 57:209-219, 2002

Robinson DG, Woerner MG, McMeniman M, et al: Symptomatic and functional recovery from a first episode of schizophrenia or schizoaffective disorder. Am J Psychiatry (in press)

Sentado al lado de la chimenea

Paddy O'Brien es un estudiante de 26 años de edad que vive con su madre y sus dos hermanos mayores en la granja que su familia tiene al oeste de Irlanda.

La madre de Paddy le describe como un niño totalmente «normal» hasta la edad de 14 años. En la escuela tenía un nivel medio o ligeramente inferior al normal. Tenía amigos con los que jugaba después de salir de la escuela, y ayudaba normalmente a sus hermanos y a su madre en las tareas de la granja. A los 14 años empezó a «perder interés» por los deberes de la escuela. El profesor se dio cuenta de que en clase tenía siempre la mirada perdida y raramente seguía lo que se hacía y se enseñaba. Poco tiempo después, su madre se percató de que ya no jugaba con los otros niños y que llegaba a casa y se sentaba delante del hogar. Fue cada vez más difícil decirle que realizara las tareas de la granja. A veces entraba y decía que el trabajo estaba terminado. Solamente unas horas después se daban cuenta de que sólo había ordeñado algunas vacas o recogido algunos huevos.

A la edad de 16 años, dado que su enfermedad había empeorado, Paddy dejó la escuela y fue ingresado en un hospital psiquiátrico del condado. La historia clínica reveló que era un muchacho que se aislaba desde el punto de vista social y que su afecto era aplanado. No era posible conseguir que se interesara por las actividades del centro. No se observaron síntomas de tipo psicótico.

Desde entonces, Paddy ha estado en tratamiento psiquiátrico, aunque de manera intermitente. Durante el último año y medio, ha asistido al centro local de día dos veces por semana.

Cuando el equipo investigador le entrevista, se oberva que Paddy es un hombre obeso y algo descuidado. Responde a muchas de las preguntas con un «sí» o un «no» o «podría ser». Niega padecer síntomas de tipo psicótico, sentimientos de depresión, manía, o problemas de apetito y ausencia de energía. Sin embargo, admite tener problemas inespecíficos de nervios y dificultades para dormir. Asimismo, reconoce que se siente incómodo cuando está con gente, a excepción de su familia. El contacto visual es escaso: mira el suelo durante la mayor parte de la entrevista. Su afecto está aplanado. A pesar de todos los intentos, el entrevistador es incapaz de ganarse la confianza del enfermo.

Según la familia de Paddy, los días en que no acude al centro de día permanece sentado toda la jornada ante la chimenea de su casa. Ocasionalmente, se le puede animar para que colabore en algún tipo de actividad de la granja, pero generalmente la abandona al cabo de 15 minutos y vuelve a sentarse. A menos que se le presione, no se lava ni se cambia la ropa. Se niega a asistir a cualquier reunión social, y sus amigos de la infancia hace tiempo que dejaron de visitarle.

En el centro de día, Paddy trabaja algunas veces por períodos de tiempo breves y lleva a cabo tareas simples como parte de la terapia ocupacional, aunque rápidamente las abandona y se sienta en la sala. Tanto la familia como el personal del centro notan que el paciente se da cuenta de lo que sucede a su alrededor, lo cual se refleja en algún comentario ocasional. Ni su familia ni ningún miembro del personal psiquiátrico que le atiende han podido observar nunca ningún síntoma psicótico.

Discusión sobre «Sentado al lado de la chimenea»

Paddy padece un patrón generalizado de déficit en las relaciones interpersonales, marcado por malestar y una capacidad disminuida para relaciones estrechas. Padece, asimismo, distorsiones perceptivas y cognoscitivas. Es socialmente ansioso, de aspecto raro, y no tiene amigos ni confidentes. Su discurso es extraño y su afecto, inhibido. Todo esto es característico del trastorno esquizotípico de la personalidad. Sin embargo, su cuadro clínico muestra los síntomas residuales de la esquizofrenia crónica; los síntomas negativos y el deterioro social son tan profundos y el deterioro con respecto al nivel anterior de funcionamiento tan claro, que su enfermedad no es lo que se entiende como un «trastorno de la personalidad».

La definición de esquizofrenia en el DSM-IV-TR no permite realizar el diagnóstico en los casos en los que solamente han existido síntomas negativos de esquizofrenia, como aplanamiento afectivo o apatía. Sin embargo, la enfermedad de Paddy corresponde al concepto tradicional bleuleriano de esquizofrenia simple, en la que se dan los síntomas principales de autismo, pérdida de asociaciones u otros «trastornos del pensamiento» y aplanamiento afectivo, en ausencia de síntomas psicóticos secundarios (ideas delirantes y alucinaciones), y un deterioro marcado respecto al nivel previo de funcionamiento.

Según el DSM-IV-TR, tendríamos que diagnosticar trastorno esquizotípico de la personalidad, (DSM-IV-TR, pág. 783), a pesar de que el cambio en el funcionamiento que Paddy experimenta a la edad de 14 años no es característico de los trastornos de personalidad. El concepto de trastorno deteriorante simple (esquizofrenia simple) está incluido en el Apéndice B del DSM-IV-TR, página 858, que se refiere a trastornos que requieren estudios posteriores.

Nota: el doctor Siever comenta primero este caso, y después el doctor Tsuang.

Comentario sobre «Sentado al lado de la chimenea» por Larry J. Siever, M.D.*

Cuando comencé a leer «Sentado al lado de la chimenea», la historia de Paddy O'Brien, parecía ser la típica del pródromo de esquizofrenia crónica en la adolescencia. Paddy tiene un importante retraimiento y disfuncionalidad social (pasa todo el día sentado delante del fuego en su hogar cuando no acude a su centro de día). No obstante, como la familia y los psiquiatras que atendieron a este paciente nunca han podido provocar los síntomas psicóticos, no cumpliría los criterios de esquizofrenia crónica. Por tanto, sería diagnosticado de trastorno de personalidad esquizotípica. En mi experiencia clínica, y también en nuestro programa de investigación que ha incluido a cientos de personas con trastorno esquizotípico de personalidad, una historia como la de Paddy sugiere, casi invariablemente, el diagnóstico de esquizofrenia cuando el paciente es estudiado y vigilado muy de cerca. Hemos recibido pacientes derivados de muchos programas de investigación clínica sobre esquizofrenia y de consultas ambulatorias, personas con la sospecha inicial de esquizofrenia pero, como no se pudieron provocar los síntomas psicóticos en la evaluación inicial, consideramos que el cuadro es «esquizotípico». En casi todos estos casos, no se pudo establecer el diagnóstico de esquizofrenia en una evaluación minuciosa de nuestro programa.

Hay dos escenarios relativamente frecuentes que nos permitirían establecer el diagnóstico de esquizofrenia. Nuestras evaluaciones tardan 7 u 8 horas en 2 sesiones. También realizamos una evaluación con un familiar cercano o un amigo que actúe como informador. En nuestras entrevistas se establece una relación con estos pacientes, que, a lo largo de ellas, pueden mostrarse a sí mismos como lo harían en circunstancias normales, en las que tienen que estar muy vigilados. A menudo, los pacientes mostrarán sus ideas delirantes y alucinaciones ante nuestros evaluadores clínicos en una prolongada conversación sobre su historia y sus problemas, incluso

---

* *El doctor Siever es profesor de psiquiatría y director de la División de psiquiatría para pacientes ambulatorios de la Facultad de Medicina Mount Sinai en Nueva York, Nueva York. También trabaja como director ejecutivo del Centro de investigación, educación y clínica de enfermedades mentales en el centro médico de la Administración devVeteranos del Bronx en Nueva York. Ha publicado más de 300 artículos en revistas con comité editorial (ha terminado un B.A. en la Facultad de Harvard, en Cambridge, Massachussets, y su M.D. en la Facultad de Medicina de la Universidad de Stanford, en Stanford, California.) En Mount Sinai dirige el programa de trastornos del estado de ánimo y de la personalidad, un programa de investigación con financiación federal que investiga la neurobiología del trastorno de personalidad del espectro esquizofrénico, como el trastorno esquizotípico de personalidad y el trastorno de personalidad impulsiva o con inestabilidad afectiva, como el trastorno límite de la personalidad. Es miembro del American Collage of Neuropsychopharmacology y fue presidente de la Sociedad de psiquiatría biológica, de la que ha recibido el Premio A. E. Bennett por sus investigaciones clínicas.*

cuando la familia y el personal psiquiátrico no han podido provocar los síntomas psicóticos. En otros casos, hemos solicitado y obtenido permiso para recopilar los historiales clínicos previos, en los que se sugieren algunos síntomas de psicosis a pesar de que los informes de los profesionales de salud mental que tratan actualmente a este paciente indican que no hay estos síntomas, y que nunca los ha habido. Según mi experiencia, no estoy seguro de que Paddy no tenga realmente estos síntomas psicóticos sólo porque no estén descritos por el personal psiquiátrico o por la familia.

No obstante, es concebible y, después de una evaluación extensa y longitudinal de otros casos, estoy convencido de que hay pacientes como Paddy que realmente no tienen síntomas psicóticos, incluso después de haber trabajado con ellos durante mucho tiempo y de conocerles muy bien. Aceptaría que cumplen el concepto tradicional de Bleuler de esquizofrenia simple y que los síntomas primarios de autismo, las asociaciones laxas u otro «trastorno del pensamiento» y el bloqueo emocional están presentes en ausencia de síntomas psicóticos secundarios. Necesariamente, no estoy de acuerdo con que estos pacientes deban ser diagnosticados de trastorno esquizotípico de personalidad, ya que los que yo he visto que cumplirían los criterios del antiguo concepto de esquizofrenia simple también cumplirían los actuales de esquizofrenia según el DSM-IV-TR. Debido a su «trastorno del pensamiento» y la desorganización a la que va unido, estos pacientes suelen cumplir los criterios no sólo de los síntomas negativos, que Paddy cumple claramente, sino también los de habla o conducta desorganizadas. Obsérvese que en la conversación con Paddy su habla es «extraña» pero no está claro el grado de desorganización, que implica la afirmación de que tenía un «trastorno del pensamiento». Sospecho que una exploración más minuciosa de su pensamiento y de su patrón de habla indicaría más un estilo de habla inusual o extraño, que una forma más grave de una desorganización de los patrones de pensamiento. Además, me pregunto si, en vista de que Paddy tenía cada vez más dificultades para hacer sus tareas en casa, incluso ordeñar las vacas y recoger los huevos, y trabaja sólo durante cortos espacios de tiempo realizando tareas sencillas y terapia ocupacional, también tendría una dificultad práctica grave para organizar su comportamiento de forma que pudiera realizar tareas más complejas que había podido completar con anterioridad. La incapacidad de Paddy de bañarse o cambiarse la ropa sin que le avisen indica también una desorganización general del comportamiento, por tanto, aunque no se hayan confirmado los síntomas psicóticos subyacentes, que no se han provocado en este caso, aún creo que la enfermedad de Paddy podría diagnosticarse como esquizofrenia. Otra posibilidad es que su situación clínica actual sea el pródromo de una esquizofrenia y que aún esté por emerger la psicosis auténtica.

Es importante distinguir entre esquizofrenia y trastorno esquizotípico de personalidad porque el cuadro de Paddy, como se reconoce, es típico de síntomas residuales de esquizofrenia crónica y refleja claramente un deterioro con respecto a su nivel previo de funcionalidad. No es lo que normalmente se considera «trastorno de personalidad», tal como se afirma en el comentario, mientras que, en mi experiencia con personas que cubren el criterio de trastorno esquizotípico de personalidad, más que mostrar un deterioro importante con respecto a la funcionalidad previa que se describe en el caso de Paddy, realmente son personas que tienen patrones de comportamiento inadaptado y experiencias que son relativamente inflexibles y que provocan un deterioro que se mantiene bastante estable a lo largo del tiempo. En lugar de terminar incapacitados, como es el caso de Paddy, a menudo trabajan en tareas solitarias, aunque no siempre, con empleos como clasificador de correos, vigilante de seguridad, topógrafo, técnico o analista informático, que no ponen a prueba sus limitados recursos interpersonales pero que tampoco requieren un mínimo grado de organización que falta habitualmente en la esquizofrenia, incluso ante el desapego en las relaciones, las distorsiones cognitivas o perceptivas y la excentricidad. Muestran un aplanamiento o bloqueo afectivo fácilmente reconocible, anhedonia e incomodidad interpersonal importante.

En lugar del diagnóstico erróneo de esquizofrenia, en la mayoría de los casos las personas que realmente cumplen los criterios de trastorno esquizotípico de personalidad se diagnostican principalmente como distímicos, con depresión crónica o fobia social. Aunque pueden haber sido así en algún momento del pasado, o cumplir simultáneamente los criterios de alteración del estado de ánimo o de trastorno de ansiedad, sus limitaciones interpersonales y ocupacionales van más allá de cualquier episodio de sintomatología franca relacionada con los trastornos del estado de ánimo o la ansiedad. Su aplanamiento anhedónico se confunde con una depresión y su desprendimiento de los demás se puede confundir con ansiedad social. No obstante, el bloqueo afectivo persiste incluso cuando no hay estado de ánimo depresivo documentado o síntomas de depresión y en general, no responde a la medicación antidepresiva estándar. Su ansiedad social no se puede tratar fácilmente con una intervención farmacológica con inhibidores selectivos de la recaptación de serotonina o con la terapia cognitivo-conductual que se usa eficazmente en la ansiedad social clásica, ya que ésta no diminuye ni cuando hay familiaridad con las personas con las que se encuentra. A menudo, reciben un tratamiento incorrecto con varios antidepresivos y timorreguladores y es sólo tras realizar un intenso cuestionario cuando se establece una sospecha generalizada y, la percepción de síntomas inusuales y una ansiedad social relativamente invariable. Los medicamentos antipsicóticos atípicos pueden ser útiles, especialmente cuando hay síntomas de tipo psicótico, y no sólo en los síntomas más «positivos» sino también, en menor grado, para el aplanamiento afectivo subyacente y otros síntomas negativos. Al menos, tal parece desprenderse de los datos obtenidos en estudios clínicos controlados con voluntarios y pacientes esquizotípicos. Los familiares de los sujetos con esquizofrenia crónica pueden tener, en algunos casos, un trastorno esquizotípico de personalidad o síntomas pero también sería raro que mostraran el grado de deterioro que tiene Paddy. En realidad, el estereotipo del trastorno esquizotípico de personalidad como un trastorno psicótico atenuado (como en la historia de Paddy), cercano a la esquizofrenia, no refleja los síntomas negativos que hay en los pacientes que lo tienen. A menudo esta idea errónea interfiere con el reconocimiento clínico de la patología esquizotípica. También hay que mencionar que, en las situaciones tratadas en la consulta es posible que no se reconozca una sintomatología esquizotípica que no es muy evidente, porque el médico se centra en los síntomas más llamativos como la disforia prominente, las dificultades interpersonales y la ansiedad social, que hacen que el paciente busque tratamiento.

Son raros los estudios sistemáticos sobre el tratamiento psicosocial de las personas que tienen un trastorno esquizotípico de personalidad, y en los pocos realizados sólo se sugiere un éxito modesto. Hay algunas publicaciones sobre la utilización de la formación en habilidades sociales y las intervenciones de apoyo y conductuales en personas con este trastorno. Las soluciones cognitivas, que están comenzando a ser exploradas en el tratamiento de la esquizofrenia, no se han probado en esta población. Al trabajar con estos pacientes podría ser útil realizar una psicoterapia de apoyo a más largo plazo, con algunos intentos de formación en soluciones y habilidades, pero es un área que requiere primero un estudio empírico.

El trastorno esquizotípico de personalidad no se diagnostica ni se reconoce suficientemente en la consulta y en la comunidad y, en consecuencia, también el estudio de las opciones terapéuticas es insuficiente. Ha servido como un recurso valioso para la comprensión de la fisiopatología subyacente del espectro de la esquizofrenia y, realmente, los pacientes con un trastorno esquizotípico de personalidad comparten las alteraciones cognitivas, estructurales cerebrales y funcionales cerebrales con los pacientes que tienen esquizofrenia.

Bibliografía recomendada

Kirrane RM, Siever LJ: New perspectives on schizotypal personality disorder. Curr Psychiatry Rep 2:62-66, 2000

Siever LJ, Bernstein DP, Silverman JM: Schizotypal personality disorder, in DSM-IV Sourcebook, Vol 2. Edited by Widiger TA, Frances AJ, Pincus HA, et al. Washington, DC, American Psychiatric Association, 1996, pp 685-702

Siever LJ, Koenigsberg HW, Harvey P, et al: Cognitive and brain function in schizotypal personality disorder. Schizophr Res 54:157-167, 2002

Comentario sobre «Sentado al lado de la chimenea» por Ming Tsuang, M.D., Ph.D.*

En el caso de Paddy destacan varias ideas sobre el espectro de la esquizofrenia, tanto pasadas como presentes. La gravedad de sus síntomas negativos, su aparente inicio cuando tenía 14 años (con la disminución resultante del nivel de funcionalidad) y la ausencia de síntomas psicóticos positivos evidentes son las reminiscencias de una reacción esquizofrénica, de tipo simple, según el DSM-I (denominada esquizofrenia, tipo simple, en el DSM-II). La ausencia de psicosis es quizás aún más característica de la reacción esquizofrénica, del tipo indiferenciado crónico del DSM-I, que se llamó esquizofrenia, tipo latente, en el DSM-II. Aunque la psicosis ha sido la característica diagnóstica fundamental de la esquizofrenia durante gran parte del siglo pasado, en los DSM más recientes se establece que los requerimientos de psicosis son más explícitos para el diagnóstico de esquizofrenia que en el DSM-I o II (Tsuang y cols., 2000). Es probable que un trastorno no psicótico del espectro de la esquizofrenia, como el que parece tener Paddy, actualmente se clasifique como un trastorno de personalidad. En este caso, se cumplen los criterios diagnósticos del DSM-IV-TR de trastorno esquizotípico de personalidad.

Hay otros 3 aspectos diagnósticos que hay que plantear. En primer lugar, ¿es éste un caso típico de trastorno esquizotípico de personalidad? Los trastornos de personalidad se consideran problemas para toda la vida y, según su familia, Paddy no mostró síntomas hasta los 14 años. En realidad, se desconoce si esta afirmación es cierta. Quisiéramos saber más sobre las relaciones interpersonales de Paddy antes

---

* *El doctor Tsuang es profesor universitario y director del Instituto de genómica del comportamiento en el Departamento de psiquiatría en la Universidad de California en San Diego, director del Instituto de epidemiología y genética psiquiátrica de la Facultad de Salud Pública de Harvard y de los departamentos de psiquiatría de la Facultad de Medicina de Harvard en el Centro de salud mental de Massachussets y del Hospital General de Massachussets en Boston, Massachussets. Ha estudiado epidemiología genética en el Instituto de psiquiatría y en el Laboratorio Galton de la Universidad de Londres. Ha participado en el estudio piloto de la Organización mundial de la salud sobre esquizofrenia en los años sesenta para identificar las características comunes de la esquizofrenia en 9 países diferentes y realizó un seguimiento de campo a largo plazo y estudios familiares de esquizofrenia y trastornos afectivos (Iowa 500) y esquizofrenia atípica (Iowa non-500) entre 1972 y 1982, cuando dirigía un servicio de pacientes ingresados en el Hospital psiquiátrico de la Universidad de Iowa. Después se trasladó a la Universidad Brown en 1982 y a Harvard en 1985, donde continuó su trabajo sobre epidemiología genética sobre la esquizofrenia y los trastornos del estado de ánimo, ampliando su investigación con el uso de la genética molecular, la neuropsicología y los estudios de neuroimagen. Actualmente su interés se centra en la identificación de personas con riesgo de trastornos mentales graves y su objetivo último consiste en usar todos los resultados de su investigación como factores genéticos y ambientales prenatales y posnatales para descubrir si la identificación precoz de estos trastornos mentales graves podría permitir en el futuro la prevención de su inicio.*

de los 14 años, tanto en casa como en el colegio. Por ejemplo, ¿mostró signos de ansiedad social o de conductas actuadas que, especialmente en comparación con sus síntomas tardíos, le hicieran parecer emocionalmente sano? Además, sabemos que puede haber sido un estudiante por debajo de la media, lo que plantea la pregunta de si Paddy tuvo algún tipo de dificultad neuropsicológica (p. ej., de atención) que son frecuentes en el trastorno esquizotípico de personalidad (Voglmaier y cols., 1997). Estos síntomas «preesquizotípicos» con frecuencia aparecen en niños antes de que se presente un síndrome más estable en los adultos (Olin y cols., 1997). Incluso aunque en su infancia no tuvo signos precursores, los síntomas de Paddy se mantuvieron estables durante el período de 12 años que abarcó el resumen, lo que es por sí mismo compatible con su diagnóstico. Aunque no se mencionan síntomas similares en otros miembros de la familia de Paddy, la fiabilidad del diagnóstico también podría aumentar si supiéramos que otros familiares habían tenido algún problema psiquiátrico relacionado.

El segundo aspecto diagnóstico se refiere a la gravedad de los síntomas. ¿Puede la incapacidad funcional que tiene Paddy desde los 14 años ser consecuencia de un trastorno esquizotípico de personalidad? Las respuestas parecen ser afirmativas. El hecho de que no hayan de síntomas psicóticos y la estabilidad de los síntomas negativos, a pesar de ser graves, son compatibles con la idea de un trastorno grave de personalidad que impide el desenvolvimiento normal en la vida diaria. Además, las dificultades de Paddy resaltan la dimensión del trastorno, en el que los síntomas se mantenían en un nivel de gravedad. El tercer aspecto diagnóstico está relacionado con el segundo. ¿Puede el trastorno esquizotípico de personalidad presentarse inicialmente como un conjunto de síntomas negativos? En realidad, hemos argumentado en otra parte que el trastorno esquizotípico de personalidad principalmente con síntomas negativos («trastorno esquizotípico negativo de personalidad») puede considerarse un subtipo del trastorno esquizotípico de personalidad (Tsuang y cols., 2002a). Esta idea puede ser particularmente útil tanto como síndrome clínico significativo como marcador de la fiabilidad de la esquizofrenia. Por tanto, aunque la presentación clínica de Paddy puede que no sea el modelo, es compatible con el diagnóstico según el DSM-IV-TR del trastorno esquizotípico de personalidad.

No obstante, la primera recomendación terapéutica sería obtener una evaluación neurológica para descartar cualquier otro tipo de problema (p. ej., un trastorno metabólico o un problema cerebrovascular). También sería interesante que, a raíz de la evaluación clínica neuropsicológica, se determinase si los defectos cognitivos contribuyen al cuadro clínico. Asumiendo que no hay ningún otro trastorno que pueda explicar los síntomas de Paddy, ¿cómo abordaríamos el tratamiento? Hay varias modalidades que podrían ser apropiadas, pero la terapia farmacológica es un punto de partida razonable. Según los datos que indican que el trastorno esquizotípico de personalidad pertenece en realidad al espectro de la esquizofrenia (Tsuang y cols., 1999), ambos podrían compartir, al menos, ciertos elementos psicopatológicos y fisiopatológicos. El mismo razonamiento nos lleva a pensar que los tratamientos que alivian los síntomas de la esquizofrenia también mejorarán los de los trastornos de su espectro. Por lo tanto, los medicamentos antipsicóticos son un buen punto de partida. No es probable que los neurolépticos típicos sean útiles para el tratamiento de los síntomas negativos y tienen efectos secundarios importantes. Son mejores para el tratamiento de los síntomas positivos, pero Paddy tenía pocos de este tipo y ningún síntoma psicótico evidente. No obstante, podría ser útil uno de los fármacos antipsicóticos más modernos.

Aplicamos esta lógica en un estudio piloto para tratar a adultos no psicóticos familiares de primer grado de pacientes con esquizofrenia (Tsuang y cols., 2002b). Estos familiares no cumplían los criterios diagnósticos de trastorno psiquiátrico relacionado con la esquizofrenia del DSM-IV y todos ellos tenían síntomas negativos y defectos neuropsicológicos, lo que significa que sus síntomas eran al menos similares a los de Paddy, aunque más leves. Los sujetos recibieron como tratamiento dosis bajas de risperidona durante 6 semanas. Los efectos secundarios fueron temporales y normalmente, leves. De 6 pacientes (cuyo tratamiento había sido aprobado por el Comité de estudios en el ser humano) 5 mostraron una reducción de sus síntomas negativos y una mejoría de la atención. El único paciente que no mejoró tenía un CI en el límite de la capacidad cognitiva y no se benefició del tratamiento. Aunque se necesitan estudios bien controlados y de mayor tamaño antes de recomendar de forma sistemática el tratamiento con fármacos antipsicóticos a pacientes no psicóticos, Paddy es un buen candidato para este tratamiento. En cuanto a lo descrito con anterioridad, se recomienda para Paddy una dosis baja de risperidona o de otro antipsicótico más moderno. Hay que explicarle que el tratamiento es un intento de tratar sus problemas de atención y memoria para que pueda disfrutar mejor del mundo que le rodea. La dosis deberá ajustarse para reducir al mínimo los efectos secundarios.

También hay que tener en cuenta otros tipos de tratamiento. Si, como parece, Paddy tiene un defecto neuropsicológico, es posible que haya algunas compensaciones que mejoren su atención, organicen sus pensamientos y le ayuden a recordar la nueva información. Por ejemplo, se le podría enseñar a centralizar la información importante en una «agenda de memoria», que es un método muy útil para personas con déficit de atención/trastorno de hiperactividad y problemas relacionados. También podría aprender a trazar un esquema antes de intentar obtener el «gran cuadro», sabiendo que métodos como estos no le ayudarán hasta que se reduzcan sus síntomas negativos y alcance mayores niveles de energía y motivación. De igual modo, los métodos dirigidos de psicoterapia cognitivo-conductuales le ayudarán a lograr una mejor funcionalidad dentro y fuera de su casa, pero sólo cuando el tratamiento farmacológico tenga éxito.

En este caso, queda una última pregunta, y es decidir si la medicación funcionará suficientemente bien como para poder usar otras formas de tratamiento. Por desgracia, apenas estamos aprendiendo a usar eficazmente la medicación en problemas no psicóticos y en especial en aquellos que son tan intensos como es el caso de Paddy.

Por tanto, se necesitará seguir el planteamiento de ensayo y error. No obstante, mi experiencia con las formas leves y graves del espectro de la esquizofrenia me indica que estamos en la dirección correcta.

Bibliografía recomendada

Olin SS, Raine A, Cannon TD, et al: Childhood behavior precursors of schizotypal personality disorder. Schizophr Bull 23:93-103, 1997

Tsuang MT, Stone WS, Faraone SV: Schizophrenia: a review of genetic studies. Harv Rev Psychiatry 7:185-207, 1999

Tsuang MT, Stone WS, Faraone SV: Towards reformulating the diagnosis of schizophrenia. Am J Psychiatry 147:1041-1050, 2000

Tsuang MT, Stone WS, Tarbox SI, et al: An integration of schizophrenia with schizotypy: identification of schizotaxia and implications for research on treatment and prevention. Schizophr Res 54(1-2):169-175, 2002a

Tsuang MT, Stone WS, Tarbox SI, et al: Treatment of nonpsychotic relatives of patients with schizophrenia: a pilot study. Neuropsychiatric Genetics 114(8):943-948, 2002b

Voglmaier MM, Seidman LJ, Salisbury D, et al: Neuropsychological dysfunction in schizotypal personality disorder: a profile analysis. Biol Psychiatry 41:530-540, 1997

La Cenicienta

Maryann West es una mujer de 35 años de edad, atractiva, soltera, originaria de San Diego, que trabaja actualmente como editora de una revista y vive sola en un barrio deteriorado de Boston. Fue remitida por su médico de cabecera para realizar psicoterapia, ya que éste sugirió que necesitaba ayuda para sus problemas en las relaciones interpersonales con los hombres. Maryann se resistió durante un año entero a esta posibilidad, aduciendo: «No me gusta que me ayuden. Me gusta ayudar».

Durante la entrevista, Maryann parecía una mujer muy inteligente; era afable y organizada, y hablaba con una voz suspirosa y de niña. Su cabello era de color negro metálico, iba vestida toda de negro —camisa, chaqueta y gorro negros y de cuero, y llevaba unas gafas «punkies»—. Refirió, al principio de la entrevista, que no deseaba un terapeuta masculino ya que no confiaba en los hombres, los cuales, según su experiencia, sólo perseguían explotar a las mujeres. No obstante, exceptuando a su doctora de cabecera, no tenía amigas íntimas.

Su historia consistía en que se había liberado a sí misma de una relación «destructiva» con un hombre, «mi amante proscrito», un adicto a la heroína, y luchaba contra su deseo de regresar con él. En una ocasión, hace 4 años, él le había pegado, haciéndola llorar, aunque ella le dijo que si volvía a suceder algo así le abandonaría, y nunca volvió a pasar. Sostenía que no tenía miedo de él, y de hecho se culpaba a sí misma por la paliza que él le había dado. «A menudo le digo cosas de sí mismo que él debería saber, y esto le pone furioso. Mi única intención es motivarlo. Le doy en su punto más débil.»

La adicción a la heroína de su novio persistió, y Maryann continuó apoyándole económicamente siempre que él lo necesitaba. Afirma que recibió muchos avisos de que esta relación podía no hacerla feliz. Aquel hombre había tenido relaciones con otras mujeres mientras salía con Maryann, cumplía en la cárcel una breve condena por vender drogas, y nunca quería implicarse en actividades recreativas mutuas, exceptuando el sexo, que le resultaba gratificante. Maryann había ido a la universidad, pero su amante nunca había finalizado sus estudios en el instituto. Lo veía como a un niño pequeño que necesitaba una madre. Cuando ella le presionaba para que dejara las drogas, él le decía que se perdiera; de todas formas, ella continuaba llamándole regularmente a pesar de su conducta desagradecida. Estaba resentida y amargada por lo mucho que había hecho por él, pero siempre volvía a ayudarle cuando él regresaba a su lado, a altas horas de la noche, en demanda de dinero o asistencia. Como resultado de ello, refería sentirse «más como una Madre Teresa que como una novia».

Maryann sale actualmente con otro hombre «excitante», a su vez consumidor abusivo de sustancias. Aunque se considera a sí misma «de izquierdas», su nuevo amigo es un coleccionista de reliquias nazis. Maryann era conocedora de que este hombre había tratado cruelmente a su antigua novia siéndole infiel y maltratándola, pero nunca pensó que esto pudiera llegarle a ocurrir a ella. Se ha visto con él durante un año de forma intermitente. Él insistía en que deseaba una relación estrecha, pero nunca le comentó a Maryann que se veía con una de sus amigas al mismo tiempo. Cuando ella lo descubrió se enfadó, aunque todavía hoy continúa sintiendo una gran atracción por él. Varios hombres, mejores que los dos anteriormente citados y con intenciones monógamas, han intentado salir con ella, pero Maryann los ha rechazado porque los encuentra a todos «aburridos».

En sus otras relaciones, Maryann siempre está dispuesta a prestar ayuda, aunque nunca la pide para sí misma, incluso cuando la necesita de veras. La mayor parte de sus amigos y ex-novios han sido drogadictos o exdrogadictos. Por su parte, ella nunca ha abusado de las drogas. Suele visitar a estos amigos en la cárcel y se ofrece para ayudarles; pero cuando obtienen la libertad, apenas le devuelven las visitas.

En el aspecto laboral, Maryann es una trabajadora tenaz y demuestra una gran efectividad a la hora de resolver conflictos, pero a veces ha tenido problemas con su jefe por haber utilizado los recursos de la revista para conseguir dinero para grupos necesitados. Cree que sus colegas femeninas «forman corrillos a sus espaldas» por envidia de sus habilidades y capacidades para el trabajo duro, a pesar de todos los beneficios que han obtenido gracias a ella.

Maryann es la mayor de 4 hermanos, y frecuentemente tuvo que cuidar de ellos de mala gana. Se convirtió en una «cenicienta», mientras a sus hermanos menores se les permitía «campar a sus anchas». Tanto en la iglesia como en el colegio tuvo un buen rendimiento y ganó numerosos premios hasta que, en plena adolescencia, se rebeló y abandonó el hogar familiar. Sus padres vaticinaron que acabaría «en el infierno». Se entregó a una etapa de «liberación sexual» durante la cual tuvo aproximadamente 50 amantes, a menudo de una noche, vida que ella apenas disfrutaba «ya que yo no quería a esos muchachos». Como adulta joven siempre estaba envuelta en alguna causa justa para los desafortunados, los pobres o los olvidados por el gobierno.

Discusión sobre «La Cenicienta»

Maryann parece haberse paseado por la vida desempeñando el papel de mártir. De forma repetida, se ha sentido atraída y ha seleccionado a novios que han resultado inadecuados y la han maltratado. No le gusta que los demás la ayuden, y esto la ha retrasado en la búsqueda de tratamiento, a pesar de que es consciente desde hace mucho tiempo de que sus relaciones siempre acaban perjudicándole. Suscita respuestas de ira en los demás y luego se siente herida cuando la rechazan (comenta a sus novios sus defectos). No está interesada en tener novios que la traten bien ya que son «aburridos», y se implica en autosacrificios excesivos cuyos beneficiarios no le han pedido (visita a personas en la cárcel).

Pueden observarse conductas que un espectador imparcial consideraría «autodestructivas» en personas que se encuentran en una situación en que temen ser psicológica o físicamente maltratados, o bien en individuos deprimidos. Sin embargo, el caso de Maryann parece más bien un rasgo de personalidad persistente que se expresa en múltiples situaciones y relaciones interpersonales que ella misma escoge. Este patrón de personalidad se ha denominado trastorno pasivo-agresivo de la personalidad. Muchos clínicos, particularmente aquellos que se dedican al tratamiento de los trastornos de la personalidad con técnicas de orientación psicodinámica, mantienen que se trata de un diagnóstico frecuente e importante, que es casi tan común en hombres como en mujeres. Por otra parte, otros profesionales, particularmente los preocupados por las consecuencias de un mal uso del diagnóstico psiquiátrico, replican que la estructura subyacente del trastorno carece de valor y que el diagnóstico perpetúa las acusaciones sobre las propias víctimas (sobre todo mujeres) que han sido maltratadas. Esta categoría fue incluida en un apéndice del DSM-III-R después de muchas controversias, pero ha sido eliminada definitivamente del DSM-IV. Un caso como éste puede seguir siendo diagnosticado, según el DSM-IV-TR, de trastorno de la personalidad no especificado (DSM-IV-TR, pág. 816).

Comentario sobre «La Cenicienta» por Arnold M. Cooper, M.D.*

Uno de los mayores rompecabezas de la psicología humana es la atracción irresistible que tienen algunas personas ante situaciones o personas que son perjudiciales para ellas. Este comportamiento, que durante años se ha conocido como *conducta autodestructiva* o *masoquista*, constituye el aspecto prominente, incluso el más prominente, de la personalidad de algunos individuos. Por desgracia, aunque el término *masoquismo* fue acuñado por Kraft-Ebbing con referencia a la descripción que hacía Sacher-Masoch de un hombre que estaba totalmente enamorado de una mujer de una forma esclavizante y autodestructiva, se ha ido confundiendo históricamente con actitudes de pasividad y autohumillación que, durante gran parte del siglo XIX y comienzos del siglo XX se asociaron a la feminidad. En el momento de la elaboración del DSM-III, una época de gran actividad feminista, se negó el concepto de masoquismo por miedo a que fuera el diagnóstico usado para definir a las mujeres que son víctimas patológicas. Las mujeres, se decía, serían etiquetadas de masoquistas y se harían responsables de su propio abuso y explotación por los varones. No hay estudios que aclaren el tema de la relación entre sexos en los trastornos de personalidad autodestructiva, si bien la opinión de muchos clínicos es que hay tantos hombres como mujeres con rasgos de carácter autodestructivo prominente. Por desgracia, la ausencia del diagnóstico en el DSM-IV ha inhibido el desarrollo de la investigación pertinente para entender este trastorno tan complejo.

En la literatura psicoanalítica se usó la palabra *masoquismo* de dos formas bastante diferentes. El *masoquismo de perversión* se refiere a la atracción por prácticas sexuales que implican sufrir dolor o miedo y el *trastorno masoquista de la personalidad* se refiere a un tipo de carácter que es autodestructivo o que tiene conductas autolesivas prominentes.

Maryann demuestra varias características típicas de un trastorno de personalidad autodestructivo:

1. Busca reiteradamente relaciones que predeciblemente son decepcionantes, peligrosas o perjudiciales.

---

* *El doctor Cooper es profesor emérito de la cátedra Stephen P. Tobin y Arnold M. Cooper de psiquiatría de consulta y enlace de la Facultad de Medicina Weill de Cornell. Es supervisor y analista de formación en el Centro de formación e investigación psicoanalítica de la Universidad de Columbia y fue presidente de la American Psychoanalitic Association. Fue el editor estadounidense del* International Journal of Psychoanalysis. *Entre 1993 y 2003 fue editor adjunto del* American Journal of Psychiatry. *También fue profesor adjunto de literatura comparada en la Universidad de Columbia. Ha publicado muchos trabajos y su interés se centra especialmente en teoría y técnica psicoanalíticas y en la psicoterapia de los trastornos narcisista y masoquista de personalidad.*

2. Lo que para otro sujeto sería un signo de alerta de problemas y le llevaría a evitarlo, es un motivo de atracción que la lleva a participar.
3. La posibilidad del daño reiterado es de forma clara o secreta, «excitante» o «gratificante».
4. El individuo crea una justificación seudomoral para su comportamiento autolesivo (Maryann dice que ayuda a la gente, aunque en sus relaciones íntimas la característica más prominente es el daño para sí misma).
5. Hay una incapacidad espectacular para aprender de la experiencia.

En la breve descripción del caso se omite otro aspecto típico de esta conducta, un período de enfado y depresión con sentimientos de victimización inocente que se produce después de un tratamiento erróneo, autolesiones y desilusiones. Normalmente, las relaciones terminan con enfado y sensación de amargura por el daño («han vuelto a aprovecharse de mí») y el sentimiento de haber sido despreciado.

Hace algunos años, Edmund Bergler (1961) describió lo que llamó «tríada oral», un mecanismo por el que se van recogiendo injusticias, un proceso de 3 pasos que describe muy bien el comportamiento de un gran grupo de pacientes con trastorno de personalidad autodestructiva. Estos individuos: 1) ya sea utilizando erróneamente una situación existente o provocando y creando una nueva real o imaginaria que consideran perjudicial, no son conscientes de su papel para convertirse a ellos mismos en víctima; 2) al intentar rechazar la culpa de sus acusaciones internas de responsabilidad en la autoderrota, responden con una «seudoagresión» la presentación de una actividad de aspecto agresivo que, como está mal cronometrada o mal dosificada, provoca, en realidad, el incremento del daño original, y 3) caen en un estado depresivo de autocompasión por sentir que su personalidad es objeto de un tratamiento injusto, infeliz y no responsable.

He descrito a estos pacientes como «caracteres narcisistas-masoquistas» (Cooper, 1988) haciendo referencia a su lucha para mantener un sentido de bienestar y control narcisista en situaciones de su infancia en las que se sintieron las víctimas pasivas de adultos poderosos que les negaron una gratificación. En efecto, mantienen un sentimiento de poder al dominar el hecho de hacerse daño a sí mismos antes de que nadie más pueda hacérselo. Inconscientemente, intentan percibir que sus victimizadores están haciendo su trabajo en lugar de ser los receptores pasivos del abuso. Así rescatan los restos de su autoestima, siendo ellos los responsables de su deprivación. Esta situación psíquica se complica aún más por el sentimiento de culpa interna por algo que, en secreto, les produce cierta satisfacción por la manipulación de su propia conducta autolesiva.

Estos pacientes también intentan, como mecanismo de defensa, percibirse a sí mismos como agresores activos, o hacer que los demás les pongan esa etiqueta (p. ej., Maryann vestida con cuero negro y gafas «punkies»). Una exploración más cercana demuestra que, en la mayor parte de su vida, estas personas se muestran muy pasivas e incapaces de reafirmarse correctamente. Maryann no avanza en su trabajo, a pesar de su inteligencia. Los comportamientos agresivos provocadores aparecen en dosis y momentos inapropiados (es decir, arremetiendo contra un amante que le devolverá el golpe con más fuerza), comenzando peleas que no pueden ganar pero que sustituyen su autoafirmación genuina.

Excepto por el hecho de que Maryann cuidó por obligación a sus hermanos más pequeños, no conocemos detalles de su desarrollo, de su historia familiar o interpersonal o de su vida interior, sus fantasías o sus sueños. Podría pensarse que una investigación más detallada habría puesto al descubierto que debajo de esa fachada que se ha construido de ayudar a las personas, lo que hay es una sensación de enfado amargo y urente, y el teatro que muestra pretendiendo ayudar se ha diseñado como una demostración inconsciente de que cada vez que ayuda es explotada, lo que quizás considera que fue su infancia. Es probable que tenga fantasías inconscientes o incluso memorias conscientes de no ser querida, de abusos en la infancia, y cree que incluso su propio sacrificio no fue apreciado. Maryann va por la vida reviviendo ese momento una y otra vez.

Maryann no se ajusta al perfil del trastorno autodestructivo caracterológico más habitual, ya que coquetea con la violencia y se siente claramente atraída por las situaciones potencialmente violentas. Es un caso atípico por su coqueteo con la psicopatía, los fármacos, el incumplimiento de la ley y la violencia. El síndrome de la mujer apaleada, que es algo hacia lo que se dirige Maryann, no es el caso prototípico del trastorno de personalidad autodestructiva. La ausencia de amistades cercanas o duraderas es importante e indica unas características límite que no son, necesariamente, las típicas de la personalidad autodestructiva. Si suponemos que sus comportamientos repetitivos representan la combinación de deseos y defensas, su comportamiento de «ayuda» oculta su identificación con los que necesitan ayuda y le permite actuar de la forma que desearía hacerlo con ella misma, pero que nunca hace. Al elegir a personas marginadas de la sociedad como «amigos» que reciben su comportamiento caritativo, personas inestables y que no tienen éxito, rechaza cualquier posibilidad de una intimidad que se siente incapaz de soportar y apoya su frágil autoestima al sentirse superior a aquellos que dependen de ella, evitando una relación que demostraría el vacío y la inadecuación de sus sentimientos sobre sí misma. Esta conducta puede indicar la profundidad su odio a sí misma, el sentimiento que tiene de que nadie podría ser su amigo, además de una convicción, en cierta medida paranoide, de que no hay nadie que sea digno de su confianza, que todos son explotadores y que no se merecen ser sus amigos. Pudiera pensarse que hay antecedentes significativos de abuso físico, sexual o emocional en su historia familiar, con una estructura de personalidad inconsciente en la que se percibe a sí misma como una niña no deseada y no querida que dependía de unos padres que no la querían y a quienes ve como las únicas personas del mundo que podrían tolerarla. Mantiene una postura de seudorrebelión, cuando en realidad se está esclavizando.

Maryann se muestra reacia a recibir tratamiento y es probable que interrumpa varias psicoterapias antes de pagar por su actitud autolesiva y ser aún más provocadora en el trabajo de lo que ha sido, lo que le causaría graves problemas. En mi opinión, después tendría una clara depresión y el tratamiento podría influir en algo.

Es candidata a un ciclo de psicoterapia psicodinámica como mínimo dos, o preferiblemente, tres veces por semana. Cualquier tratamiento menos intensivo casi no tiene posibilidades de romper la armadura de sus defensas moralistas y autocompasivas y su atracción inconsciente por el daño bajo la apariencia de la excitación. Un ciclo de terapia cognitivo-conductual también podría serle útil y menos aterrador inicialmente. El tratamiento será difícil y se puede predecir que será una provocación interminable del terapeuta tanto para provocar enfados como de tipo sexual. Será importante intentar evaluar al comienzo del tratamiento su capacidad de introspección.

Su pose de «chica dura», su lejanía de cualquier relación interpersonal cálida y la gratificación que recibe de su actitud «rebelde» indican una estructura frágil a la que se aferra de forma desesperada, acompañado por el miedo de saber que, por lo demás, es un ser vacío e impotente. Al principio, será importante para el terapeuta establecer una relación paradójica de comprensión simpática de la necesidad que la paciente tiene de las conductas que desarrolla y que es imposible que renuncie a ellas inmediatamente, pero al mismo tiempo se siente capaz de darle un claro sentido de su capacidad como terapeuta para «ver a través» de su fachada y entender tanto su fragilidad como su feroz campaña de autolesión. La paciente hará todo lo posible por sabotear el tratamiento, igual que lo ha hecho con toda relación humana en la que ha participado a lo largo de su vida. Sería útil decirle con antelación que va a intentar realizar este sabotaje e informarle de que estos comportamientos se deben entender y no sólo presenciar. La psicoterapia de estos pacientes es compleja y, en mi experiencia, duradera. Los mismos patrones autodestructivos de sus vidas se trasladan al ámbito de la terapia y es probable que la paciente encuentre muchas razones para quejarse del terapeuta, demostrar su ineptitud y su impotencia e intentar provocar, de muchas formas sutiles, su enfado o su renuncia. Durante el tratamiento, hay que esperar que la paciente comience a ver su patrón de conducta autodestructiva y a desarrollar la consciencia del sentimiento inconsciente de lesiones que mantiene para que el equilibrio se desvíe de la culpa interna que producen sus comportamientos autopunitivos hacia otros sentimientos más restrictivos.

No hay datos sobre la utilidad de las intervenciones farmacológicas en pacientes con trastorno de personalidad autodestructiva. Estas personas son propensas a la depresión en un momento u otro y, aunque la mayoría de estas depresiones son transitorias, la medicación puede ser útil. Según mi percepción clínica, los antidepresivos mejoran el resentimiento crónico que tiene un subgrupo de estos pacientes que también presentan distimia. El tratamiento de Maryann debería incluir la recopilación de una historia más completa de sus relaciones anteriores y actuales, una descripción minuciosa de cuál es la causa, según ella, por la que sus relaciones y su vida siempre acaban mal y la máxima información posible sobre su opinión acerca del conflicto que mantiene con su comportamiento en áreas esenciales de su vida.

¿Está desanimada por sus fracasos personales y profesionales?, ¿cuáles son, o eran, sus ambiciones?, ¿mantiene sentimientos positivos hacia otras personas? El pronóstico es mejor si hay antecedentes de relaciones emocionalmente significativas y de apoyo en algún momento de su vida.

Hay muchas probabilidades de que haya que intentarlo varias veces antes de que pueda participar constructivamente en su tratamiento. Es posible que, debido a sus actitudes casi antisociales, la terapia de grupo con otros «perdedores» crónicos le ayude a alejar sus fantasías de que es una rebelde frente a una sociedad burguesa, cuando en realidad sólo se está haciendo daño a sí misma.

Es una pena que el trastorno de personalidad autodestructiva no forme parte del DSM. No intentaré exponer todos los argumentos a favor y en contra que se esgrimen, pero sí diría que dos de las razones principales que se dan para su exclusión (que se dirigía contra las mujeres y que sólo es un efecto secundario de todos los comportamientos neuróticos), no me parecen válidos. Este trastorno al menos es igual de importante entre los varones y no es muy difícil separar a los afectados en los que la búsqueda de la autolesión es fundamental, lo que les distingue de aquellos que tienen patrones neuróticos que también son dañinos. Sería conveniente una investigación más detallada del trastorno de personalidad autodestructiva, aunque no se incluyera en el DSM-IV.

Bibliografía

Bergler E: Curable and Incurable Neurotics. New York, Liveright, 1961

Cooper A: The narcissistic masochistic character, in Masochism: Current Psychological Perspectives. Edited by Glick RA, Myers DI. Hillsdale, NJ, The Analytic Press, 1988

Una lista perfecta

Billy es un niño de 7 años de edad al que la madre llevó a una clínica de salud mental, porque es «infeliz» y siempre está quejándose de que se encuentra mal. Vive con sus padres, con un hermano menor y con su abuela. La madre describe a Billy como un niño que nunca ha sido feliz ni ha querido jugar con los otros niños. Desde que empezó a ir a la guardería, se queja de dolor de estómago, dolor de cabeza y de otros problemas físicos. Estas quejas son más intensas por la mañana, cuando tiene que prepararse para ir a la escuela. En los últimos meses, sus quejas han aumentado, provocando una exploración médica completa que incluyó una evaluación neurológica y un electroencefalograma, que dieron resultados negativos.

El primer curso lo completó bien, pero en el segundo está teniendo problemas para acabar sus deberes. Tarda mucho en hacerlos e incluso siente la necesidad de repetirlos para que estén «perfectos». Debido a las quejas somáticas de Billy, se hace difícil llevarlo a la escuela; pero si se le permite quedarse en casa, se preocupa porque piensa que se está retrasando en sus tareas escolares. Cuando va al colegio, a menudo no puede acabar las tareas, lo que le hace sentirse desesperado. Para conseguir pasar el día, lleva consigo una nota que le hizo escribir a su madre y que pone: «Hoy no vas a salir pronto de la escuela. Si sientes que debes repetir las tareas una y otra vez, por favor hazlo lo mejor que puedas. No pienses en la hora que es y así el tiempo te pasará más rápido».

Estas preocupaciones se han extendido más allá del colegio y, con frecuencia, reclama la atención total de sus padres. Cuando éstos llegan tarde a casa o salen a algún sitio sin él, Billy tiene miedo de que les pase algo. Durante las dos últimas semanas, ha insistido en dormir con su hermano pequeño porque tenía miedo de dormir solo.

Aunque la madre de Billy se da cuenta de que su hijo nunca ha sido un niño feliz, cree que su estado de ánimo ha empeorado en los seis últimos meses. A menudo permanece tumbado por la casa, diciendo que está demasiado cansado para hacer nada. El juego ni le interesa ni le gusta. Su apetito ha disminuido y tiene frecuentes problemas para dormirse por la noche y acostumbra despertarse en mitad de la noche o de madrugada. Tres semanas antes empezó a decir por primera vez que se quería morir y que quizá se pegaría un tiro.

La madre de Billy se quedó embarazada a los dos meses de su boda. No se sentía preparada para tener un hijo y, durante su embarazo, se mostró hipersensible y triste. El parto se presentó con complicaciones debido a problemas de hipertensión. Al nacer, Billy tuvo un paro cardíaco, y en su primera semana de vida sufrió vómitos que persistieron durante dos semanas. También padeció enuresis nocturna hasta el año anterior.

Durante la evaluación, Billy dejó que su madre se fuera a otra habitación para ser entrevistada, pero a los 20 minutos se puso muy triste, empezó a llorar e insistió en ir con ella. Finalmente, accedió a sentarse fuera de la habitación donde estaba su madre, siempre y cuando la puerta estuviera abierta y pudiera verla.

Billy fue incapaz de terminar la lista de comprobación de síntomas que se le dio durante la evaluación (una lista diseñada para niños de su edad). Dijo que necesitaba hacerlo a la perfección y pidió que le permitieran llevársela a casa para poder terminarla. Se preocupó mucho por el hecho de no haber podido acabarla e insistió en llevársela, aunque se le dijo que no era necesario.

Discusión sobre «Una lista perfecta»

Este caso se presentó como un ejemplo de trastorno distímico, con un episodio depresivo mayor superpuesto recientemente. No hay dudas sobre el episodio, ya que Billy está claramente deprimido, ha perdido el interés y el placer de jugar y tiene problemas de sueño, apetito disminuido, pocas energías e ideas suicidas. Cuando, en casos como éste, ha habido una larga historia de estado de ánimo deprimido antes de que se presente un síndrome depresivo completo, la pregunta que nos debemos hacer es si es mejor creer que el estado de ánimo deprimido crónico es prodrómico de un trastorno depresivo mayor, o si es mejor añadir el diagnóstico de trastorno distímico. La regla del DSM-IV-TR dice que, en un niño, un estado de ánimo depresivo que dura más de un año y va acompañado de, al menos, tres síntomas del síndrome depresivo justifica el diagnóstico adicional de trastorno distímico. Sin embargo, en el caso de Billy no tenemos información suficiente como para especificar los síntomas anteriores al episodio de trastorno depresivo mayor que justificarían el diagnóstico de trastorno distímico. Dado que éste es el primer episodio y que los síntomas provocan una notable alteración de su actividad, el diagnóstico sería trastorno depresivo mayor, episodio único, grave sin síntomas psicóticos (DSM-IV-TR, pág. 420).

Billy padece muchos otros síntomas, como molestias somáticas y ansiedad de separación, perfeccionismo y preocupación sobre el rendimiento escolar. El perfeccionismo plantea la cuestión de la presencia de un trastorno obsesivo-compulsivo de la personalidad o de un trastorno obsesivo-compulsivo. Es demasiado joven para considerar el diagnóstico de trastorno de la personalidad y no existen pruebas de la presencia de obsesiones y compulsiones graves. La preocupación sobre el rendimiento escolar acompañada de molestias somáticas sugiere el diagnóstico adicional de trastorno de ansiedad generalizada. Sin embargo, debido a que los síntomas se producen aparentemente sólo en el transcurso de un trastorno del estado de ánimo, el DSM-IV-TR considera estos síntomas como asociados al trastorno de estado de ánimo y no como un trastorno de ansiedad independiente.

El diagnóstico de trastorno de ansiedad por separación (DSM-IV-TR, pág. 143) requiere la presencia de al menos tres de los ocho síntomas de ansiedad excesiva concernientes a la separación. Nosotros contamos al menos cuatro: preocupación irreal en torno a un posible daño a personas a las que se encuentra ligado, rehusar ir a la escuela, evitar estar solo (incluyendo la demanda constante de atención) y presentar molestias somáticas durante los días escolares.

La gran variedad de síntomas somáticos sugieren un trastorno somatomorfo indiferenciado, pero es posible considerar estos síntomas como una manifestación de un trastorno de ansiedad por separación o de un trastorno depresivo mayor.

Comentario sobre «Una lista perfecta» por Rachel Klein, Ph.D.*

Billy tiene una presentación poco usual en un niño de 7 años. El cuadro de ansiedad por separación es suficientemente típico porque Billy se preocupa de que pueda suceder algo malo a sus padres y cree que sucede cuando se retrasan o salen de casa

* *La doctora Klein es profesora de psiquiatría y directora del Instituto de trastornos de ansiedad y del estado de ánimo en el Centro de estudios infantiles de la Facultad de Medicina de la Universidad de Nueva York. Comenzó su investigación con niños que tenían trastornos de ansiedad en los años setenta y ha continuado sus estudios desde entonces. Ha contribuido en este ámbito con estudios controlados y de tratamiento longitudinal de niños y adolescentes con trastornos de ansiedad y es uno de los principales contribuyentes a la formulación de los trastornos de ansiedad en la infancia desde el DSM-III. Bajo los auspicios de una beca del Instituto nacional de salud mental está estudiando junto con sus colaboradores a niños que tienen un elevado riesgo de padecer trastornos de ansiedad.*

sin él. No obstante, los síntomas perfeccionistas y depresivos que presenta no son raros en la primera infancia.

Billy no puede dormir solo y necesita la presencia de su hermano pequeño. Casi siempre hay afectación del sueño en un niño que tiene un trastorno de ansiedad por separación. La noche es un tiempo relativamente estresante para los niños pequeños en general, se quedan solos en la oscuridad sin un acceso inmediato a sus padres. Es probable que la evolución no nos haya programado para dormir en nuestras habitaciones, desde una edad temprana, lejos de los cuidadores, por lo que se entiende que la noche sea una situación especialmente provocadora para los niños que tienen ansiedad por separación.

Además, Billy tiene dolor de estómago y otros problemas físicos. La forma y el momento en que aparecen sus síntomas somáticos son muy frecuentes en los niños con ansiedad por separación. Obsérvese que aparecieron cuando comenzó a ir a la guardería, una experiencia de separación importante para un niño pequeño. Además, es normal que los niños acudan con problemas gastrointestinales (dolor de estómago, náuseas e incluso vómitos) y no con síntomas cardiovasculares, que son los que describen los adultos con ansiedad. En el momento en que conocimos a Billy, sus molestias físicas eran peores cuando esperaba que se iba a producir una separación, mientras se preparaba para ir al colegio.

Es importante resaltar que los niños que tienen un trastorno de ansiedad por separación están ansiosos no sólo durante los episodios de separación, sino también cuando los esperan. La ansiedad anticipatoria se manifiesta en parte a través de los síntomas físicos, por lo que, en mi opinión, el cuadro clínico de Billy no refleja problemas somáticos asociados a un trastorno depresivo o de ansiedad generalizada. Si así fuera, no estarían relacionados con las experiencias de separación inminente, como sucede en este caso.

Los síntomas de perfeccionismo y depresión de Billy son infrecuentes en un niño pequeño. El perfeccionismo no es habitual a esta edad y el hecho de que se describan preocupaciones perfeccionistas sólo en torno a su rendimiento escolar también es inusual (creo que la solicitud de cumplimentar una escala de autoevaluación es análoga a la de realizar tareas escolares). No se dice que tenga estándares irreales sobre cualquier otra expectativa o situación. De cara al diagnóstico y tratamiento, sería útil saber si Billy se muestra nervioso cuando hace sus deberes escolares, incluso si nadie va a ver lo que ha hecho. Si alguien es perfeccionista, la tiranía que se autoimpone para hacer las cosas «sólo así» aparece tanto si alguien más va a ver el trabajo como si no. Si surgen preocupaciones irracionales sobre el rendimiento en situaciones en las que el trabajo será juzgado o calificado será un signo de ansiedad por el rendimiento, que es una forma del trastorno de ansiedad social.

La información que nos han dado sobre Billy no es suficiente para seleccionar un diagnóstico diferencial entre el perfeccionismo y la ansiedad por el rendimiento. Este tema tiene implicaciones terapéuticas; por ejemplo, si estuviéramos enfrentándonos a una ansiedad social proporcionaríamos a Billy experiencias correctoras por medio de situaciones de rendimiento análogas que le ayudarían a cometer errores y a comprobar las reacciones indulgentes de los demás. Si estuviéramos hablando de perfeccionismo, el método sería similar para hacer que el niño haga trabajos imperfectos, sin añadir la intervención social. En este último caso, es importante que los padres participen realizando algunas tareas en casa, ayudando a Billy a arriesgarse a realizar un trabajo que no sea perfecto. Estos métodos necesitan una colaboración importante de los padres y del niño. Por el resumen clínico sabemos que Billy parece estar muy motivado para controlar sus dificultades, porque valora llevar una nota de su madre que le tranquilice. Éste es un signo de buen augurio para su evolución.

Los síntomas depresivos de Billy son los clásicos, pero sería útil conocer si hay problemas de sueño y apetito durante las vacaciones escolares. A menudo, los niños que tienen ansiedad por separación grave muestran patrones infrecuentes de sueño y comen mal durante el año escolar, conductas que se normalizan cuando no va al colegio. En la depresión no se sigue el mismo patrón. En resumen, conocer cómo actúa Billy durante sus vacaciones escolares aclararía si los cambios de sueño y apetito están más relacionados con la depresión o con la ansiedad.

Como Billy está tan consternado y se muestra anhedónico, es legítimo considerar en el primer lugar el tratamiento farmacológico. Ahora tenemos datos de la eficacia de los inhibidores selectivos de la recaptación de serotonina (ISRS) en el tratamiento de la depresión y ansiedad de la infancia y Billy parece ser un candidato excelente para tal tratamiento. Además, se le intentaría tratar con una modificación conductual. Para abordar la ansiedad por separación, el terapeuta y Billy deberían identificar los episodios de separación que estaría dispuesto a afrontar. Podría ser que su madre le lleve a su cuarto por la noche, se quede unos minutos con él y después que le deje solo durante un tiempo corto y acordado previamente, hasta que vuelva. En esencia, se implantaría un plan de exposición graduada. Es fundamental que el niño se implique en el proceso, porque la marca de la ansiedad es el terror ante la incertidumbre. El niño debe saber exactamente lo que se ha acordado que iba a hacer. Además, no se pueden hacer cambios (porque lo pidan los padres o los profesores), ya que, de esta manera, se tranquiliza al niño porque no habrá sorpresas. El tratamiento avanza con incrementos graduales de las experiencias de separación; es muy eficaz en la mayoría de los niños, alterando su resistencia a la separación, aunque muchos casos siguen sin sentirse cómodos y persiste un cierto trasfondo de ansiedad aunque no se manifieste claramente. En estos casos, es útil añadir medicamentos que eliminen los restos de ansiedad, o la mayor parte posible.

Hay varios ISRS comercializados y no parece que su eficacia sea distinta. En general, en los niños, parece correcto usar un medicamento de acción corta, como sertralina o fluvoxamina, porque la desinhibición es un efecto secundario frecuente. Si ésta aparece durante el tratamiento con un ISRS de acción prolongada, no desaparecerá rápidamente tras interrumpir la medicación, motivo por el que es mejor usar compuestos de acción corta. Aunque, en general, es preferible mantener sin medicación a los niños con depresión y ansiedad hasta que se haya intentado el tratamiento conductual durante varias semanas, la situación de Billy es tan grave y crónica que está indicado usar inmediatamente el tratamiento farmacológico.

Propondría retrasar el tratamiento de los síntomas de perfeccionismo de Billy hasta la mejoría de los síntomas de depresión y ansiedad de separación. Es del todo posible que desaparezcan cuando ya no tenga ansiedad por separación y su estado de ánimo se haya normalizado. En caso contrario, será apropiado usar intervenciones de exposición conductual ya que la implantación desde el principio supone una carga demasiado grande para el niño y su familia. Cuando se aplica el tratamiento de exposición es mejor tener paciencia y abordar un grupo de problemas cada vez.

El tratamiento de Billy requiere la participación de su familia. Los padres no suelen valorar la naturaleza de los problemas que tiene su hijo y hacer que el niño explique lo que siente rebaja la tensión entre padres e hijos y la exasperación de los padres ante un niño incapaz de realizar cómodamente sus tareas habituales, como ir a la cama o dormir en su cama. Además, es importante que los padres de Billy aprendan trucos que le faciliten la superación de sus miedos y ansiedades por sí mismo. A menudo, y comprensiblemente, los padres se acomodan a las dificultades de su hijo, por ejemplo, en el caso de Billy insisten en que su hermano duerma en su habitación. Los padres de Billy necesitan ayuda y apoyo para facilitar la comodidad y bienestar del niño, para que establezca sus propias expectativas. Además, como Billy muestra una ansiedad tan importante en la escuela, hay que implicar a los profesores para que intenten ayudarle a enfrentarse mejor a esa situación. Para desarrollar un plan apropiado necesitaríamos más información sobre lo que le sucede exactamente a Billy en el colegio, cuáles son sus miedos y preocupaciones. ¿Está preocupado sólo por su rendimiento, o también por el bienestar de su madre? Si así fuera, sería útil dejar que Billy llamara a casa en horarios especificados (y no en otro momento). Éste es sólo un ejemplo, y estaría indicado intentar otros procedimientos. Estas decisiones necesitan el apoyo y la comprensión del personal del colegio y no pueden implantarse sin su colaboración.

Por tanto, el tratamiento de Billy no debe centrarse sólo en él, debe implicar a sus padres, al menos a su madre, y quizás también al personal del colegio.

Bibliografía recomendada

Gittelman R, Klein DF: Childhood separation anxiety and adult agoraphobia, in Anxiety and the Anxiety Disorders. Edited by Tuma AH, Maser JD. Hillsdale, NJ, Laurence Erlbaum, 1985, pp 389-402

Gittelman-Klein R, Klein DF: Controlled imipramine treatment of school phobia. Arch Gen Psychiatry 25:204-207, 1971

Gittelman-Klein R, Klein DF: Separation anxiety in school refusal and its treatment with drugs, in Out of School. Edited by Hersov L, Berg I. London, Wiley, 1980, pp 321-341

Klein RG: Is panic disorder associated with childhood separation anxiety disorder? Clin Neuropharmacol 18 (suppl 2):7-14, 1995
Klein RG, Pine DS: Anxiety disorders, in Child and Adolescent Psychiatry: Modern Approaches. Edited by Rutter M, Taylor E. London, Blackwell Science, 2002, pp 486-509
Klein RG, Koplewicz HS, Kanner A: Imipramine treatment of children with separation anxiety disorder. J Am Acad Child Adolesc Psychiatry 31:21-28, 1992
Pine DS, Coplan JD, Papp LA, et al: Ventilatory physiology of children and adolescents with anxiety disorders. Arch Gen Psychiatry 55:123-129, 1998
The RUPP Anxiety Study Group: Fluvoxamine treatment of anxiety disorders in children and adolescents. N Engl J Med 344:1279-1285, 2001
The RUPP Anxiety Study Group: Treatment of pediatric anxiety disorders: an open-label extension of the research units on pediatric psychopharmacology anxiety study. J Child Adolesc Psychopharmacol 12:175-188, 2002

El librero frustrado

El señor Jones, un librero de 47 años de edad, casado y con una importante historia familiar de depresión, acudió en busca de tratamiento porque estaba tan cansado y ansioso que no podía trabajar. Dormía en exceso, se sentía ansioso y no podía concentrarse, y a veces, pensaba que no valía la pena vivir. El señor Jones había tenido varios brotes de depresión con una anergia importante, que había remitido tras 6 a 8 meses sin tratamiento. Su único problema médico era una hipertensión leve, que fue bien controlada con atenolol en dosis de 50 mg/día. Raramente bebía alcohol y no tenía historia de manía ni hipomanía. Una vez recibió tratamiento con imipramina para la depresión, pero lo interrumpió porque aparecieron sequedad de boca, estreñimiento y empeoramiento de la ansiedad que le resultaron intolerables. En una ocasión, comenzó a realizar psicoterapia, pero la interrumpió porque se sentía avergonzado de hablar de sus problemas. Para su tratamiento se eligió fluoxetina, 20 mg/día, consiguiéndose una mejoría significativa de todos los síntomas depresivos después de 3 meses.

Durante una visita de seguimiento 6 meses después de comenzar el tratamiento, el señor Jones comentó que se volvía a sentir normal, aunque al final de la sesión preguntó si el medicamento podría haber afectado a su vida sexual porque, aunque nunca había tenido un interés sexual importante, su deseo era ahora incluso menor que cuando tenía depresión. También tenía dificultades para alcanzar el orgasmo y mantener su erección hasta ese momento. Estos problemas aparecieron en las dos primeras semanas de tratamiento con fluoxetina, pero fueron más molestos en los últimos meses, cuando mejoró de la depresión.

Se obtuvo una historia sexual más detallada. El paciente observó que «siempre estaba metiendo la pata» por su dolorosa timidez durante su adolescencia y el comienzo de su edad adulta. Se sentía muy incómodo reuniéndose con personas nuevas, y en especial con mujeres. Tuvo muy pocas citas antes de los 25 años; finalmente, y gracias a un compañero de trabajo, encontró a una mujer que también era vergonzosa con la que se casó. Aunque tenía interés por el sexo, no se sentía cómodo iniciando él la relación y se preocupaba por su rendimiento sexual. A veces pasaba largos períodos de tiempo sin iniciar la relación con su esposa por miedo al rechazo o a un mal comportamiento. Intermitentemente tenía eyaculación precoz e incapacidad para mantener la erección, aunque estos problemas eran tolerables. Disfrutaba más del sexo después de tomarse una o dos cervezas, aunque a veces, el alcohol afectaba a su capacidad para desarrollar la erección. Sentía que su libido había disminuido después del tratamiento con fluoxetina y el sexo se convirtió en un problema más cuando mejoró. Mantenía relaciones con su esposa aproximadamente 3 veces al mes y se masturbaba aproximadamente una vez por semana. Después de comenzar el tratamiento con fluoxetina el retraso del orgasmo aparecía durante las relaciones sexuales y también durante la masturbación. No tenía otros problemas médicos que pudieran afectar a su funcionalidad sexual. No fumaba, no tenía vasculopatía periférica ni antecedentes de enfermedades endocrinas, neuropatía periférica o traumatismo genital. No consumía sustancias ilegales.

Diagnóstico de «El librero frustrado»

Los síntomas depresivos actuales del paciente y sus antecedentes son compatibles con el diagnóstico de trastorno depresivo mayor, recidivante. Después del tratamiento, el diagnóstico habría sido de trastorno depresivo mayor, en remisión completa. También parecía tener fobia social, aunque no era el motivo de la consulta. No obstante, la fobia social es una afección que se asocia con frecuencia a los trastornos depresivos. Aunque el señor Jones tuviera problemas sexuales leves antes del tratamiento, había desarrollado un trastorno sexual clínicamente significativo después del tratamiento con fluoxetina. Como se cree que este fármaco y otros antidepresivos son la causa directa de la disfunción sexual, el paciente podría cumplir los criterios del DSM-IV-TR de disfunción sexual inducida por sustancias (fluoxetina) con deterioro del deseo, de la excitación y del orgasmo (DSM-IV-TR, pág. 632). Las sustancias afectan a cualquiera de las tres fases (deseo, excitación u orgasmo) del ciclo sexual. El otro factor que define la disfunción sexual inducida por sustancias es la disfunción sexual con dolor. El diagnóstico de disfunción sexual inducida por sustancias requiere que la disfunción sexual comience en el mes siguiente a la administración del fármaco causante.

Comentario sobre «El librero frustrado» por Lawrence A. Labbate, M.D.*

Este caso ilustra el problema clínico frecuente de disfunción sexual que se desarrolla después del tratamiento con éxito de una enfermedad depresiva con un inhibidor de la recaptación de serotonina (IRS). Aunque el IRS puede ser útil para el tratamiento de la enfermedad depresiva, los efectos secundarios pueden ser un problema que genera otro problema que debe tratarse. El caso del señor Jones plantea la cuestión desconcertante de cómo evaluar y tratar la disfunción sexual asociada a los IRS. También muestra que los pacientes no solicitan asistencia médica hasta que no se sienten mejor y cómo otros problemas médicos complican la evaluación y tratamiento de los problemas sexuales asociados a los IRS.

Los problemas del señor Jones son los habituales, ya que los problemas sexuales se desarrollaron después del tratamiento con un IRS, pero existían otros factores que contribuían a su disfunción sexual actual. La hipertensión (por sus efectos vasculares) o la medicación antihipertensiva puede hacerle más vulnerable a la disfunción sexual. Además, su ansiedad social provoca distorsiones cognitivas o interpretaciones catastróficas de su problema sexual actual que pueden amplificar la disfunción. Los problemas del señor Jones se presentan sin complicaciones, aunque es frecuente que estos pacientes tengan otros factores médicos e interpersonales que contribuyan a su problema sexual.

Entre un tercio y la mitad de los pacientes estudiados en muestras clínicas desarrolla una disfunción sexual durante el tratamiento con IRS (Montejo-González y cols., 1997). Además, muchos pacientes tienen factores de riesgo de disfunción sexual, como depresión, vasculopatía periférica, tabaquismo, dependencia de alcohol o drogas, trastornos endocrinos, hipertensión y diabetes, y pueden estar tomando otros medicamentos que afectan a la disfunción sexual (p. ej., antihipertensivos o antipsicóticos). Como ésta es frecuente en la población general (Laumann y cols., 1999) y en las poblaciones clínicas psiquiátricas (Labbate y Lare, 2001), es fundamental investigar cómo era la función sexual antes del tratamiento con IRS, para establecer la funcionalidad sexual basal. El médico o el paciente pueden estar incómodos hablando de esta faceta de su vida al principio de su proceso de evaluación, pero sólo una encuesta minuciosa permitirá estudiar y tratar estos problemas.

** El doctor Labbate es profesor de psiquiatría en la Universidad de Medicina de Carolina del Sur y director adjunto del Mental Health at the Veterans Administration Medical Center en Charleston, Carolina del Sur. Fue alumno de psicofarmacología clínica con Jerrold F. Rosenbaum, M.D. y Mark Pollack, M.D., en el Hospital General de Massachussets y es coautor de un libro electrónico,* Psychiatric Drug Therapy *(disponible para PDA y en CD-ROM; Lippincott Williams & Wilkins, 2002), con el doctor Rosenbaum y George W. Arana, M.D.*

Parece ser que los IRS afectan principalmente al orgasmo, aunque no es raro que se produzca una pérdida de interés o de la capacidad de excitarse (Labbate, 1999). Es interesante señalar que la libido puede aumentar en las mujeres durante el tratamiento del IRS a medida que remite la depresión (Piazza y cols., 1997). En ocasiones, debido al retraso en alcanzar el orgasmo, los pacientes pierden el estado de excitación y sólo presentan problemas de lubricación o disfunción eréctil. Es importante descubrir todos los problemas que está teniendo el paciente. Además, si tiene dificultades sexuales puede perder la confianza para iniciar la relación sexual y también disminuye la libido, por lo que los efectos farmacológicos evidentes pueden provocar efectos psicológicos o conductuales. Además, las fases del ciclo sexual están íntimamente conectadas entre sí y las dificultades de una de ellas afectan a las demás. Todos los IRS (fluoxetina, sertralina, citalopram, paroxetina o fluvoxamina), y también venlafaxina, tienen una propensión similar a causar disfunción sexual, aunque paroxetina puede ser algo más problemático que los demás.

El caso del señor Jones nos muestra que los pacientes no revelan información sobre su vida sexual al inicio de su tratamiento y que es obligatorio preguntar directamente sobre los problemas y no depender de las revelaciones espontáneas del paciente; suelen responder mejor a un interrogatorio directo y no comunican espontáneamente los efectos secundarios sexuales (Montejo-González y cols., 1997). El establecimiento de la funcionalidad sexual basal permite suavizar esta línea de interrogatorio al comenzar el tratamiento con un IRS. La historia de la vida sexual del paciente y de sus relaciones actuales permite situar el problema actual en su verdadera dimensión. Muchos pacientes tienen problemas sexuales antes de comenzar el tratamiento con IRS y los de larga duración pueden plantearse antes si se utiliza este método.

Las preguntas más sencillas sobre la función sexual se refieren a la satisfacción en tres áreas: libido, excitación y orgasmo. Al preguntar sobre la satisfacción es preferible centrarse en aspectos puramente fisiológicos sobre la capacidad de excitarse o alcanzar el orgasmo. Comparándolo con su interés habitual ¿está el paciente interesado por su satisfacción sexual?, ¿cuál es el estado actual de sus relaciones románticas?, ¿es capaz de conseguir placer con la masturbación y con la pareja?, ¿es capaz de conseguir una excitación satisfactoria (lubricación para la mujer y erección en el hombre) durante la relación sexual?, ¿se retrasa el orgasmo de manera alarmante? (a veces un retraso del orgasmo puede ser útil, en especial en los hombres con eyaculación precoz). ¿Puede el paciente alcanzar satisfactoriamente el orgasmo? Lo ideal es que estas preguntas consigan que el paciente asuma su experiencia social en relación con su vida emocional actual.

Si la evolución temporal de la función sexual indica que el IRS es la causa inmediata de la disfunción sexual adquirida, el médico tiene varias opciones terapéuticas: 1) reducir la dosis del IRS o esperar a que se tolere; 2) cambiar a un fármaco con menos efectos secundarios sexuales, o 3) añadir un «antídoto». Además, algunos pacientes deciden cambiar el tratamiento farmacológico por psicoterapia. Disminuir la dosis del IRS es una forma racional de reducir su toxicidad. Este método no ha sido muy estudiado, aunque hay algunas publicaciones de casos que indican que la disminución de la dosis consigue un efecto favorable; también puede provocar la pérdida del efecto antidepresivo. Los pacientes pueden interrumpir el tratamiento y esperar a que se resuelva el efecto secundario sexual, pero es útil en menos de la mitad de los pacientes y no lo es con la fluoxetina por su vida media larga y no se ha comprobado en condiciones controladas para confirmar su uso. Si se utiliza, se debe interrumpir la administración del IRS durante varios días antes de que mejoren los efectos secundarios sexuales. No obstante, muchos pacientes notarán que vuelven sus síntomas de depresión o ansiedad días después de la interrupción del IRS, o tendrán un síndrome de abstinencia de IRS (principalmente, mareos o síntomas gastrointestinales) (Rosenbaum y cols., 1998).

La sustitución de fármacos antidepresivos IRS por uno que produzca una menor de disfunción sexual parece atractiva. Hay pocos datos empíricos sobre esta opción. Los IRS parece tener una propensión muy similar para inducir la disfunción sexual (aunque a veces un sujeto puede tener menos problemas con uno que con otro); por lo tanto, el cambio a un antidepresivo no IRS es una elección lógica pero no carece de problemas. Hay tres antidepresivos que tienen poca tendencia a inducir una disfunción sexual y que parecen ser una elección razonable para el cambio: bupropión, mirtazapina y nefazodona.

Un problema que puede aparecer al cambiar a cualquiera de estos fármacos alternativos es que la respuesta de algunos pacientes no sea tan buena como la que tenían con un IRS que funcionaba. Además, como sucede en el caso del señor Jones, el paciente puede tener un trastorno de ansiedad no diagnosticado, como una fobia social, que responde a un IRS pero no a otro fármaco como el bupropión. Los otros dos fármacos, mirtazapina o nefazodona, puede que no se toleren tan bien por sus efectos secundarios: sedación con nefazodona y aumento de peso y sedación con mirtazapina, aunque son útiles en algunos casos de trastorno de ansiedad. Probablemente, lo mejor es cambiar con la introducción del nuevo fármaco y la disminución del IRS durante 4 a 6 semanas de forma gradual.

La adición de un antídoto es un método popular para el tratamiento de la disfunción sexual inducida por IRS. Hay muchas opciones farmacológicas teóricamente posibles, pero muy pocas están avaladas por estudios controlados. Los fármacos psicotropos pueden ser útiles, en teoría, en la disfunción sexual, al aumentar la transmisión de dopamina o norepinefrina (metilfenidato, dexanfetamina, amantadina, pramipexol, bupropión o yohimbina), reducir la transmisión de serotonina (ciproheptadina o buspirona) o aumentar el flujo sanguíneo genital (sildenafilo). Se han publicado casos que indican el efecto favorable sobre el comportamiento sexual de todos estos fármacos pero, excepto sildenafilo, los escasos estudios existentes controlados con placebo indican un beneficio dudoso o nulo.

Algunos pacientes alcanzan una respuesta parcial de su enfermedad depresiva y de la disfunción sexual que puede mejorar cuando remite la depresión. Este patrón es particularmente habitual en las mujeres (Piazza y cols., 1997). En aquellos casos en los que la depresión alcanza una mejoría parcial con el tratamiento con IRS y la disfunción sexual aparece o persiste puede ser útil añadir metilfenidato (5 a –20 mg, 2 veces al día), dexanfetamina (5 a 10 mg, 2 veces al día) o bupropión (150 a 300 mg/día) para mejorar la depresión y la disfunción sexual (Bartlick y cols., 1995; Labbate y cols., 1997). El bupropión ha sido mejor estudiado que el metilfenidato o la dexanfetamina como adyuvante de la disfunción sexual relacionada con IRS. Aunque en los estudios abiertos se proponen efectos favorables del bupropión en la libido, la excitación o el orgasmo, los escasos datos controlados indican que los beneficios en pacientes con depresión y disfunción sexual pueden ser escasos y limitados al deseo sexual (Clayton y cols., 2001). Por lo demás, el efecto placebo puede haber afectado a los resultados obtenidos con bupropión.

Varios fármacos han sido útiles en casos aislados, administrados según las necesidades. Los psicoestimulantes (metilfenidato, [20 a 40 mg], o dexanfetamina, [10 a 20 mg]) y el bupropión, amantadina (100 a 200 mg) (Balon, 1996) o pramipexol (0,125 a 0,50 mg) también mejoran la erección o retardan el orgasmo cuando se usan 1 o 2 horas antes de la relación sexual, aunque los datos son escasos y sus beneficios pueden depender del efecto placebo (Michelson y cols., 2000). Por desgracia, la adición de psicoestimulantes, amantadina o pramipexol a los IRS produce ansiedad o, en ocasiones, alucinaciones. La administración de yohimbina (5,4 mg, 1 a 2 horas antes de la relación) (Segraves, 1994) puede mejorar la disfunción eréctil o retrasar el orgasmo en los hombres, aunque en casos aislados. Es posible que este fármaco no se tolere bien, ya que a veces produce ansiedad.

El uso adicional de buspirona mejora la disfunción sexual pero quizás sólo si las dosis son bastante altas (40 a 60 mg/día) (Norden, 1994) y este efecto aún no se ha confirmado en estudios controlados con placebo. No hay datos sobre el efecto de la buspirona según necesidades, pero la administración de ciproheptadina, un antihistamínico más antiguo con propiedades antiserotoninérgicas, en dosis de 4 a 8 mg una hora antes de la relación, retrasa el orgasmo en los hombres (Aizenberg y cols., 1995), aunque tiende a inducir sueño antes de las relaciones, por lo que es difícil de usar.

El único antídoto del que existen datos convincentes controlados con placebo es el sildenafilo. Es un tratamiento eficaz en todos los aspectos de la función sexual en los hombres con una mejoría de los síndromes depresivos con un descenso de la funcionalidad eréctil, del orgasmo o de la libido. Aunque su mecanismo de acción es periférico (inhibición de la fosfodiesterasa 5, lo que aumenta el flujo de sangre hacia el pene), los pacientes refieren la mejoría de los síntomas que habitualmente se considerarían psicológicos (libido y orgasmo). La erección prolongada permite que se produzca el orgasmo, lo que mejora además la confianza del hombre y refuerza su libido. En un estudio se encontró que el sildenafilo fue mejor que placebo entre 90 hombres que recibieron sucesivamente tratamiento para su depresión y que desarrollaron una disfunción sexual con antidepresivo IRS (Nurnberg y cols., 2003). La administración de sildenafilo mejoró las manifestaciones de la libido, la excitación y el orgasmo.

Cuando se usa el sildenafilo para tratar los efectos secundarios sexuales asociados al tratamiento con antidepresivos, la dosis inicial es de 25 a 50 mg, 1 a 2 horas antes de la relación. La mayoría de los hombres recibe tratamiento con 50 a 100 mg, sabiendo que el fármaco requiere la estimulación sexual habitual y no se produce inmediatamente la erección como sucede con las inyecciones de prostaglandinas o de papaverina. Los pacientes que toman nitroglicerina o cualquier nitrato (habitualmente por una angina) no deben tomar el sildenafilo porque este fármaco tiende a aumentar la hipotensión inducida por los nitratos. Esta combinación puede ser mortal y está totalmente contraindicada. En general, el fármaco se tolera muy bien. Entre los efectos secundarios menos graves y relacionados con el tiempo se encuentra la erección prolongada, sofocos, cefalea o una bruma de color azulado en el campo visual. Parece que la administración del sildenafilo es segura en los hombres con una enfermedad cardíaca, aunque los que han tenido recientemente un infarto de miocardio no deben usar sildenafilo.

Es interesante señalar que algunos datos recientes indican que puede usarse el sildenafilo en el tratamiento de la disfunción sexual en mujeres que usan IRS (Nurnberg y cols., 1999), lo que no resulta sorprendente por la homología anatómica y fisiológica del clítoris y del pene. El clítoris, como el pene, responde a la inhibición de la enzima fosfodiesterasa 5 por el sildenafilo, ingurgitándose por la sangre. No obstante, puede ser necesaria la presencia de estrógenos para que se produzcan los efectos favorables del sildenafilo y que el flujo sanguíneo genital sea el adecuado. En un estudio controlado con placebo que se está llevando a cabo (Nurnberg y cols., 2002) se encontró que las mujeres con disfunción sexual inducida por IRS respondían al tratamiento con sildenafilo en la parte abierta del estudio, con una tasa global del 80%, una cifra bastante mayor que la tasa de respuesta al placebo en esta afección, generalmente baja. El resultado final de este estudio ayudará a definir los beneficios de sildenafilo en las mujeres.

En el caso del señor Jones, el tratamiento más sencillo de sus efectos secundarios sexuales sería añadir sildenafilo, en dosis de 50 mg, a su pauta actual de tratamiento con fluoxetina junto con psicoterapia de apoyo. La dosis inicial debería ser de 25 mg aunque, probablemente, necesitará al menos 50 mg e incluso puede necesitar 100 mg. Le daría instrucciones para que tome el fármaco al menos 30 minutos antes de que se produzcan los efectos significativos, pero será mejor tomarlo al menos una hora antes de intentar las relaciones. Puede necesitar menos tiempo si toma el sildenafilo con el estómago vacío o si mastica el comprimido. El efecto de sildenafilo puede durar hasta 6 horas, con lo que se deja un margen de tiempo para la espontaneidad. No hay prisas por tener la relación. Como su tratamiento antidepresivo está funcionando, no me arriesgaría a cambiar a otro fármaco. Si fuera sólo parcialmente eficaz, lo más probable es que añadiera bupropión o mirtazapina para aumentar al máximo el tratamiento de la depresión. El cambio al bupropión sería otra opción, pero es probable que este fármaco no sea tan eficaz para tratar su ansiedad social. Lo ideal es que el conocimiento de sus problemas sexuales anteriores al tratamiento guíe la elección del antidepresivo. Persiste otro problema, ya que, aunque el señor Jones ha recibido tratamiento para su disfunción sexual previa, el IRS seguirá siendo la mejor opción terapéutica para su constelación de síntomas. Otra opción terapéutica para su disfunción sexual sería usar una bomba de vacío y, aunque este tratamiento es eficaz y razonablemente bien tolerado por los hombres que tienen relaciones de larga duración, la mayoría prefiere un fármaco por vía oral y los efectos fisiológicos naturales de fármacos como el sildenafilo.

Bibliografía

Aizenberg D, Zemishlany Z, Weizman A: Cyproheptadine treatment of sexual dysfunction induced by serotonin reuptake inhibitors. Clin Neuropharmacol 18:320-324, 1995

Balon R: Intermittent amantadine for fluoxetine-induced anorgasmia. J Sex Marital Ther 22:290-292, 1996

Bartlick BD, Kaplan P, Kaplan HS: Psychostimulants apparently reverse sexual dysfunction secondary to selective serotonin reuptake inhibitors. J Sex Marital Ther 21:264-271, 1999

Clayton A, Warnock J, McGarvey EL, et al: Placebo controlled trial of bupropion SR as an antidote for SSRI-induced sexual dysfunction (NR 421). Paper presented at the annual meeting of the American Psychiatric Association, New Orleans, LA, May 2001

Labbate LA: Sex and serotonin reuptake inhibitor antidepressants. Psychiatric Ann 571-579, 1999

Labbate LA, Lare SB: Sexual dysfunction in male psychiatric outpatients: validity of the Massachusetts General Hospital Sexual Functioning Questionnaire. Psychother Psychosom 70:221-225, 2001

Labbate LA, Grimes JB, Hines AH, et al: Bupropion in the treatment of SRI induced sexual dysfunction. Ann Clin Psychiatry 9:241-245, 1997

Laumann EO, Paik A, Rosen RC: Sexual dysfunction in the United States, prevalence and predictors. JAMA 281:537-544, 1999

Michelson D, Bancroft J, Targum SD: Female sexual dysfunction associated with antidepressant administration: a randomized placebo controlled study of pharmacological intervention. Am J Psychiatry 157:239-243, 2000

Montejo-González AL, Llorca G, Izquierdo JA, et al: SSRI-induced sexual dysfunction: fluoxetine, paroxetine, sertraline, and fluvoxamine in a prospective, multicenter, and descriptive clinical study of 344 patients. J Sex Marital Ther 23:176-194, 1997

Norden MJ: Buspirone treatment of sexual dysfunction associated with selective serotonin reuptake inhibitors. DepressAnxiety 2:109-112, 1994

Nurnberg HG, Lauriello J, Hensley PL, et al: Sildenafil for sexual dysfunction in women taking antidepressants. Am J Psychiatry 156:1664, 1999

Nurnberg HG, Gelenberg AJ, Fava M, et al: Sildenafil citrate for serotonergic reuptake inhibitor-antidepressant associated female sexual dysfunction. Presented at the annual meeting of the American Psychiatric Association, Philadelphia, PA, May 2002

Nurnberg HG, Hensley PL, Gelenberg Al, et al: Treatment of antidepressant-associated sexual dysfunction with sildenafil: a randomized controlled trial. JAMA 289(1):56-64, 2003

Piazza LA, Markowitz JC, Kocsis JH, et al: Sexual functioning in chronically depressed patients treated with SSRI antidepressants: a pilot study. Am J Psychiatry 154(12):1757-1759, 1997

Rosenbaum JF, Fava M, Hoog SL, et al: Selective serotonin reuptake inhibitor discontinuation syndrome: a randomized clinical trial. Biol Psychiatry 44:77-87, 1998

Segraves RT: Treatment of drug-induced anorgasmia. Br J Psychiatry 165:55, 1994

Mike DeBardeleben

James Mitchell, «Mike DeBardeleben», el hijo mayor de una familia tejana de clase media nació en 1940. Su padre era un teniente coronel del ejército y la familia sabía que mantenía una actitud excesivamente punitiva con sus hijos. Por ejemplo, cuando Mike tenía 5 años de edad su padre le mantuvo bajo el agua como castigo por sus travesuras infantiles; también le golpeó en muchas ocasiones.

Mike era el segundo hijo, y también el más desobediente de los tres, por lo que más sufría las palizas y cambios de humor de su padre. Su madre era una alcohólica crónica cuyo comportamiento oscilaba entre la violencia y la promiscuidad. Tanto el padre como la madre tuvieron varias relaciones sexuales con otras parejas, especialmente la madre. La mayor de los tres hijos era una niña que adoptó el papel de madre ante sus hermanos porque la madre pasaba mucho tiempo en los bares bebiendo y ligando, sobre todo cuando su marido estaba destinado lejos.

Mike fue un estudiante excelente, con un CI alto (aproximadamente, 127) y casi siempre con sobresalientes, hasta que su comportamiento comenzó a deteriorarse en el instituto. A los 16 años fue detenido por primera vez por agredir sexualmente a su madre. A veces, la amenazaba con una hachuela o con un abrecartas, y también a su padre con una navaja de afeitar. Ambos pensaban que Mike era capaz de asesinarles. Su siguiente detención fue por conducción temeraria, después de haber chocado con un coche de policía.

En aquel momento, fue expulsado del instituto y enviado a una escuela militar, para intentar curar sus tendencias delictivas. A los 18 años, cuando realizaba el entrenamiento básico en las Fuerzas Aéreas, fue juzgado por un tribunal militar por comportamiento desordenado y varias infracciones de conducta y fue expulsado sin honor. En cuanto al diagnóstico, se le etiquetó de «sociópata».

Mike, que por entonces vivía en su casa, tenía aterrorizada a la familia. Encendía fuego en su habitación y tiraba las puertas a golpes. Se embarcó en el que fue el primero de 5 matrimonios, intimidando y torturando a sus esposas una detrás de otra; cada una de ellas salía huyendo cuando tenía la ocasión. De estas uniones nacieron tres hijas, una de la primera esposa (el matrimonio acabó en 3 meses) y dos de la segunda. Sometió a su tercera esposa a prácticas de esclavitud y la fotografiaba desnuda como chantaje para que le ayudara en sus robos a bancos y a estafar a ancianas. En torno a los 25 años secuestró a varias mujeres, incluida la esposa de un banquero por la que pidió rescate. Como consecuencia del odio hacia su madre, consideraba que todas las mujeres eran unas «putas y unas guarras». Por esta época, contrajo gonorrea y hepatitis, tenía una complexión ligera y un aspecto poco saludable, lo que le hizo obsesionarse por su aspecto.

A los 30 años se casó por cuarta vez con una joven del instituto, a quien sometió a las mismas degradaciones que había infligido a sus primeras parejas. Se volvió abusivo y escatológico bajo la influencia del alcohol o de la marihuana (su droga favorita).

En aquel momento tenía varias parafilias, con travestismo y tendencia a la violación anal y a la pornografía homosexual, así como una hipersexualidad pronunciada (y predominantemente heterosexual). Su ambición era construir una casa de torturas, de estilo de las que diseñaron otros sádicos sexuales como Herman Mudgett y Gary Taylor. Como él mismo escribió, «necesitaría compartimentos secretos ocultos dentro de la casa… y una zona de diversión, ¡una zona de diversión secreta en la que habría una jaula para que pueda tener a mis víctimas femeninas encerradas!» (Michaud, 1994, p. 21).

En conjunto, los crímenes de Mike abarcaron un período de 19 años, desde 1964 a 1983, año en el que fue detenido por falsificar billetes, un arte que llevaba algún tiempo practicando con una habilidad excepcional. Muchos de sus delitos graves, violación, secuestro, asesinato y robo, no fueron descubiertos hasta su detención. Finalmente, fue declarado culpable y condenado a 400 años de cárcel.

Lo que más llama la atención sobre Mike fue la extensa documentación que dejó a su paso: «trofeos» de la ropa interior ensangrentada de sus víctimas, cintas de audio de las sesiones de tortura (algunas dedicadas a la tortura de su cuarta esposa) y notas voluminosas, incluido una especie de manifiesto sobre la justificación del sadismo. Se cree que secuestró y asesinó a más de 20 mujeres jóvenes a las que hizo desaparecer en las ciénagas. Cuando Mike se travestía, como hizo con algunas víctimas, pretendía ser la «víctima», haciendo que la mujer secuestrada «mordiera sus tetitas». Otras veces obligaba a sus víctimas a que reconocieran que «amaban el dolor». Es importante señalar que el elemento clave de su excitación sexual era ser el *testigo del sufrimiento de sus víctimas,* al infligir dolor en estas formas variadas a través de la tortura, el *bondage* y la violación.

En cuanto a su personalidad, Mike mostraba marcados rasgos esquizoides y narcisistas junto con otros de psicopatía. Sus cambios de un aspecto agradable a otro muy cruel hicieron que se dijera que tenía una personalidad de Jekyll y Hyde. Además, fue puesto como ejemplo en los ocho rasgos descritos en el Apéndice del DSM-III-R (American Psychiatric Association, 1987) bajo en encabezamiento de trastorno sádico de personalidad.

El texto siguiente es un extracto del manifiesto de sadismo de Mike:

> Sadismo: el deseo de infligir dolor a los demás no es la esencia del sadismo. El impulso central es tener el dominio completo sobre la otra persona; hacer que se transforme en un objeto indefenso a nuestra voluntad, de convertirse en el soberano absoluto sobre ella, de convertirse en un Dios, de hacer con ella lo que le plazca, son sólo los medios para llegar a este fin. Y el objetivo más radical es hacerla sufrir. Por tanto, no

hay mayor poder sobre la otra persona que el de inflingirle dolor, obligarla a sufrir sin haber sido capaz de defenderse. El placer de la dominación completa sobre la otra persona es la auténtica esencia de la conducta sádica (Hazelwood y Michaud, 2001, p. 88).

James Mitchell «Mike» DeBardeleben, el asesino en serie y sádico sexual, cometió asesinatos en varios estados. Fue juzgado en un tribunal de Virginia en 1987 y declarado culpable. No podrá salir en libertad condicional hasta el año 2059 (con 119 años de edad), en cuyo momento deberá enfrentarse a otros 31 años de cárcel por los crímenes cometidos en Nueva Jersey.

Discusión sobre «Mike DeBardeleben»

El sistema de justicia penal ha castigado el terrible comportamiento de Mike y muchos lectores se preguntarán si es correcto intentar evaluar su conducta desde la perspectiva del diagnóstico psiquiátrico. Este caso es un ejemplo vívido de una conducta extremadamente antisocial que es sintomática de varios trastornos mentales.

Quizás el aspecto que más asusta de la conducta de Mike es que la relación entre la excitación sexual y el comportamiento sádico son tan extremos que implica la tortura y asesinato de sus víctimas. Este comportamiento es un síntoma de sadismo sexual (DSM-IV-TR, pág. 642), que es una parafilia en la que la persona se excita sexualmente por el sufrimiento psicológico o físico de una víctima.

El sadismo de Mike no actúa sólo en beneficio de su excitación sexual, como ocurre en el sadismo sexual. También demuestra un patrón de comportamiento cruel, degradante y agresivo que dura toda su vida. Mike se comporta con crueldad física con los demás para establecer el dominio en sus relaciones, humilla y degrada a los demás y consigue que hagan lo que él desea a través de la intimidación. Este patrón de personalidad indica un trastorno sádico de personalidad, que fue una de las categorías añadidas al apéndice del DSM-III-R y que finalmente no aparece en el manual en el DSM-IV. Aunque no tiene el reconocimiento oficial en el DSM, el médico puede indicar este trastorno usando la categoría de trastorno de personalidad sin otra especificación.

Por último, Mike demuestra un patrón de larga evolución en su vida de conducta irresponsable y antisocial, que comienza con amenazas violentas a su familia cuando era adolescente y evoluciona al robo, secuestro, violación y asesinato cuando llega a la edad adulta. Este patrón indica un trastorno antisocial de la personalidad.

Comentario sobre «Mike DeBardeleben» por Michael Stone, M.D.*

El caso de Mike es típico del sadismo sexual, tal como usan y entienden el término los expertos forenses como Roy Hazelwood del Federal Bureau of Investigation, Park Elliot Dietz, M.D. y Janet Warren, D.S.W. En su estudio de 30 sádicos sexuales, Dietz y cols. (1990) resaltaron que todos ellos habían torturado intencionadamente a sus víctimas para excitarse. Citando los escritos de Mike que hemos comentado anteriormente y el de otro sádico sexual, Hazelwood y cols. (1992) también destacan ese mismo aspecto: el sufrimiento de la víctima es el que provoca la excitación sexual a una persona sádica.

Otros autores, como Hucker (1997), utilizan una definición más amplia de sadismo sexual para incluir varios comportamientos; no todos ellos implican la experiencia de infligir sufrimiento a una víctima consciente. Basándonos en una clasificación anterior de Krafft-Ebing (1886/1965), Hucker enumera varias categorías: 1) asesino por concupiscencia (en el que hay una conexión entre la excitación sexual y el asesinato, aunque no es necesario que la víctima sufra previamente); 2) la mutilación de los cuerpos, o la necrofilia; 3) la lesión de la víctima mediante apuñalamiento, flagelación, etc.; 4) la profanación; 5) el sadismo simbólico, en el que un acto no dañino como cortar el pelo de la víctima sustituye a un acto dañino; 6) el sadismo «ideal» o fantasías sádicas sin actos; 7) el sadismo con «otros objetos», como azotar a los chicos, y 8) actos sádicos con animales. En todas las categorías se incluyen conductas reales, excepto en el número 6, en el que el sadismo se limita al reino de las «ideas» de cada uno (es decir, fantasías).

Hay una serie de factores de fondo que habitualmente aparecen entre los sujetos que tienen parafilia de sadismo sexual, incluso en los casos en los que la definición es más amplia (como en la taxonomía de Hucker). Por ejemplo, en el estudio de Dietz de 30 hombres, el 43% de los casos tenía una experiencia homosexual, el 20% tenía parafilia de travestismo, aproximadamente la mitad se había criado en familias en las que había infidelidad o divorcio, y aproximadamente la cuarta parte fueron

---

* *El doctor Stone es profesor de psiquiatría clínica en la Facultad de medicina y cirugía de Columbia. Ha trabajado en el área de los trastornos graves de la personalidad, especializándose en el trastorno límite de la personalidad y en las distintas formas de psicopatología antisocial. Entre sus libros se encuentran* The Fate of Borderline Patients: Successful Outcome and Psychiatric Practice *(Guilford Publications, 1990), como resultado del seguimiento a largo plazo y a gran escala de los trastornos de personalidad límite y de otro tipo que ha realizado, y también* Abnormalities of Personality *(WW Norton, 1992), que aborda el tema de todos los trastornos de personalidad incluidos en el DSM y también la psicopatía. Ha realizado estudios de evolución en un hospital forense en el que ha seguido a pacientes psiquiátricos que han cometido asesinatos (incluso infanticidios) pero que no han sido declarados culpables debido a su defecto mental.*

objeto de abusos físicos o sexuales (o ambos) cuando eran niños. La planificación minuciosa de sus delitos era casi universal en este grupo: el 40% conservaba «trofeos» de sus víctimas (ropa, joyas u otros objetos). Se apreció abuso de sustancias o alcoholismo en la mitad de los delincuentes.

La definición de sadismo sexual en el DSM-IV-TR (pág. 642) tiene dos características: «A) en un período de al menos 6 meses hay fantasías de excitación sexual, impulso sexual o comportamientos que implican actos... recurrentes e intentos, en los que el sufrimiento psicológico o físico... de la víctima es sexualmente excitante para la persona, y B) la persona ha actuado por esos impulsos sexuales con una persona no consentidora, o los impulsos o fantasías sexuales provocan una angustia importante o dificultades interpersonales».

El problema que plantea la definición del DSM es el uso de la palabra «o» en el criterio A. Teniendo en cuenta un grupo de personas que experimentan impulsos sexuales sádicos matizados (pero que nunca los llevan a la práctica) *u* otras personas que dependen del sufrimiento de las víctimas a las que atacan sexualmente durante su excitación sexual, se combinan en un grupo en absoluto peligroso de personas con un «error de programación sexual» (es decir, las que tienen fantasías con actos de sadismo pero que nunca actúan sobre esa base) junto con el grupo reconocido más pequeño pero extremadamente peligroso de delincuentes en los que el sadismo sexual (tal como lo definen Hazelwood o Dietz) es su parafilia primaria.

Hay incoherencias incluso en el criterio descriptivo B del DSM. Puede haber personas con la clase de «angustia o deterioro» que se menciona en el DSM, pero serían la excepción. En 40 años de ejercicio (siete de ellos en un hospital forense) me he encontrado sólo con un paciente de este tipo. Se trataba de un hombre de 20 años enviado al Hospital Estatal de Nueva York algunos años atrás porque había hablado a su internista de sus fantasías sexuales morbosas, que implicaban pinchar a las mujeres con espadas o pinchos después de violarlas. En aquel momento, aún era un joven virgen, esquizoide y dolorosamente tímido que nunca había agredido sexualmente a nadie ni cometido ningún tipo de crimen. Pasó 3 años en el hospital, donde al principio asustó a las mujeres ingresadas cuando comenzó a explicar su vida de fantasía. Su madre había sido fría y distante; su padre se burló de él por su incompetencia sexual; por ejemplo, le prometió llevarle una chica guapa para que tuviera relaciones sexuales con ella: lo hizo, pero sólo para tener sexo con la chica, mientras su hijo escuchaba cómo hacían el amor en la habitación contigua. El matiz de sadismo era mucho menor en sus fantasías sexuales cuando abandonó el hospital y nunca ha cometido actos antisociales después del alta.

Esta historia contrasta con el caso típico del sádico sexual, que disfruta de sus fantasías sádicas aún más cuando las realiza, sin remordimiento ni percibir que están haciendo algo erróneo. Como dijo Mike: «Todas las mujeres son una trampa: piden lo que ya tienen» (Michaud, 1994, p. 171).

Aunque el DSM y los autores citados anteriormente usan términos neutros con respecto al sexo de los pacientes, refiriéndose a ellos como «persona» en su descripción de los sádicos sexuales, son, en todos los casos, hombres. El único sádico del sexo femenino (es decir, definido a través de sus acciones) que conozco es el de una condesa húngara, Erzsébet Báthory (1560-1614), que hacía que sus sirvientes capturasen vírgenes jóvenes de la campiña para ser colgadas en su castillo y después abrir su vientre y tener un orgasmo cuando presionaba su cuerpo contra los cuerpos moribundos de las jóvenes (Penrose, 1996).

Desde el punto de vista del diagnóstico diferencial, Hazelwood, Dietz y cols. identifican algunas variedades de conductas sádicas que deben distinguirse del sadismo sexual como aquí se define (excitación sexual dependiente del sufrimiento de una víctima hétero u homosexualmente atacada). Se identifican 7 de estas variedades: 1) sadismo no sexual (p. ej., humillación de los subordinados en el lugar de trabajo); 2) crueldad durante un crimen; 3) conducta patológica grupal (p. ej., violación en grupo); 4) crueldad aprobada por el estado (p. ej., violación de mujeres bosnias por soldados serbios); 5) crueldad por venganza (p. ej., la tortura por una banda criminal de un miembro de otra banda rival); 6) crueldad en interrogatorios (p. ej., tortura de oponentes políticos por los esbirros de Saddam Hussein, tortura en la prisión de Lyubyanka por los comunistas de Moscú), y 7) mutilación *post mortem*.

Hazelwood y Warren (2000) subrayan ciertas diferencias entre los delincuentes sexuales violentos, ya que algunos muestran una escasa planificación por adelantado y cometen sus crímenes sin un «guión» sexual específico. Estos delincuentes son de tipo impulsivo. La mayoría de los violadores entran en esta categoría y cometen sus crímenes cuando tienen una oportunidad al presentarse una situación que les provoca. Por el contrario, el delincuente ritualista está motivado por varias fantasías de parafilia y ha alimentado un «guión» sádico específico en su fantasía a lo largo de mucho tiempo, de ahí que actúe en un crimen sexualmente sádico. El tipo ritualista, del que Mike es un ejemplo paradigmático, a menudo es lo suficientemente listo para eludir el arresto (19 años en el caso de Mike) y se siente obligado a repetir el crimen, siguiendo un diseño muy específico y a intervalos bastante predecibles. Los asesinos en serie del tipo sádico sexual, además de realizar el ataque de la forma minuciosamente diseñada (usando ataduras, mordazas o cinta tubular obtenida del «kit del violador» o forzando a la víctima a hablar o actuar de determinada forma, etc.), dejando al cadáver como en un «escenario» en una postura humillante como demostración final de la furia del sádico sexual y de su evidente superioridad sobre la víctima.

A propósito de la parte «sádica» del sadismo sexual, hay una distinción importante que hacer: no todas las personas con personalidad sádica (v. DSM-III-R) ejercen su sadismo a través del sexo; el jefe tirano, por ejemplo, reduce a sus subordinados con lágrimas, a pesar de ser dulce y considerado con su esposa. No obstante, casi todos los sádicos sexuales también demuestran los atributos de la personalidad sádica (Stone, 2001). Curiosamente, el trastorno sádico de personalidad, que quedó relegado al Apéndice de DSM-III-R, fue retirado del DSM-IV aunque la desaparición de este tipo de personalidad del DSM no se acompañó de su eliminación de la comunidad humana. Un vistazo a un periódico de ayer nos lo confirmaría.

Spitzer y cols. (1991) han llamado la atención sobre algunos de los aspectos políticos que subyacen en la eliminación del trastorno sádico de personalidad de nuestra nomenclatura oficial. Por ejemplo, algunos grupos feministas estaban preocupados porque la inclusión de este trastorno serviría a los intereses de los abogados defensores de los delincuentes sádicos: podrían reivindicar que sus clientes «sufrían» un trastorno sádico de personalidad, lo que podría ser exculpatorio de las palizas que les pegan a sus mujeres, de las violaciones o de otros crímenes sádicos. O, si no llega a ser exculpatorio de sus crímenes, el diagnóstico podría favorecer como mínimo la «disminución de la responsabilidad» («lo hice debido a mi trastorno sádico de personalidad»). Desde mi perspectiva, este argumento es incorrecto por dos razones fundamentales. En primer lugar, el DSM no es una guía para que los jueces determinen si el demandado debería ir a la cárcel y durante cuánto tiempo. El DSM es un ejercicio de taxonomía y su misión consiste únicamente en identificar y describir con alguna exactitud lo que realmente «está pasando». En segundo lugar, esta hipótesis es difícil de creer al imaginar que los hombres y las mujeres que trabajan en los jurados tienen tal relación con el manual de psiquiatría o con los argumentos de casuística del abogado defensor como para creer que dejarían en libertad a un sádico sexual que están convencidos que «lo hizo» (fueran cuales fueran sus crímenes) simplemente porque manifiesta una afección psiquiátrica consagrada en nuestro DSM. El público puede no conocer el diagnóstico psiquiátrico, pero sí conoce la naturaleza humana.

En mi estudio sobre un homicida sexual en serie (Stone, 1998, 2001), menciono que de los 119 asesinos en serie (en este caso, hombres que han cometido sadismo sexual y asesinato en 3 o más víctimas), sólo 4 fueron condenados a menos de «cadena perpetua sin posibilidad de libertad condicional» o «muerte», con sentencias a 25 años o perpetua, 31, 40 y 120 años. A las edades de los demandados, ninguno podría volver a ser puesto en libertad. Los miedos de las feministas no tienen fundamento.

Hasta la fecha, no hay tratamientos definitivos o eficaces para los sádicos sexuales. Hollin (1997) ha escrito un capítulo exhaustivo sobre la evaluación y tratamiento del «sadismo sexual» pero, en su comentario, amplía el concepto para incluir a los agresores sexuales en general, no sólo los que tienen el tipo de sadismo sexual del que ya hemos hablado. En sus conclusiones, Hollin afirma que «hay algunos motivos de optimismo... al menos en algunos sádicos sexuales. No obstante, dado el estado actual de los conocimientos, mi posición global es la de extrema cautela» (Hollin, 1997, p. 220). Gran parte de la investigación en este campo procede de Lanada. Marshall y cols. (1991) han publicado un artículo más optimista sobre este tema, argumentando que los programas cognitivo-conductuales conseguían resultados alentadores, pero se centraban en los agresores infantiles y los exhibicionistas. Asimismo, reconocían que no se puede demostrar su eficacia en los violadores. Quinsey y cols. (1993), que trabajan en un hospital forense del norte de Ontario, publicaron un comentario más pesimista al mencionar que la eficacia en la reducción de las recidivas (es decir, la prueba más agria del éxito en este campo) seguía siendo discutible. El resultado fue mejor al usar fármacos que atenúan la libido, como el acetato de ciproterona o la triptorelina (Rösler y Witzum, 1998), que sólo con las terapias cognitivas. La psicoterapia dinámica tradicional no ha demostrado su utilidad en los agresores sexuales; se podría esperar una eficacia aún menor cuando se trata a los sádicos sexuales que, como grupo, rechazan el tratamiento de cualquier tipo al valorar su grandiosidad y despreciar a la psiquiatría.

En cuanto al tratamiento de los sádicos sexuales que cumplen los criterios aquí expuestos (excitación sexual por el sufrimiento de una víctima de la agresión sexual), aproximadamente tres cuartas partes ya han cometido un asesinato cuando atraen la atención de las autoridades, por lo que la noción más básica de tratamiento *en el sentido de restaurar la capacidad del agresor para vivir en paciente en la comunidad* es ilusoria. El tratamiento del sádico sexual que ha matado sólo puede significar su ingreso en un centro de seguridad, y es el único tratamiento por dos razones:

1. En estos casos, la seguridad de la población es más importante que el deseo del sádico sexual de ser puesto en libertad en la comunidad.
2. Además, los sádicos sexuales alcanzan una puntuación en el intervalo evidente de «psicopatía» (es decir, 30 o más) en la Lista de comprobación de psicopatías, revisada (PCL-R) de Robert Hare (1991).

Pero la tasa de recidivas de los hombres que alcanzan esta puntuación tan alta en la PCL-R que justifica una precaución extrema en presencia de un individuo con una historia de sadismo sexual, lo que nos deja abierta la cuestión de cómo tratar mejor al sádico sexual que no ha matado a sus víctimas o cuya detención se produjo poco después de que escapara su víctima. En este caso, también la puntuación de la PCL-R y los factores como la presencia o ausencia de remordimientos tienen un peso importante en el balance. En cualquier caso, el encarcelamiento prolongado es adecuado. Una vez dentro de la institución, el mejor programa para su tratamiento sería una terapia cognitivo-conductual de larga evolución junto conl empleo de medicación que atenúe la libido. La puesta en libertad en la comunidad sería más segura si el agresor demostrara suficiente remordimiento, una puntuación baja en la PCL-R y autodisciplina para el cumplimiento en la toma del fármaco reductor de la libido y con voluntad de continuar el tratamiento con la monitorización apropiada.

En cuanto a los hombres que sólo manifiestan fantasías sexuales sádicas, actitud que yo recomiendo no denominar «sadismo sexual», es difícil determinar su tratamiento y pronóstico. Nunca podremos saber, por ejemplo, si el hombre joven que pasó 3 años en el hospital, el caso que comentamos anteriormente, podría haber cometido alguna vez actos sádicos si no hubiera recibido el tratamiento intensivo que recibió. La literatura publicada sobre este tipo de hombres es demasiado escasa y esporádica como para construir una opinión convincente sobre los posibles beneficios de la terapia dinámica que recibió o si un tratamiento conductual o de otro tipo hubiese anulado de forma más eficaz el impulso de pasar de la fantasía a la acción criminal.

Bibliografía

American Psychiatric Association: Diagnostic and Statistical Manual of Mental Disorders, 3rd Edition, Revised. Washington, DC, American Psychiatric Association,1987

Dietz PE, Hazelwood RR, Warren JI: The sexually sadistic criminal and his offenses. Bull Am Acad Psychiatry Law 18:1-16, 1990

Hare RD: Manual for the Revised Psychopathy Checklist. Toronto, MultiHealth Systems, 1991

Hazelwood RR, Michaud SG: Dark Dreams: Sexual Violence, Homicide, and the Criminal Mind. New York, St. Martin's Press, 2001

Hazelwood RR, Warren JI: The sexually violent offender: impulsive or ritualistic? Aggression and Violent Behavior 5:267-279, 2000

Hazelwood RR, Dietz PE, Warren JI: The criminal sexual sadist. FBI Law Enforcement Bulletin 7.1-7.7, 1992

Hollin CR: Sexual sadism: assessment and treatment, in Sexual Deviance: Theory, Assessment and Treatment. Edited by Laws DR, O'Donohue W. New York, Guilford Press, 1997, pp 210-224

Hucker SJ: Sexual sadism: psychopathology & theory, in Sexual Deviance: Theory, Assessment and Treatment. Edited by Laws DR, O'Donohue W. New York, Guilford Press, 1997, pp 194-209

Marshall WL, Jones R, Ward T, et al: Treatment outcome with sex offenders. Clin Psychol Rev 11:465-485, 1991

Michaud SG: Lethal Shadow: The True-Crime Story of a Sadistic Sex Slayer. New York, Onyx/Penguin Books, 1994

Penrose V: The Bloody Countess: The Crimes of Erzsébet Báthory. London, Creation Books, 1996

Quinsey VL, Harris GT, Rice ME, et al: Assessing treatment efficacy in outcome studies of sex offenders. J Interpers Violence 8:512-523, 1993

Rosler A, Witzum E: Treatment of men with paraphilia with a long-acting analogue of gonadotrophin-releasing hormone. N Engl J Med 338:416-422, 1998

Spitzer RL, Fiester SJ, Gay M, et al: Is sadistic personality disorder a valid diagnosis? Am J Psychiatry 148:875-879, 1991

Stone MH: The personalities of murderers: the importance of psychopathy and sadism, in Psychopathology and Violent Crime. Edited by Skodol A. Washington, DC, American Psychiatric Press, 1998, pp 29-52

Stone MH: Serial sexual homicide: biological, psychological and sociological aspects. J Personality Dis 15:1-18, 2001

von Krafft-Ebing R: Psychopathia Sexualis. New York, Stein & Day, 1886/1965

El tonto

León es un empleado de correos de 45 años de edad que fue evaluado en una clínica especializada en el tratamiento de la depresión. Afirma haberse sentido constantemente deprimido desde que iba a la escuela, sin poder recordar períodos más largos de un par de días de estado de ánimo «normal». Su depresión se acompaña de letargia, poco o ningún interés o placer en ninguna actividad, problemas de concentración y sentimientos de incapacidad, pesimismo y resentimiento. Sus únicos momentos de estado de ánimo normal aparecen cuando se encuentra solo en casa, escuchando música o viendo la televisión.

Al preguntarle más extensamente, León refiere que no puede recordar haberse sentido nunca cómodo en situaciones sociales. Incluso antes de ir a la guardería, si le pedían que hablara delante de los amigos de sus padres, su mente «se quedaba en blanco». Se sentía abrumado por la ansiedad durante las actividades sociales con otros niños, como, por ejemplo, en fiestas de cumpleaños, las cuales evitaba o, si no tenía más remedio que asistir, se quedaba totalmente callado. Sólo podía responder a las preguntas de clase si escribía antes la respuesta, y aun así, con frecuencia contestaba murmurando y sin poder dar con la respuesta. Cuando le presentaban a muchachos que no conocía bajaba la mirada, temiendo ser escrutado y esperando que le humillaran o le pusieran en ridículo. Estaba convencido de que todos los que le rodeaban le consideraban «mudo» o «tonto».

A medida que fue creciendo, León tuvo un par de amigos entre sus vecinos, pero nunca dispuso de la figura del «mejor amigo». Obtenía buenas notas, pero lo pasaba muy mal cuando se anunciaba algún tipo de actividad oral. Como adolescente le aterrorizaban las muchachas, y hasta hoy nunca ha tenido una cita y ni siquiera ha sido capaz de pedirla. Esto le agobia, aunque generalmente está tan deprimido que le parece que es su falta de energía e interés lo que le impide salir con muchachas.

León asistió a la universidad y tuvo un buen rendimiento durante algún tiempo, pero se vio obligado a abandonar sus estudios dado el empeoramiento que sufrió su rendimiento. Era consciente del «terror» que le producía conocer a gente. Tuvo problemas para encontrar trabajo ya que se mostraba incapaz de responder a las preguntas durante la entrevista de admisión. Trabajó en un par de empleos para los cuales la admisión sólo requería la realización de un test escrito. Aprobó el examen del Civil Service a la edad de 24 años, después de lo cual le ofrecieron un empleo en la oficina de correos correspondiente al turno de noche. Le gustaba este trabajo ya que conllevaba poco contacto con los demás. Le ofrecieron promocionar en varias ocasiones, pero siempre las rechazó, ya que tenía miedo de la presión social. Aunque actualmente supervisa a un grupo de empleados, todavía le resulta difícil dar instrucciones, incluso a personas a las que conoce desde hace años. No tiene amigos y evita todas las invitaciones para salir con sus compañeros. Durante estos últimos años ha intentado realizar diversas terapias para superar su «timidez» y su depresión.

León nunca ha experimentado ansiedad de tipo paroxístico o crisis de angustia en situaciones sociales ni en ningún otro contexto. De hecho, su ansiedad aumenta de forma gradual hasta un nivel alto y constante y como anticipación de situaciones sociales. Nunca ha tenido síntomas psicóticos.

Discusión sobre «El tonto»

León acude a la clínica quejándose de una depresión de toda la vida. Sin duda, ha estado deprimido, y desde niño sólo ha experimentado un interés y placer limitados. Aunque su estado de ánimo depresivo se ha asociado a pesimismo, falta de energía y dificultades para concentrarse, no aparece el resto de síntomas de un episodio depresivo mayor, como, por ejemplo, alteraciones del apetito y del sueño. Esta depresión crónica leve se diagnostica como trastorno distímico (DSM-IV-TR, pág. 426), que se subtipifica en este caso como de inicio temprano (antes de los 21 años de edad).

Además, León tiene una ansiedad social de toda la vida que le dificulta mantener incluso el más mínimo contacto social. Su temor es que no tendrá nada que decir y será considerado «un tonto». Este miedo parece ser independiente de su trastorno distímico y, por lo tanto, justifica el diagnóstico adicional de fobia social generalizada (incluye la mayor parte de situaciones sociales) (DSM-IV-TR, pág. 509). Este caso ilustra el frecuente problema que representa el diagnóstico del trastorno del Eje I de fobia social generalizada, debido a que los síntomas se solapan considerablemente con los del trastorno de la personalidad por evitación. Sin duda, León ha presentado toda la vida un patrón persistente de inhibición social, sentimientos de incapacidad e hipersensibilidad a la evaluación negativa. Se considera un inepto social, evita las situaciones laborales que implican un contacto interpersonal significativo, y se siente inhibido en situaciones interpersonales nuevas debido a sentimientos de incapacidad. Resulta evidente que también está preocupado por la posibilidad de ser rechazado en situaciones sociales, y probablemente no tiene ninguna intención de implicarse con personas a no ser que esté seguro de que será bien aceptado. Por lo tanto, efectuamos el diagnóstico de trastorno de la personalidad por evitación en el Eje II (DSM-IV-TR, pág. 807). Es necesario que se lleven a cabo más investigaciones para esclarecer si el trastorno de la personalidad por evitación y la fobia social generalizada reflejan meramente diferentes perspectivas del mismo trastorno.

Comentario sobre «El tonto» por Franklin R. Schneier, M.D.*

La evaluación de León demuestra el valor de una investigación que va más allá del objetivo de la queja principal del paciente. La fobia social (también conocida como trastorno de ansiedad social) a menudo se presenta como un trastorno del estado de ánimo, trastorno de ansiedad, trastorno alimentario o abuso de sustancias asociado a otra afección (Kessler y cols., 1994; Schneier y cols., 1992). Como los pacientes siguen sin reconocer que la fobia social es un trastorno, los médicos deben interrogar específicamente sobre sus síntomas cuando los pacientes acuden con síntomas de afecciones mejor conocidas como la depresión. Aunque la edad media del inicio de la fobia social es en plena adolescencia, el inicio en la edad escolar es frecuente y muchos pacientes recuerdan una timidez prodrómica que se intensifica y deteriora durante la adolescencia. En más de dos tercios de los casos con problemas asociados, la fobia social precede al otro trastorno (Schneier y cols., 1992), como es el caso del trastorno distímico asociado de León. Lo más probable es que la fobia social que se presenta primero y que parece ser independiente de los síntomas depresivos asociados requiera una intervención específica que va más allá del tratamiento de la

* *El doctor Schneier es profesor adjunto de la Facultad de medicina y cirugía de la Universidad de Columbia y Psiquiatra Investigador en la Consulta de trastornos de ansiedad del Instituto de Psiquiatría del Estado de Nueva York en la ciudad de Nueva York. Ha investigado sobre la medicación y el tratamiento cognitivo-conductual para la fobia social, es autor de más de 60 publicaciones docentes sobre este trastorno y ha trabajado en el Grupo de trabajo de revisión del texto de los trastornos de ansiedad para el DSM-IV-TR. Es coautor de* Social Phobia: Diagnosis, Assessment and Treatment *(Guilford Press, 1996) y* The Hidden Face of Shyness *(Avon Press, 1996). Su trabajo más reciente se ha centrado en los estudios de imagen por tomografía por emisión de positrones y tomografía computarizada por emisión de fotón único del sistema dopamina en la fobia social y afecciones relacionadas, y ha sido merecedor de un premio a su carrera científica independiente del National Institute of Mental Health.*

depresión. Por el contrario, la abstinencia y la ansiedad sociales que se limitan a los períodos depresivos habitualmente se asocian a anhedonia y responden al tratamiento del trastorno depresivo subyacente.

León parece mostrar una profunda ansiedad social que contribuye a la disforia, mientras que los síntomas depresivos de baja energía y la disminución del interés contribuyen a la evitación social. Si pidiéramos a León que describiera cómo percibe la relación entre la ansiedad social y los síntomas depresivos se podría dar prioridad a cada diana de intervención terapéutica que plantea su ciclo vicioso de ansiedad y depresión. Incluso entre las personas con fobia social que no tienen depresión es frecuente que aparezcan sentimientos de autoinculpación, autocrítica y disforia tras percibir el fracaso social.

La amplia variedad de situaciones sociales que León teme y evita es característica de la fobia social de tipo generalizado. Este subtipo es más familiar, más grave y más deteriorante, y es más probable que se asocie a otros trastornos (Mannuzza y cols., 1995). Como ya hemos comentado, el diagnóstico asociado de trastorno de personalidad por evitación en un paciente que tiene fobia social generalizada aporta poca información adicional. En muchos estudios en los que se investiga la relación entre ambos trastornos se encuentran más diferencias cuantitativas que cualitativas (Turner y cols., 1992), lo que indica que podría ser que no fueran trastornos independientes. Es más, la literatura sobre el tratamiento del trastorno de personalidad por evitación, relativamente escasa, añade poca orientación adicional para la selección del tratamiento en este caso.

Después de establecer el alcance de la ansiedad y la disfunción sociales de León, quisiera preguntarle por las situaciones en las que se siente cómodo. Incluso muchos de los pacientes que tienen una fobia social más grave refieren algún nivel de comodidad con los miembros cercanos de su familia y amigos. Al definir el ámbito actual de actividades cómodas, tanto León como yo veremos que no es un «tonto», sino alguien que tiene capacidades sociales que puede haber ido acumulando durante su tratamiento. También quisiera saber qué espera él del tratamiento. Sus prioridades sociales me ayudarán a plantear las actividades de exposición conductual para las que está más motivado y evaluar el significado personal de los éxitos que consiga con el tratamiento.

El tratamiento mejor conocido de la fobia social generalizada es la terapia cognitivo-conductual (Heimberg, 2002) y el uso de medicamentos procedentes de alguna de las clases siguientes: inhibidores selectivos de la recaptación de serotonina (ISRS) (Stein y cols., 1998), inhibidores de la monoaminooxidasa (IMAO) (Liebowitz y cols., 1992) y benzodiazepinas (Davidson y cols., 1993). La terapia cognitivo-conductual ofrece la ventaja de que es la que da lugar a un mejor mantenimiento a largo plazo después de interrumpir el tratamiento, lo que es un aspecto importante en personas que tienen este tipo de trastorno crónico. La mejoría es más rápida con el tratamiento farmacológico y posiblemente, de mayor magnitud, aunque se han descrito tasas de recaída del 30 al 60% al interrumpir un tratamiento farmacológico con éxito. Los tratamientos combinados (medicación más psicoterapia) ofrecen alguna ventaja, en especial en los casos graves o refractarios, aunque no han sido bien estudiados.

La terapia cognitivo-conductual de la fobia social se basa en las observaciones de que la disfunción se mantiene por la propia conducta de evitación y por un patrón de pensamientos negativos distorsionados sobre las actividades y capacidades sociales («soy tonto», «nunca tengo nada que decir», «aunque parece amigable, se reirá de mí si le pido una cita»). Al evitar las situaciones sociales se limitan las oportunidades de desmentir estas suposiciones negativas y la experiencia social y se intensifican los miedos sociales que, a su vez, provocan una mayor evitación. Es posible que la exposición a las situaciones sociales, cuando se produce de forma natural, no reduzca la ansiedad porque se producen interpretaciones cognitivas erróneas («La conversación tan agradable que he mantenido en esta ocasión ha sido pura suerte. Estoy seguro que la próxima vez fracasaré») o por la persistencia de unos comportamientos de evitación más sutiles (p. ej., participar en una conversación pero no mantener contacto con los ojos, o no iniciar ningún tema de conversación).

En la terapia cognitivo-conductual el médico y el paciente comienzan colaborando para identificar la importancia de las situaciones temidas. El componente cognitivo del tratamiento implica identificar los pensamientos de inadaptación, enseñar de planteamiento estructurado para preguntar sobre estos pensamientos y desarrollar alternativas, perspectivas de mayor adaptación y practicar estas técnicas durante y después de las exposiciones realizadas en la consulta y mediante tareas específicas en el hogar. Por ejemplo, al estudiar su miedo a supervisar a los trabajadores, León podría identificar el pensamiento, «pensará que soy un estúpido por mostrarme superior» que asocia habitualmente a su ansiedad. El terapeuta ayudaría a León a estudiar los datos a favor y en contra de esta creencia y a desarrollar un pensamiento de afrontamiento alternativo («Sólo estoy haciendo mi trabajo») que pudiera usar cuando se acerque a su próxima reunión de supervisión.

El componente conductual implica la exposición a situaciones temidas, ya sea de forma gradual (comenzando con lo más sencillo y desplazándose progresivamente hacia situaciones más duras) o usando métodos de inmersión (p. ej., haciendo que León acuda a una fiesta en la que apenas conoce a nadie). La selección de la situación y de los objetivos específicos (p. ej., no abandonar la situación hasta que disminuya la ansiedad) se desarrollan de forma conjunta y las exposiciones pueden realizarse en la consulta mediante un juego de rol o en situaciones de la vida real. Se anima a los pacientes a aceptar que pueden tener ansiedad, pero que a pesar de ello pueden conseguir sus objetivos conductuales.

La terapia cognitivo-conductual puede ser individual o en grupo. Esta última permite tener más oportunidades de exposición en las sesiones de la consulta, ya que se puede utilizar a los miembros del grupo para desarrollar situaciones de rol. Las variantes de este método pueden poner un mayor énfasis en el componente conductual de exposición o en la formación en habilidades sociales (p. ej., modelo creado por el terapeuta para mantener el contacto ocular o las formas eficaces de iniciar y mantener una conversación). Las terapias psicodinámicas e interpersonales no han sido muy estudiadas en la fobia social.

Los ISRS son el tratamiento farmacológico de primera línea para la fobia social generalizada por sus perfiles de seguridad y tolerabilidad bien conocidos, su eficacia en los síntomas depresivos asociados y los resultados obtenidos en varios estudios controlados en los últimos años, en los que se ha demostrado su eficacia en la fobia social. Paroxetina, sertralina y venlafaxina son fármacos aprobados por la Food and Drug Administration de EE.UU. para la fobia social y parece que la fluvoxamina también es eficaz en estudios controlados. Las tasas de respuesta en estudios de 12 semanas alcanzan un promedio del 40 al 70%, con algunos signos de mejoría posterior durante el tratamiento a más largo plazo. La posología es similar a la que se usa en el tratamiento de la depresión y puede ser necesario un tratamiento de mantenimiento a largo plazo para prevenir la recaída.

Una alternativa al uso de ISRS es usar IMAO, como la fenelzina. Estos medicamentos más antiguos han demostrado su eficacia en la fobia social en varios estudios controlados y también son muy eficaces en la depresión. Los IMAO se reservan como fármacos de tercera o cuarta línea porque son necesarias ciertas restricciones dietéticas en relación con el consumo de queso y otros alimentos envejecidos y por el riesgo de una reacción hipertensiva aguda si se transgreden estas restricciones.

Otra alternativa es la benzodiazepina clonazepam, que parece ser muy eficaz en dosis de 2 a 4 mg/día en un estudio controlado con placebo y que tiene un inicio de acción rápido. Su uso está limitado por la ausencia de la eficacia antidepresiva, la necesidad de 2 o 3 administraciones al día, el potencial de abuso de los pacientes vulnerables y la necesidad de ir disminuyendo gradualmente la medicación en el momento de interrumpir el tratamiento. El anticonvulsivo gabapentina también parece ofrecer resultados prometedores en un único estudio controlado.

La presencia de fobia social y trastorno distímico en el caso de León influiría en la forma de plantear su tratamiento. Una depresión importante también limitaría su capacidad para participar activamente y beneficiarse de la terapia cognitivo-conductual dirigida a la fobia social. Aunque en realidad esta terapia podría adaptarse para afrontar la sintomatología de la distimia y la de la fobia social, su eficacia no se ha estudiado en estos pacientes. A menos que León esté muy motivado para realizar una terapia cognitivo-conductual, lo que parece improbable ante el fracaso que se describe de varios ciclos previos de tratamientos no especificados, yo recomendaría el tratamiento médico con un ISRS como el primer paso.

Además, animaría a León a ver el tratamiento médico como una probabilidad de mejorar su estado de ánimo y su ansiedad, pero, en último término, su participación en las situaciones de provocación para aumentar al máximo el beneficio de la medicación resulta fundamental. Aunque no participemos en una terapia cognitivo-conductual formal, monitorizaría y alentaría sus esfuerzos para la autoexposición. Le avisaría de que se tardan aproximadamente de 8 a 12 semanas para saber si la medicación en estudio es eficaz. Además, y debido a la reticencia característica de los pacientes que tienen fobia social, pondría un interés particular en animarle a comunicar cualquier problema que tenga con el tratamiento para que podamos plantearlo y buscar una solución.

Si León demostrase una mejoría parcial cuando recibe un tratamiento como el ISRS, replantearía la terapia cognitivo-conductual .adyuvante o cambiaría su pauta de medicación. Los síntomas del estado de ánimo mejoran antes que los de ansiedad y evitación social. Si mejorase la ansiedad pero la evitación social no respondiera después de 12 semanas de tratamiento con el ISRS, como alternativa farmacológica podría usarse clonazepam o gabapentina, cambiar a otro tipo de ISRS o cambiar (después de 2 a 6 semanas) a un IMAO. Con el tratamiento apropiado, la mayoría de los pacientes con fobia social alcanzará un alivio sintomático sustancial y una mejor calidad de vida.

Bibliografía

Davidson JRT, Potts N, Richichi E, et al: Treatment of social phobia with clonazepam and placebo. J Clin Psychopharmacol 13:423-428, 1993

Heimberg RG: Cognitive-behavioral therapy for SAD: current status and future directions. Biol Psychiatry 51:101-108, 2002

Kessler RC, McGonagle KA, Zhao S, et al: Lifetime and 12 month prevalence of DSM III-R psychiatric disorders in the United States. Arch Gen Psychiatry 51:8-19, 1994

Liebowitz MR, Schneier FR, Campeas R, et al: Phenelzine vs atenolol in social phobia: a placebo-controlled comparison. Arch Gen Psychiatry 49:290-300, 1992

Mannuzza S, Schneier FR, Chapman TF, et al: Generalized social phobia: reliability and validity. Arch Gen Psychiatry 52:230-237, 1995

Schneier FR, Johnson J, Hornig CD, et al: Social phobia: comorbidity and morbidity in an epidemiologic sample. Arch Gen Psychiatry 49:282-288, 1992

Stein MB, Liebowitz MR, Lydiard RB, et al: Paroxetine treatment of generalized social phobia (social anxiety disorder): a randomized, double-blind, placebo-controlled study. JAMA 280:708-713, 1998

Turner S, Beidel DC, Townsley RM: Social phobia: a comparison of specific and generalized subtypes and avoidant personality disorder. J Abnorm Psychol 101:326-331, 1992

La enfermiza

Marion, una mujer casada de 38 años de edad, acudió a una consulta de salud mental teniendo como causa principal una depresión. En el mes pasado se había sentido deprimida y había tenido insomnio, lloraba con frecuencia y sufría por su falta de concentración, cansancio y escaso interés por otras actividades.

Marion cuenta que era una niña enfermiza y se ha sentido deprimida desde que su padre abandonó a su familia cuando ella tenía 10 años. Aparentemente, la llevaron al médico por ese motivo, quien recomendó a su madre que le diera un poco de vino antes de cada comida. Su adolescencia transcurrió sin incidentes, aunque se describe a sí misma como tímida. Finalizó sus estudios en el instituto a los 17 años y comenzó a trabajar como administrativa y contable en unos grandes almacenes de la localidad. Se casó más o menos por entonces.

A los 19 años comenzó a beber en exceso, con deseo intenso y temblores matutinos que aliviaba tomando una copa en cuanto se levantaba por la mañana. Se sentía culpable porque, a causa de la bebida no cuidaba bien de sus hijos. A los 21 años la ingresaron en un hospital psiquiátrico donde se les diagnosticó alcoholismo y depresión. Recibió tratamiento con antidepresivos. Después del alta siguió bebiendo casi continuamente. Cuando tenía 29 años volvió a ser hospitalizada, esta vez en la unidad de tratamiento del alcoholismo. Desde entonces se ha mantenido abstemia. Después ha ingresado en hospitales psiquiátricos por una mezcla de síntomas físicos y depresivos y una vez fue tratada con un ciclo de terapia electroconvulsiva, que le sirvió de poco.

Marion describe su nerviosismo desde la infancia y admite espontáneamente ser enfermiza desde su juventud, con una sucesión de problemas físicos que los médicos atribuían a sus nervios o a la depresión. No obstante, cree que tiene un problema físico que los médicos aún no han descubierto. Además de su nerviosismo, tiene dolor en el pecho y le han diagnosticado en varias ocasiones un «corazón nervioso». A menudo consulta al médico por dolor abdominal y que le han diagnosticado como «colon espástico». Ha acudido a quiroprácticos y osteópatas por dolor de espalda, por dolor en las extremidades y por anestesia en la punta de los dedos. Hace 3 meses tuvo vómitos, dolor torácico y dolor abdominal y la ingresaron en un hospital para una histerectomía. Desde entonces, ha tenido repetidas crisis de angustia, desmayos que ella asocia a una inconsciencia que dura más de 30 minutos, vómitos, intolerancia alimentaria, debilidad y cansancio. Fue operada por un absceso de garganta.

Marion tiene 4 hermanos y fue criada por la madre cuando el padre los dejó. Le explicaron que su padre era un alcohólico que falleció a los 53 años de cáncer de hígado. A pesar de sus dificultades financieras, terminó sus estudios en el instituto y trabajó durante 2 años, pero se vio obligada a dejarlo por su enfermedad.

Marion se casó con su marido a los 17 años y no se ha separado aunque reconoce que su matrimonio es «problemático». Tienen discusiones frecuentes, relacionadas en parte con la indiferencia social de ella y con el dolor que experimenta durante las relaciones.

Parece que su marido era un alcohólico que había tenido algunos períodos de inestabilidad laboral. Han tenido cinco hijos que tienen entre 2 y 20 años de edad.

Marion admite actualmente sentirse deprimida pero cree que es porque sus «hormonas no se han enderezado». Aún busca una explicación médica para sus problemas físicos y psicológicos.

Diagnóstico de «La enfermiza»

En primer lugar, es necesario separar el problema inmediato que ha motivado la consulta actual de Marion (depresión) de sus problemas de larga evolución (síntomas físicos y consumo excesivo de alcohol). Aparentemente, ahora está teniendo una recidiva de un episodio depresivo mayor (un mes de estado de ánimo deprimido, acompañado por una disminución del interés, insomnio, falta de concentración y cansancio). El trastorno del estado de ánimo es, según el Eje I, un trastorno depresivo mayor recidivante leve (DSM-IV-TR, pág. 421).

Aparentemente, no hay un problema médico general que explique muchos de los síntomas físicos que han llenado la vida de Marion. Ha recibido diagnósticos «físicos» de los médicos en el pasado, como «corazón nervioso» y «colon espástico» pero no presentan ninguna fisiopatología conocida. Por tanto, los síntomas físicos indican un trastorno somatomorfo. En su caso, el número mayor de síntomas se refiere a varios órganos y sistemas que señalan un trastorno de somatización del Eje I (DSM-IV-TR, pág. 550). La característica fundamental del trastorno de somatización es la historia de quejas físicas que comienzan antes de los 30 años y se desarrollan a lo largo de varios años, con la consecuente búsqueda de tratamiento o el deterioro funcional. Además, el diagnóstico requiere que haya cuatro tipos de dolor, dos gastrointestinales, uno sexual y uno seudoneurológico. Marion refiere dolor durante las relaciones, dolor torácico, lumbalgia y dolor de las extremidades, vómitos, intolerancia alimentaria y diarrea (colitis), indiferencia sexual y períodos de «inconsciencia» y debilidad (síntomas seudoneurológicos).

También ha tenido períodos de consumo importante de alcohol, con consumo compulsivo acompañado por temblores matutinos que trataba bebiendo más alcohol, con dificultades funcionales como madre. Estos problemas señalan la existencia de un diagnóstico del Eje I de dependencia del alcohol (DSM-IV-TR, pág. 241).

Comentario sobre «La enfermiza» por C. Robert Cloninger, M.D.*

A la hora de establecer el acuerdo sobre la terapia y un diagnóstico que sea aceptado y entendido por la paciente, hay dos puntos de interés: el estado psicológico de depresión aguda de Marion y la exacerbación reciente de su somatización crónica. Hay tres razones principales para que este planteamiento sea multifactorial. En primer lugar, los pacientes que tienen trastornos de somatización a menudo cambian de médico cada poco tiempo o pueden visitar a varios médicos a la vez. Rápidamente rechazan la conclusión de que no hay nada que vaya mal en ellos y después buscan a otro médico para una nueva evaluación y para que realice más pruebas. En segundo lugar, también rechazan rápidamente la idea de que sus síntomas depresivos y somáticos se deben al sufrimiento psicológico o a un trastorno psiquiátrico, si esto significa decir que no hay una base física para sus quejas. En tercer lugar, el trastor-

** El doctor Cloninger es profesor de la cátedra Wallace Renard de psiquiatría, genética y psicología de la Facultad de Medicina de la Universidad de Washington de St. Louis, Missouri. Se formó con los doctores Eli Robins y Samuel Guze, quien describió y validó los criterios de la histeria crónica que después se ha conocido como síndrome de Briquet y trastorno sin somatización. Desarrolló y comprobó sobre el terreno los criterios actuales usados en el DSM-IV para el trastorno de somatización basados en un estudio de seguimiento de los pacientes ambulatorios psiquiátricos, junto con los doctores Guze y Paula Clayton. Desarrolló estudios sobre trastornos somatomorfos en familias y en personas adoptadas en los que demostró la interacción de los factores genéticos y ambientales en su desarrollo. Posteriormente, desarrolló un modelo para individualizar las diferencias en la personalidad que explicasen las diferencias que se manifiestan entre el trastorno de somatización, el de ansiedad generalizada y los trastornos depresivos, modelo que se utilizó sabiamente para elaborar el Inventario del temperamento y del carácter. Realizó varios estudios controlados sobre el tratamiento del trastorno depresivo mayor y el trastorno de somatización y mantiene una actividad clínica práctica además de dirigir la investigación básica y clínica del Centro de psicobiología de la Universidad de Washington.*

no de somatización casi siempre se asocia a uno de personalidad, lo que deteriora la calidad de la historia clínica porque la autoconciencia es escasa o nula.

En mi opinión, es útil comenzar comunicando directamente mi interés, mi esperanza y mi compasión por el sufrimiento real de la paciente y reforzarlo con mis palabras y mis gestos al recopilar minuciosamente la historia de sus problemas médicos, psicológicos y sociales. Además, si la paciente está de acuerdo, solicitaría todos los historiales médicos disponibles desde su infancia hasta el presente. Creo que es importante poner un cierto orden y certidumbre en el diagnóstico y tratamiento, que ha sido para la paciente una serie de reacciones desorganizadas y limitadas ante sus quejas aisladas. Al mismo tiempo, realizaría una evaluación psicológica exhaustiva, con un estudio de la personalidad utilizando como guía para el tratamiento farmacológico y la psicoterapia mi Inventario de temperamento y carácter (Cloninger y cols., 1993; Svrakic y cols., 1993). Con permiso de la paciente, buscaría información complementaria de los médicos que la atienden en estos momentos y de la familia porque, a menudo, se revela información que la paciente no ha podido comunicar por su escasa autoconciencia.

Después de garantizar a la paciente que se están realizando evaluaciones minuciosas, iniciaría rápidamente el tratamiento farmacológico y enseñaría a la paciente técnicas de relajación para aumentar su tranquilidad. Le explicaría que los tratamientos la pueden ayudar a sentirse más tranquila y feliz, independientemente de las causas biopsicosociales que están exacerbando sus problemas, e intentaría certifican su dignidad y fomentar su responsabilidad para que gestione su propia vida con un sentido de libertad y respeto por sí misma.

El plan de tratamiento depende de la configuración de los rasgos del temperamento y del carácter (Cloninger y Svrakic, 1997). Los *rasgos de temperamento* son las diferencias individuales en las reacciones emocionales básicas, como la ansiedad, el enfado y el disgusto, mientras que los *rasgos del carácter* son las diferencias individuales de los procesos cognitivos superiores que influyen en los objetivos y valores de la persona. Habitualmente, estos pacientes enfermizos tienen una mezcla de trastornos de personalidad de los grupos B y C. En cuanto al temperamento, tienen puntuaciones elevadas de búsqueda de novedades (es decir, de la impulsividad típica de los trastornos del grupo B) y evitación del peligro (es decir, la propensión a la ansiedad típica de los trastornos del grupo C). En cuanto al carácter, los pacientes con somatización a menudo tienen puntuaciones bajas del autodireccionamiento, es decir, tienen un escaso sentido de la responsabilidad, de los propósitos o de las fuentes de recursos, lo que indica la inmadurez del concepto que tienen de sí mismos y de sus relaciones objetivas. Hay una importante correlación entre estas desviaciones de personalidad y la actividad cerebral regional que se puede medir usando imágenes funcionales por resonancia magnética (Cloninger, 2002a; Gusnard y cols., 2003). La mejor forma de tratar a la mayoría de estos pacientes consiste en utilizar una combinación de un inhibidor selectivo de la recaptación de serotonina o de un inhibidor selectivo de la recaptación de norepinefrina (p. ej., venlafaxina) más un timorregulador (p. ej., sales de litio o ácido valproico) por su mezcla de propensión a la ansiedad e impulsividad (Cloninger y Svrakic, 2000). Recomiendo la terapia de mantenimiento a largo plazo con la combinación de fármacos a la que mejor responda y tolere el paciente en la fase aguda hasta que su mejoría en el desarrollo del carácter sea sustancial y mantenida y admita la interrupción gradual de la terapia médica de mantenimiento.

Desde el principio del tratamiento haría hincapié ante mis pacientes en que no deben esperar la curación de sus problemas con ningún medicamento. Éstos les ayudarán a calmarse y estabilizarse para que puedan aprender a controlar mejor sus vidas. Al enseñarles técnicas de relajación, como describo en otro trabajo (Cloninger, 2004), les ayudo a desarrollar un sentimiento de autoconciencia y autodireccionamiento y a disminuir la inestabilidad emocional. Esta enseñanza les permite comenzar a reconocer los factores psicosociales que exacerban sus dificultades psicosomáticas.

Inmediatamente después del estudio de la personalidad que se realiza al principio del tratamiento, revisaría con la paciente la descripción que me ha dado de su personalidad y lo que ello significa, lo que nos permite trabajar juntos para buscar la mejor forma de adaptarnos sin hacer que se ponga a la defensiva ni se sienta juzgada, culpabilizada o rechazada. Sólo más adelante hablaría del diagnóstico de trastorno de somatización, después de que hubiéramos revisado con detalle toda la información biomédica y psicosocial y hayamos establecido un acuerdo terapéutico importante.

Después de algunas visitas ambulatorias, podríamos revisar juntos la información psicosocial y los historiales médicos de toda su vida, dándole la oportunidad de corregir lo que crea que son errores y de añadir información para mejorar la perspectiva. Este proceso la ayudará a desarrollar su autoconciencia y a reconocer mi interés y conocimientos sobre su vida. En mi opinión, es muy importante señalar que el trastorno de somatización es una forma de deterioro de la autoconciencia que provoca depresión, ansiedad, conversión, disociación, abuso de sustancias y somatización. El deterioro de la conciencia de sí mismo puede observarse directamente durante la exploración del estado mental en la falta de claridad, en el flujo circunstancial de asociaciones y en la dificultad para reconocer la relación entre los episodios médicos y psicosociales (Cloninger, 1986). Los pacientes que tienen un trastorno de somatización no se comprenden a sí mismos, ni sus relaciones con los demás o las relaciones que hay entre sus muchos problemas biopsicosociales. Para ellos, la vida es una serie impredecible de crisis en la que ellos son las víctimas negadas.

Una vez que se ha conseguido una colaboración estable con la paciente le explicaría que su síndrome clínico se conoce desde hace siglos, en parte es hereditario y tiene una etiología biopsicosocial compleja. También le explicaría que hay factores biológicos, psicológicos y sociales que son causas importantes e interdependientes del problema, por lo que es útil prestar atención a cada uno de los aspectos de su ser. Es esencial comunicar a la paciente que tiene un trastorno real que le provoca los síntomas característicos que hacen que sea diferente a otros trastornos que provocan un deterioro físico progresivo y de trastornos psiquiátricos que no tienen molestias físicas tan prominentes. Muchos pacientes se tranquilizan porque un médico ha reconocido que existe un trastorno que es una entidad válida, que tiene un nombre, que es hereditario y que no va a provocar su deterioro físico progresivo. No obstante, la información no será demasiado tranquilizadora porque no se sienten cómodos y están discapacitados, y buscan alivio para sus molestas y ayuda para reducir su discapacidad. Es importante comunicar sus planes y objetivos realistas de tratamiento.

El objetivo a largo plazo del tratamiento del trastorno de somatización es aumentar la autoconciencia del paciente, de forma que pueda gestionar su propia vida con mayor eficacia. El objetivo no es lograr que el médico cure y alivie pasivamente todos los síntomas del paciente, aunque éste puede pedirlo repetidamente e incluso intentará evitar su responsabilidad en el crecimiento de su autoconciencia. Si se promete o se espera una curación pasiva, tanto el paciente como el médico se sentirán frustrados y decepcionados. Los indicadores reales y concretos de la mejoría del trastorno de somatización son la menor frecuencia y gravedad de las molestias físicas, la mejoría del ajuste social y la disminución de costes y frecuencia del tratamiento médico.

Esta evolución práctica puede lograrse cumpliendo algunos principios terapéuticos. En primer lugar, es esencial analizar el número de médicos a los que visita el paciente. A menudo, un médico de atención primaria puede controlar eficazmente a un paciente que tiene un trastorno de somatización, pero el psiquiatra es necesario si la depresión es importante, hay abuso de sustancias, discapacidad laboral o problemas conyugales, como es el caso de Marion. La consulta constante entre el psiquiatra y los médicos reduce el uso de métodos diagnósticos innecesarios y caros y, en general, los procedimientos diagnósticos y terapéuticos deben emprenderse sólo en respuesta a los datos objetivos de enfermedad y no ante las quejas subjetivas. Evidentemente, los pacientes que tienen un trastorno de somatización no son inmunes a los trastornos físicos; el médico, que ha sido responsable de todas las necesidades sanitarias del paciente durante muchos años, tiene un conocimiento mucho mayor de su estado de salud y, por tanto, está en una mejor posición para reconocer la aparición de otro trastorno. En ocasiones, el paciente puede estar frustrado ante su médico porque no le hace más pruebas ni le prescribe la medicación deseada y amenazará con cambiar de médico. Esta amenaza debe atajarse con una respuesta empática, pero firme, de que este cambio será desafortunado porque el médico conoce muy bien la historia del paciente. El conocimiento exhaustivo le permite proporcionar el mejor tratamiento posible a largo plazo al paciente. Una exploración física anual exhaustiva con las pruebas habituales también le puede tranquilizar.

Es importante reconocer que los pacientes que tienen un trastorno de somatización a menudo presentan síntomas de ansiedad y depresión que les hacen reaccionar ante sus problemas personales y sociales y ante las necesidades psicológicas no cubiertas. Por ejemplo, Marion tiene un matrimonio poco satisfactorio con un alcohólico con una historia laboral inestable, todo lo cual provoca discusiones frecuentes. ¿Por qué ha seguido casada? ¿Qué ha hecho para mejorar su situación? Es responsable de cinco hijos cuya edad varía entre los 2 y los 20 años. ¿Cuál es la calidad de las relaciones con sus hijos? El padre alcohólico de Marion abandonó a la familia cuando tenía 10 años de edad, lo que le provocó problemas financieros y personales cuando era niña. ¿Cómo se siente con sus padres o con los hombres en general? ¿Ha tenido alguna vez relaciones sexuales satisfactorias con un hombre? ¿Tiene algún amigo? ¿Cuáles son sus aficiones? Para entender todos estos aspectos psicosociales hay que comprender mejor a Marion con información complementaria, como ya hemos comentado. A lo largo del seguimiento de Marion se irá aclarando el contexto psicosocial relevante de las fluctuaciones de sus quejas, dependiendo de la calidad de la relación médico-paciente y de la evolución que se observe de la enfermedad. La naturaleza desorganizada y dependiente de las crisis que siguen las vidas de los pacientes con trastornos de somatización es compatible con su psicopatología, por lo que uno de los aspectos esenciales de la terapia es atender todos estos aspectos dentro de la psicoterapia.

Creo que es fundamental centrarnos en facilitar el desarrollo de la autoconciencia de los pacientes y no en el tratamiento crónico de los síndromes clínicos identificados como entidades morbosas fijas. Si un médico indica que, en su opinión, el paciente tiene un trastorno crónico de etiología desconocida, esta idea se convierte en una profecía que acabará cumpliéndose en el paciente, que será tratado durante toda su vida con medicamentos o psicoterapia hasta que aprenda a controlar su discapacidad, pero nunca se recuperará completamente. Por el contrario, es posible ayudarle a conseguir su completa recuperación facilitando el crecimiento de su autocomprensión, con la integración psicobiológica que se manifiesta por la coherencia de la personalidad y la remisión de la vulnerabilidad ante de la depresión, la ansiedad y la somatización. Este crecimiento de la autocomprensión requiere ejercicios mentales específicos que estimulen la integración de las redes mente-cerebro y el aumento de la conciencia de sí mismo (Cloninger, 2004). Los principios generales de este tipo de terapia son cuatro. En primer lugar, se anima al paciente a que deje de luchar, incluida cualquier pelea, juicio, culpa o crítica consigo mismo o con los demás. En segundo lugar, se le anima a trabajar al servicio de los demás, sin preocuparse por su autogratificación. En tercer lugar, se ayuda a los pacientes a evolucionar en su conciencia intrapsíquica y psicosomática mediante ejercicios mentales específicos con meditación y contemplación y en cuarto lugar, se les educará para procesar el pensamiento que module su reactividad y bienestar emocional (Cloninger, 2002b, 2004). La velocidad y el grado de progreso dependen del paciente, pero el psiquiatra tiene que estar preparado para aconsejarle y ayudarle a conocer las etapas del desarrollo de la autoconciencia y los obstáculos que pueden presentarse en el trayecto. La terapia de coherencia se puede aplicar a todo el abanico de psicopatologías, mientras que la desorganización biopsicosocial de los pacientes que tienen un trastorno de somatización es un claro ejemplo de la necesidad de integrar los abordajes biomédicos y psicosociales en los trastornos psiquiátricos para desarrollar el bienestar.

Bibliografía

Cloninger CR: A unified biosocial theory of personality and its role in the development of anxiety states. Psychiatr Dev 4:167-226, 1986

Cloninger CR: Functional neuroanatomy and brain imaging of personality and its disorders, in Biological Psychiatry. Edited by D'haenen H, den Boer JA, Willner P. Chichester, England, Wiley, 2002a, pp 1377-1385

Cloninger CR: Implications of comorbidity for the classification of mental disorders: the need for a psychobiology of coherence, in Psychiatric Diagnosis and Classification. Edited by Maj M, Gaebel W, Lopez-Ibor JJ, et al. Chichester, England, Wiley, 2002b, pp 79-106

Cloninger CR: Feeling Good: The Science of Well Being. New York, Oxford University Press, 2004

Cloninger CR, Svrakic DM: Integrative psychobiological approach to psychiatric assessment and treatment. Psychiatry 60:120-141, 1997

Cloninger CR, Svrakic DM: Personality disorders, in Kaplan and Sadock's Comprehensive Textbook of Psychiatry, 7th Edition. Edited by Sadock BJ, Sadock VA. New York, Lippincott Williams & W1lkins, 2000, pp 1723-1764

Cloninger CR, Svrakic DM, Przybeck TR: A psychobiological model of temperament and character. Arch Gen Psychiatry 50:975-990, 1993

Gusnard DA, Ollinger JM, Shulman GL, et al: Persistence and brain circuitry. Proc Natl Acad Sci U S A 100(6):3479-3484, 2003

Svrakic DM, Whitehead C, Przybeck TR, et al: Differential diagnosis of personality disorders by the seven factor model of temperament and character. Arch Gen Psychiatry 50:991-999, 1993

Apéndice A: Índice según el nombre del caso

A pelo 154
Bajo vigilancia 203
Cocaína 87
El electricista inquieto 123
El excursionista 8
El hombre de los martinis 1
El hombre elefante 61
El librero frustrado 256
El psiquiatra infantil 164
El tonto 274
Emilio 123
En los huesos 18
Flashbacks 172
La alumna retrasada 218
La Cenicienta 241
La discotequera 70
La enfermiza 281
La esposa infiel 97
La joven ejecutiva 110
La llorona 131
Lady Macbeth 147
La montaña rusa 46
¿Melancolía o comedia? 162
Metiéndose en todo 38
Mi club de fans 138
Mike DeBardeleben 265
Muñecas 117
Paranoide y peligrosa 178
Sentado al lado de la chimenea 231
Todavía estudiante 53
Bajo nivel de vida 193
Un vecindario tóxico 185
Una lista perfecta 240
Viajero en el tiempo 30

Apéndice B: Índice según el autor del comentario

Antony, Martin M. Ph.D.
A pelo 154

Bauer, Mark M.D.
Todavía estudiante 53

Berlin, Fred S. M.D., Ph.D.
El psiquiatra infantil 164

Cloninger, C. Robert M.D.
La enfermiza 281

Cooper, Arnold M. M.D.
La Cenicienta 241

Crino, Rocco Ph.D.
El hombre elefante 61

Davidson, Jonathan R.T. M.D.
Flashbacks 172

Fink, Max M.D.
¿Melancolía o comedia? 102

Folstein, Marshal M.D.
El excursionista 8

Graham, Karen A. M.Sc., M.D.
La alumna retrasada 218

Gunderson, John M.D.
La discotequera 70

Halmi, Katherine A. M.D.
En los huesos 18

Hogarty, Gerard E. M.S.W.
Bajo nivel de vida 193

Jensen, Peter S. M.D.
Metiéndose en todo 38

Kane, John M.D.
La alumna retrasada 218

Keck Jr., Paul E. M.D.
Un vecindario tóxico 185

Kernberg, Otto M.D.
Mi club de fans 138

Klein, Donald M.D.
A pelo 154

Klein, Rachel Ph.D.
Una lista perfecta 249

Korslund, Kathryn E. Ph.D.
La discotequera 70

Labbate, Lawrence A. M.D.
El librero frustrado 255

Lieberman, Jeffrey A. M.D.
La alumna retrasada 218

Linehan, Marsha M. Ph.D.
La discotequera 70

Markowitz, John C. M.D.
La joven ejecutiva 110

McGlashan, Thomas H. M.D.
Bajo vigilancia 202

Nunes, Edward M.D.
Cocaína 87

Opler, Lewis A. M.D., Ph.D.
La esposa infiel 97

Papp, Laszlo A. M.D.
El electricista inquieto 123

Pearlstein, Teri M.D.
Paranoide y peligrosa 178

Phillips, Katharine A. M.D.
El hombre elefante 61

Rapoport, Judith L. M.D.
Lady Macbeth 147

Reynolds III, Charles F. M.D.
La llorona 131

Sachs, Gary S. M.D.
La montaña rusa 46

Schneier, Franklin R. M.D.
El tonto 274

Schuckit, Marc M.D.
El hombre de los martinis 1

Siever, Larry J. M.D.
Sentado al lado de la chimenea 239

Stone, Michael M.D.
Mike DeBardeleben 265

Torrey, E. Fuller M.D.
Emilio 212

Tsuang, Ming M.D., Ph.D.
Sentado al lado de la chimenea 239

Volkmar, Fred M.D.
Viajero en el tiempo 30

Zucker, Kenneth J. Ph.D.
Muñecas 117

Apéndice C: Índice según el diagnóstico DSM-IV-TR

Anorexia nerviosa
En los huesos 18

Déficit de atención/Trastorno de hiperactividad
Metiéndose en todo 38

Dependencia de cocaína
Cocaína 87

Dependencia del alcohol
El hombre de los martinis 1

Depresión
¿Melancolía o comedia? 102

Disfunción sexual
El librero frustrado 256

Enfermedad de Alzheimer
El excursionista 8

Esquizofrenia
Bajo vigilancia 203

Esquizofrenia
Emilio 212

Esquizofrenia
Bajo nivel de vida 193

Fobia social
El tonto 274

Pedofilia
El psiquiatra infantil 164

Sadismo sexual
Mike DeBardeleben 265

Trastorno bipolar I
La montaña rusa 46

Trastorno bipolar II
Todavía estudiante 53

Trastorno de angustia
A pelo 154

Trastorno de ansiedad generalizada
Electricista inquieto 123

Trastorno de ansiedad por separación
Una lista perfecta 249

Trastorno de Asperger
Viajero en el tiempo 30

Trastorno de la identidad sexual
Muñecas 117

Trastorno de personalidad autodestructivo
La Cenicienta 241

Trastorno de somatización
La enfermiza 281

Trastorno delirante, tipo celotípico
La esposa infiel 97

Trastorno depresivo mayor
La llorona 131

Trastorno disfórico premenstrual
Paranoide y peligrosa 178

Trastorno dismórfico corporal
El hombre elefante 61

Trastorno distímico
La joven ejecutiva 110

Trastorno esquizoafectivo
Un vecindario tóxico 185

Trastorno esquizofreniforme
La alumna retrasada 218

Trastorno esquizotípico de la personalidad
Sentado al lado de la chimenea 236

Trastorno límite de la personalidad
La discotequera 70

Trastorno narcisista de la personalidad
Mi club de fans 138

Trastorno obsesivo-compulsivo
Lady Macbeth 147

Trastorno por estrés postraumático
Flashbacks 172

Índice alfabético de materias

A

Acamprosato, dependencia del alcohol, 6
Acetato de ciproterona, sadismo sexual, 272
Ácido valproico, trastorno
– bipolar I, 50
– de somatización, 285
– esquizoafectivo, 186
Acondicionamiento clásico, pedofilia, 167
Actividades repetitivas, enfermedad de Alzheimer, 12
Actos parasuicidas, trastorno límite de personalidad, 79
Adderall XR, déficit de atención con hiperactividad, 42
Agonistas liberadores de gonadotropinas
– danazol, 183
– leuprolida, 169
– síndrome premenstrual, 183
– trastorno disfórico premenstrual, 183
Alprazolam, trastorno
– de angustia, 156
– de ansiedad generalizada, 127
– disfórico premenstrual, 183
Amantadina, disfunción sexual, 260, 261
Amitriptilina, trastorno
– depresivo mayor con características psicóticas, 106
– por estrés postraumático, 176
Anorexia nerviosa, atracones/tipo con purga, *En los huesos,* 18-29
– alimentación enteral, 25
– ejercicios de análisis de rentabilidad, 27
– enfermedades asociadas, 24
– hospitalización, 24-25
– inhibidores selectivos de la recaptación de serotonina, 26
– terapia
– – cognitivo-conductual, 25, 26-28
– – familiar, 25, 27
– tratamiento, fase
– – I, 25-28
– – II, 28
Anosognosia, esquizofrenia, 214
Ansiedad. V. también *Trastorno de ansiedad generalizada; Trastorno de ansiedad por separación; Trastorno de ansiedad social*
– con déficit de atención con hiperactividad, 40
– enfermedad de Alzheimer, 11
Ansiolíticos. V. *Benzodiazepinas*
Anticonvulsivos, trastorno de ansiedad social, 279
Antidepresivos. V. también *Fármacos específicos*
– anorexia nerviosa, 26
– bupropión, 42, 260, 261, 262
– disfunción sexual, 256, 258, 259, 260-262
– inhibidores
– – de la monoaminooxidasa
– – – fenelzina, 57, 277, 279
– – – tranilcipromina, 57
– – de la recaptación de serotonina, 57, 64-67, 258
– – – citalopram, 65, 259
– – – clomipramina, 65, 66, 183
– – – fluoxetina, 65, 256, 259
– – – fluvoxamina, 65
– – – paroxetina, 65, 259
– – – sertralina, 65, 259
– – selectivos de la recaptación
– – – de norepinefrina
– – – – atomoxetina, 42
– – – – venlafaxina, 66, 67, 128, 279, 284

Antidepresivos *(cont.)*
- - - de serotonina, 128, 253
- - - - citalopram, 136
- - - - fluoxetina, 26, 175-176, 181, 182
- - - - fluvoxamina, 279
- - - - paroxetina, 128, 175-176, 181, 279
- - - - sertralina, 136, 175-176, 181, 279
- trastorno
- - bipolar
- - - I, 47, 48, 49
- - - II, 57, 58
- - de ansiedad
- - - generalizada, 127, 128
- - - por separación, 253
- - depresivo mayor
- - - con características psicóticas, 104, 106
- - - recurrente, 136
- - dismórfico corporal, 64-67
- - distímico, 113
- - esquizoafectivo, 191
- - límite de la personalidad, 80
- - obsesivo-compulsivo, 153
- - por estrés postraumático, 175-176
- - relacionado con sustancias, 93
- tricíclicos, 42, 104, 106, 128, 176
- - amitriptilina, 106, 176
- - imipramina, 106, 156, 176
Antipsicóticos. V. también *Fármacos específicos*
- atípicos
- - aripiprazol, 100, 207, 222
- - clozapina, 100, 198, 207
- - con inhibidores de la recaptación de serotonina, 66
- - esquizofrenia, 207, 222-223
- - olanzapina, 50, 100, 186, 207, 222, 223
- - quetiapina, 100, 207, 222, 223
- - risperidona, 100, 207, 222, 223, 239
- - trastorno
- - - bipolar I, 50
- - - delirante, 100
- - - dismórfico corporal, 66
- - ziprasidona, 100, 207, 222, 223
- delirium por abstinencia de alcohol, 4
- duración del tratamiento, 223
- efectos secundarios, 223, 228
- esquizofrenia, 215, 227
- haloperidol, 5, 215
- perfenazina, 106, 215
- pimozida, 99, 100
- trastorno
- - delirante, 99-100
- - depresivo mayor con características psicóticas, 104, 106
- - esquizoafectivo, 191
- - esquizotípico de la personalidad, 235, 239
- - límite de la personalidad, 80
Apatía, enfermedad de Alzheimer, 11
Aripiprazol
- esquizofrenia, 207
- trastorno delirante, 100
- trastorno
- - delirante, 100
- - esquizofreniforme, 222, 223
Atomoxetina, déficit de atención con hiperactividad, 42
Autismo, diagnóstico diferencial, 35-36
Autodireccionamiento, trastorno de somatización, 284

B

Báthory, Erzsébet, 270
Beck, A. T. , 69
Benzodiazepinas
- alprazolam, 127, 156, 183
- clonazepam, 127, 156, 279
- delirium por abstinencia de alcohol, 4
- dependencia, 70-72, 76-77
- - de cocaína, 88
- diazepam, 70-72, 76-77, 88, 128
- lorazepam, 127, 186
- trastorno
- - de angustia, 156, 159
- - de ansiedad
- - - generalizada, 127-128
- - - social, 277, 279, 280
Bergler, Edmund, 245
Betabloqueantes, trastorno de ansiedad generalizada, 127

Bulimia nerviosa, 28. V. también *Anorexia nerviosa, atracones/tipo con purga*
Bupropión
- déficit de atención con hiperactividad, 42
- disfunción sexual, 260, 261, 262
Buspirona
- disfunción sexual, 260, 261
- trastorno
- - de ansiedad generalizada, 128
- - disfórico premenstrual, 183

C

Cambios del estado de ánimo. V. *Trastorno bipolar*
Carbamazepina, trastorno bipolar I, 50
Castración
- farmacológica, pedofilia, 169
- quirúrgica, pedofilia, 169
Ciproheptadina, disfunción sexual, 260, 261
Citalopram
- disfunción sexual, 259
- escitalopram, trastorno depresivo mayor, 136
- trastorno dismórfico corporal, 65, 66
Clomipramina, trastorno
- disfórico premenstrual, 183
- dismórfico corporal, 65-66, 66
Clonazepam, trastorno
- de angustia, 156
- de ansiedad
- - generalizada, 127
- - social, 279
Clonidina, trastorno por estrés postraumático, 176
Clozapina
- esquizofrenia, 198, 207
- trastorno delirante, 100
Cocaína
- benzodiazepinas, 88
- dependencia, 87-96
- educación del paciente, 91-92
- grupos de autoayuda, 93
- teoría de sistemas familiares, 92
- terapia
- - cognitivo-conductual para prevención de recidivas, 94
- - conductual, 94
- tratamiento de contingencia, 94
Compromiso del paciente ambulatorio, esquizofrenia, 215
Concentraciones séricas de cortisol, trastorno depresivo mayor con características psicóticas, 107
Conducta antisocial, trastorno narcisista de personalidad, 142
Confidencialidad, esquizofrenia, 208
Consejo familiar
- anorexia nerviosa, 25, 27
- dependencia de cocaína, 92
- trastorno
- - de ansiedad por separación, 254
- - de identidad sexual, 119
Crisis de angustia, trastorno bipolar II, 56, 57. V. también *Trastorno de angustia*
Culpa del superviviente, trastorno por estrés postraumático, 174

D

Danazol
- síndrome premenstrual, 183
- trastorno disfórico premenstrual, 183
Déficit de atención con hiperactividad (DATH), *Metiéndose en todo*, 38-45
- antidepresivos, atomoxetina, 42
- bupropión, 42
- educación del paciente, 40
- estimulantes, 38, 42, 43
- inhibidores de la recaptación de norepinefrina, 42
- terapia conductual, 42-43
- tricíclicos, 42
Delirium, abstinencia de alcohol, *El hombre de los martinis*, 1-7
- antipsicóticos, 4
- benzodiazepinas, 4
- terapia cognitivo-conductual, 5

Demencia de tipo Alzheimer con inicio precoz, 8-17. V. también *Enfermedad de Alzheimer*
Dependencia
– de cocaína, 87-96
– del alcohol, *El hombre de los martinis,* 1-7
– – antipsicóticos, 4
– – benzodiazepinas, 4
– – terapia cognitivo-conductual, 5
Depresión. V. también *Antidepresivos; Trastorno bipolar; Trastorno depresivo mayor; Trastorno distímico; trastornos específicos*
– anorexia nerviosa, 24
– atípica, trastorno de angustia, 161
– disfunción sexual, 256-264
– doble, trastorno distímico, 112
– enfermedad de Alzheimer, 11
– psicótica. V. *Trastorno depresivo mayor, con características psicóticas*
– trastorno
– – de ansiedad
– – – generalizada, 128
– – – por separación, 253
– – – social, 275
– – de Asperger, 35
– – de personalidad autodestructivo, 247
– – de somatización, 283
– – disfórico premenstrual, 180
– – dismórfico corporal, 63
– – esquizoafectivo, 189
– – límite de la personalidad, 75
– – por estrés postraumático, 174
– – relacionados con sustancias, 93
Deterioro cognitivo, enfermedad de Alzheimer, 12
Dextroanfetamina
– disfunción sexual, 260, 261
– trastorno depresivo mayor, 136
Diabetes mellitus insulinodependiente, trastorno depresivo mayor, 134
Diazepam
– dependencia, 70-72, 76-77
– – de cocaína, 88
– trastorno de ansiedad generalizada, 128
Disforia sexual, trastorno de identidad sexual, 119
Disfunción sexual, *El librero frustrado,* 256-264
– antidepresivos
– – inhibidores de la recaptación de serotonina, 258, 259-260
– – tratamiento con antídotos, 259, 261
– factores de riesgo, 258
– y libido, 259, 261
Disulfiram
– dependencia de alcohol, 6
– trastorno bipolar I, 49
Divalproex, trastorno esquizoafectivo, 186
Donepezilo, enfermedad de Alzheimer, 16

E

Educación
– del paciente
– – déficit de atención con hiperactividad, 41
– – dependencia de cocaína, 91-92
– – esquizofrenia, 207-208, 215-216
– – trastorno
– – – bipolar, 49
– – – de angustia, 156-157
– – – de ansiedad por separación, 253-254
– – – de la identidad sexual, 119-120
– – – de somatización, 284, 285
– – – dismórfico corporal, 64
– – – esquizoafectivo, 191
– – – esquizofreniforme, 223-225, 228
– – – límite de la personalidad, 74-75
– – – narcisista de la personalidad, 145
– psicológica familiar, 196-197, 199
Ejercicios de relajación, 284, 285
Enfermedad de Alzheimer, *El excursionista,* 8-17
– exploración, 13-15
– inhibidores de la colinesterasa, 16
– plan de tratamiento día a día, 16
– síntomas, 10-13
– vitamina E, 16
Engel, George L. , 56

Entrevista motivacional, dependencia del alcohol, 5
Escala de inteligencia Wechsler para niños, 30-31
Esquizofrenia
- alucinaciones, 204, 205, 206
- antipsicóticos, 198, 207, 215
- *Bajo*
- - *nivel de vida*, 193-202
- - *vigilancia*, 203-211
- comprensión, 196-197
- crónica, 214
- desocialización, 197
- diagnóstico diferencial, 189
- educación del paciente, 207-208, 215-216
- *Emilio*, 212-217
- hospitalización, 203, 214
- ideas delirantes, 204, 205, 206
- posrecuperación, 200-201
- rehabilitación, 215-216
- síntomas prodrómicos, 221-222
- socialización secundaria, 197
- terapia
- - asistida, 215
- - cognitivo-conductual, 198, 210-211
- - de potenciación cognitiva, 200
- - personal, 198-199
- tipo paranoide, continuo, 205
- trabajo con la memoria, 197
- tratamiento, fase
- - aguda, 197-198
- - de estabilización, 198-199
- - de recuperación, 200
- y enfermedad subyacente, 195, 214
Estimulantes
- déficit de atención con hiperactividad, 38, 42, 43
- dextroanfetamina, 136, 260, 261
- disfunción sexual, 260, 261
- metilfenidato, 39, 42, 136, 260, 261
- modafinilo, 136
- trastorno depresivo mayor, 136
Evitación del peligro, trastorno de somatización, 284
Exposición conductual, 254

F

Fenelzina, trastorno
- bipolar, 57, 58
- de ansiedad social, 279
Flufenazina, esquizofrenia, 215
Fluoxetina
- anorexia nerviosa, 26
- trastorno
- - disfórico premenstrual, 181, 182
- - dismórfico corporal, 65
- - por estrés postraumático, 175-176
- y disfunción sexual, 256, 259
Flutamida, pedofilia, 169
Fluvoxamina
- disfunción sexual, 259
- trastorno
- - de ansiedad social, 279
- - dismórfico corporal, 65
Foa, E. B., 175
Fobia social, 274-280. V. también *Trastorno de ansiedad social*
Formación en habilidades sociales, 36, 76, 77, 236

G

Gabapentina, trastorno de ansiedad social, 279
Galantamina, enfermedad de Alzheimer, 16
Glassman, A. H., 105
Grupos de autoayuda, dependencia de cocaína, 93
Guardián, esquizofrenia, 215

H

Haloperidol
- delirium por abstinencia del alcohol, 4
- esquizofrenia, 215
Hipersomnia relacionada con el trastorno depresivo mayor, 131-137
Hipertensión y disfunción sexual, 258
Hipotiroidismo, trastorno bipolar I, 49

Homicidio sexual en serie y sadismo sexual, 271
Hospitalización parcial de base psicodinámica, 79, 81-82
Hucker, S. J. , 268

I

IMAO. V. *Inhibidores de la monoaminooxidasa (IMAO)*
Imipramina, trastorno
- de angustia, 156
- depresivo mayor con características psicóticas, 106
- por estrés postraumático, 176
Impresión, pedofilia, 167
Inercia, enfermedad de Alzheimer, 11
Inhibidores
- de la colinesterasa, enfermedad de Alzheimer, 16
- de la monoaminooxidasa (IMAO), trastorno
- - bipolar, 57
- - de ansiedad social, 277, 279
- de la recaptación de serotonina (IRS) V. también *Antidepresivos; Fármacos específicos*
- - trastorno
- - - bipolar, 57
- - - disfórico premenstrual, 181, 182
- - - dismórfico corporal, 64-67
- - - obsesivo compulsivo, 153
- - y disfunción sexual, 258, 259-260

- selectivos de la recaptación
- - de norepinefrina (ISRN) . V. también *Antidepresivos; Fármacos específicos*
- - - déficit de atención con hiperactividad, 42
- - - trastorno
- - - - ansiedad generalizada, 128
- - - - de ansiedad social, 279
- - - - de somatización, 284
- - - - dismórfico corporal, 66
- - de serotonina (ISRS)
- - - anorexia nerviosa, 26
- - - trastorno
- - - - de angustia, 156, 159
- - - - de ansiedad generalizada, 128
- - - - de ansiedad por separación, 253
- - - - de ansiedad social, 277, 279
- - - - de somatización, 284
- - - - depresivo mayor, 104, 136
- - - - disfórico premenstrual, 181-183
- - - - distímico, 113
Inhibidores selectivos de la recaptación de serotonina (ISRS) . V. también *Antidepresivos; Fármacos específicos*
- trastorno
- - obsesivo compulsivo, 153
- - límite de la personalidad, 76
- - por estrés postraumático, 175-176
Insomnio, trastorno de ansiedad generalizada, 129. V. también *Trastornos del sueño*
Intervención, dependencia de alcohol, 5
Irritabilidad, enfermedad de Alzheimer, 12
IRS. V. *Inhibidores de la recaptación de serotonina*
ISRN. V. *Inhibidores selectivos de la recaptación de norepinefrina*
ISRS. V. *Inhibidores selectivos de la recaptación de serotonina*

L

Lamotrigina, trastorno bipolar
- - I, 50
- - II, 57
Leuprolida, pedofilia, 169
Linehan, M. M. , 79
Lista de comprobación de psicopatías-Revisada (PCL-R) y sadismo sexual, 272
Litio, trastorno
- bipolar
- - I, 47, 48, 49
- - II, 57
- de somatización, 285
Londborg, P. D. , 176

Lorazepam, trastorno
- de ansiedad generalizada, 127
- esquizoafectivo, 186
L-triptófano, trastorno disfórico premenstrual, 183

M

Manía aguda, hospitalización, 48
«Mantenimiento», trastorno límite de la personalidad, 77, 78
Metilfenidato
- déficit de atención con hiperactividad, 38, 42
- disfunción sexual, 261, 262
- trastorno depresivo mayor, 136
Mirtazapina
- disfunción sexual, 260
- trastorno por estrés postraumático, 176
Modafinilo, trastorno depresivo mayor, 136
Modificación conductual, en clase, 40-44
Mudgett, Herman, 266

N

Naltrexona, dependencia
- de alcohol, 6
National Institute
- of Mental Health Clinical Research Center for Schizophrenia, 226
- on Drug Abuse's Collaborative Study, 94
Nefazodona, disfunción sexual, 260
Nortriptilina, trastorno depresivo mayor, 104
Novedades, búsqueda, trastorno de somatización, 284

O

Olanzapina
- esquizofrenia, 207
- trastorno
- - bipolar I, 50
- - delirante, 100
- - esquizoafectivo, 186
- - esquizofreniforme, 222, 223
Orientación en el lugar, enfermedad de Alzheimer, 12

P

Padres
- déficit de atención con hiperactividad, 40
- trastorno
- - de ansiedad por separación, 254
- - de la identidad sexual, 119-120
Paranoia, esquizofrenia, 205-206
Paroxetina
- CR, trastorno disfórico premenstrual, 181
- trastorno
- - de ansiedad
- - - generalizada, 128
- - - social, 279
- - disfórico premenstrual, 181
- - dismórfico corporal, 66
- - por estrés postraumático, 175-176
- y disfunción sexual, 259
Pedofilia, *Psiquiatra infantil,* 164-171
- ideas erróneas, 166
- leuprolida, 169
- recidivas, 170
- terapia de grupo, 168
Perfenazina
- esquizofrenia, 215
- trastorno depresivo mayor con características psicóticas, 106
Pimozida, trastorno delirante, 99, 100
Pramipexol, disfunción sexual, 260, 261
Prazosina, trastorno de estrés postraumático, 176
Preocupación patológica, trastorno de ansiedad generalizada, 125
Procedimiento de terapia de los ciclos rápidos, 48
Propranolol, trastorno de ansiedad generalizada, 127
Psicoterapia. V. *Terapias específicas*
- centrada en la transferencia, 143-145
- - trastorno narcisista de la personalidad, 143-145

Psicoterapia *(cont.)*
- de apoyo, 144, 236
- interpersonal, 113-115
- - trastorno distímico, 113, 114, 115
- pedofilia, 168
- psicodinámica, trastorno
- - de personalidad autodestructivo, 247
- - límite de la personalidad, 76, 78
- trastorno
- - de la identidad sexual, 119
- - de somatización, 287
- - distímico, 113
- - esquizoafectivo, 191

Q

Quetiapina
- esquizofrenia, 207
- trastorno
- - delirante, 100
- - esquizofreniforme, 222, 223

R

Reestructuración cognitiva
- anorexia nerviosa, 27
- trastorno
- - de angustia sin agorafobia, 158
- - dismórfico corporal, 69
Relaciones con los compañeros, déficit de atención con hiperactividad, 41
Risperidona
- esquizofrenia, 207
- trastorno
- - delirante, 100
- - esquizofreniforme, 222, 223
- - esquizotípico de la personalidad, 239
Rivastigmina, enfermedad de Alzheimer, 16

S

SACCP, trastorno distímico, 113, 114, 115
Sadismo sexual, *Mike DeBardeleben*, 265-273
- fármacos que disminuyen la libido, 272
- - acetato de ciproterona, 272
- - recidivas, 271, 272
- - triptorelina, 272
- terapia cognitivo-conductual, 272
Schatzberg, Alan, 107
Sertralina
- trastorno
- - de ansiedad social, 279
- - depresivo mayor, 136
- - disfórico premenstrual, 181
- - dismórfico corporal, 65
- - por estrés postraumático, 175-176
- y disfunción sexual, 259
Sexo, sadismo. V. *Sadismo sexual*
Sildenafilo, disfunción sexual, 260, 261-263
Síndrome premenstrual (SPM), 181
- agonistas liberadores de gonadotropinas, 183
Sistema de análisis cognitivo-conductual de psicoterapia (SACCP), trastorno distímico, 113-115
Soluciones académicas, déficit de atención con hiperactividad, 43
SPM. V. *Síndrome premenstrual*
Suicidio, factores de riesgo, 49, 64, 79

T

Taylor, Gary, 266
TCC. V. *Terapia cognitivo-conductual*
TDPM. V. *Trastorno disfórico premenstrual*
Técnicas para solución de problemas, trastorno de Asperger, 36
TEPT. V. *Trastorno por estrés postraumático (TEPT)*
Terapia
- centrada en la familia, 50
- cognitivo-conductual (TCC)
- - trastorno narcisista de la personalidad, 144-145
- - anorexia nerviosa, 25, 26-28
- - delirium por abstinencia de alcohol, 5
- - esquizofrenia, 198, 210-211
- - prevención de recidivas, dependencia de cocaína, 94

Terapia *(cont.)*
-- sadismo sexual, 272
-- trastorno
--- de angustia sin agorafobia, 156-159
--- de ansiedad
---- generalizada, 127
---- social, 277-278, 280
--- de personalidad autodestructivo, 247
--- dismórfico corporal, 64-67
--- distímico, 113, 114
--- esquizotípico de personalidad, 239
- conductual. V. también *Terapia cognitivo-conductual (TCC)*
-- anorexia nerviosa, 25, 26-27
-- déficit de atención con hiperactividad, 42-43
-- dialéctica, 79, 82-85
--- trastorno límite de personalidad, 79, 82-85
-- trastorno
--- de ansiedad por separación, 254
--- de personalidad esquizotípico, 236, 239
--- dismórfico corporal, 67, 69
--- obsesivo compulsivo, 152-153
- de pareja, 92-93
- de potenciación cognitiva, esquizofrenia, 200
- electroconvulsiva (TEC), trastorno depresivo mayor con características psicóticas, 106-108
- interpersonal del ritmo social, 50
- personal
-- afrontamiento interno, 199
-- ajuste a la discapacidad, 199
-- educación psicológica, 199
-- esquizofrenia, 198-199
-- estrategias de adaptación, 199
-- reanudación del rol, 199
Tiroxina, trastorno bipolar I, 47
Tranilcipromina trastorno
- bipolar, 57, 58
- de ansiedad social, 279
Trastorno
- alimentario, 23. V. también *Anorexia nerviosa*
- antisocial de la personalidad, diagnóstico diferencial, 142
- bipolar
-- diagnóstico diferencial, 189
-- inhibidores de la monoaminooxidasa, 57
-- tipo
--- I, con ciclos rápidos, *La montaña rusa,* 46-52
---- ácido valproico, 50
---- carbamazepina, 50
---- disulfiram, 49
---- educación del paciente, 49-50
---- hipotiroidismo, 49
---- lamotrigina, 50
---- litio, 47-49
---- olanzapina, 50
---- tiroxina, 47, 48
---- tratamiento continuado, 50
--- II, episodio actual de depresión, con características atípicas, *Todavía estudiante,* 53-60
---- inhibidores de la monoaminooxidasa 57, 58
---- inhibidores de la recaptación de serotonina, 57
---- lamotrigina, 57, 58
---- litio, 57, 58
- de angustia
-- diagnóstico diferencial, 161-162
-- sin agorafobia, *A pelo,* 154-160
--- benzodiazepinas, 156, 159
--- educación del paciente, 157
--- inhibidores selectivos de la recaptación de serotonina, 156, 159
--- reestructuración cognitiva, 158
--- terapia cognitivo-conductual, 156-159
- de ansiedad
-- generalizada, *El electricista inquieto,* 123-130
--- antidepresivos, 127, 128
--- benzodiazepinas, 127-128
--- betabloqueantes, 127
--- terapia cognitivo-conductual, 127
-- por separación, *Una lista perfecta,* 249-255

Trastorno *(cont.)*
- - - antidepresivos, 253
- - - depresión, 253
- - - educación del paciente, 253-254
- - - perfeccionismo, 254
- - - sueño, 252
- - - terapia conductual, 254
- - social, *El tonto,* 274-280
- - - antidepresivos en inhibidores
- - - - de la monoaminooxidasa, 277, 279, 280
- - - - selectivos de la recaptación de serotonina, 277, 279, 280
- - - benzodiazepinas, 277, 279, 280
- - - depresión, 276
- - - enfermedades asociadas, 276
- - - terapia cognitivo-conductual, 277-278, 280
- de Asperger, *Viajero en el tiempo,* 30-37
- - afecciones asociadas, 35
- - diagnóstico diferencial, 35
- - psicoterapia orientada verbalmente, 36
- de identidad sexual, *Muñecas,* 117-122
- - ansiedad por separación, 119
- - educación del paciente en, 119-120
- - psicoterapia, 119
- del estado de ánimo, con déficit de atención con hiperactividad, 40
- del sueño
- - trastorno de ansiedad
- - - generalizada, 129
- - - por separación, 252
- - y depresión, 133-137
- de personalidad. V. *Trastornos específicos*
- - antisocial, 142-143
- - autodestructivo, 241-248
- - - *La Cenicienta,* 241-248
- - - - depresión, 247
- - - - psicoterapia psicodinámica, 247
- - - - terapia cognitivo-conductual, 247
- - difusión de la identidad, 141-142
- - esquizotípica, 231-240
- - histriónica, 140
- - límite, 70-86
- - narcisista, 138-146
- - no especificado, 241
- - por evitación, 277
- - - trastorno de ansiedad social, 277
- - sádica, 271
- de somatización, *La enfermiza,* 281-288
- - antidepresivos, inhibidores selectivos de la recaptación
- - - de norepinefrina, 284
- - - de serotonina, 284
- - autoconciencia, 287
- - depresión, 283
- - educación del paciente, 284, 285
- - estudio de la personalidad, 284-285
- - psicoterapia, 287
- - rasgos del temperamento y el carácter, 284-285
- - técnicas de relajación, 284, 285
- - terapia de coherencia, 287
- - timorreguladores
- - - ácido valproico, 285
- - - litio, 285
- delirante, tipo celotípico, *La esposa infiel,* 97-101
- - antipsicóticos, 99-100
- - tratamiento médico de mantenimiento, 100-101
- depresivo
- - mayor
- - - y diabetes mellitus insulinodependiente, 134
- - - con síntomas psicóticos, *¿Melancolía o comedia?,* 102-109
- - - - antidepresivos, 104, 106
- - - - antipsicóticos, 106
- - - - terapia electroconvulsiva, 106-108
- - - recurrente *La llorona,* 131-137
- - - - antidepresivos, 136
- - - - hipersomnia, 134-137
- - - - terapia conductual, 137
- - sin otra especificación, 179, 180
- desafiante negativista, con déficit de atención con hiperactividad, 40
- disfórico premenstrual (TDPM), *Paranoide y peligrosa,* 178-184
- - agonistas liberadores de gonadotropinas, 183

Trastorno *(cont.)*
– – diagnóstico diferencial, 181
– – inhibidores
– – – de la recaptación de serotonina, 183
– – – selectivos de la recaptación de serotonina, 181-183
– dismórfico corporal, *El hombre elefante,* 61-69
– – aumento de la medicación, 66-67
– – educación del paciente, 64
– – inhibidores de la recaptación de serotonina, 64, 65-67
– – terapia
– – – cognitivo-conductual, 64-65, 67-69
– – – conductual, 67-68
– – tricíclicos antidepresivos, 66
– distímico, *La joven ejecutiva,* 110-116
– – antidepresivos, 113
– – diagnóstico diferencial, 111-112
– – terapia
– – – cognitivo-conductual, 113-114
– – – interpersonal, 113, 114
– – trastorno de ansiedad socia, 276, 279
– esquizoafectivo, *Un vecindario tóxico,* 185-192
– – antidepresivos, 191
– – antipsicóticos, 191
– – diagnóstico diferencial, 188-190
– – educación del paciente, 191
– – psicoterapia, 191
– – tipo depresivo, 189
– esquizofreniforme, *La alumna retrasada,* 218-230
– – alucinaciones, 221
– – antipsicóticos, 222-223, 227
– – diagnóstico diferencial, 221
– – educación del paciente, 222-224, 228
– – hospitalización, 222
– – ideas delirantes, 221
– – riesgo de recaída, 224, 228
síntomas prodrómicos, 221-222
– esquizotípico de personalidad, *Sentado al lado de la chimenea,* 231-240
– – antipsicóticos, 235, 239
– – diagnóstico diferencial, 233-236
– – evaluación neuropsicológica, 238-239
– – terapia
– – – cognitivo-conductual, 239
– – – conductual, 236, 239
– histriónico de la personalidad, 140
– límite de la personalidad, *La discotequera*
– – antidepresivos, 80
– – antipsicóticos, 80
– – educación del paciente, 74-75
– – hospitalización, 76-78, 79, 81-82
– – inhibidores selectivos de la recaptación de serotonina, 76
– – «mantenimiento», 70-86
– – psicoterapia psicodinámica, 76, 78
– – terapia conductual dialéctica, 79, 82-86
– narcisista de la personalidad, *Mi club de fans,* 138-146
– – conducta antisocial, 142-143
– – diagnóstico diferencial, 142
– – educación del paciente, 142
– – psicoterapia centrada en la transferencia, 143-145
– – terapia cognitivo-conductual, 144-145
– obsesivo-compulsivo (TOC), *Lady Macbeth,* 147-153
– – afecciones asociadas, 151
– – historia familiar, 151
– – inhibidores de la recaptación de serotonina, 153
– – terapia conductual, 152-153
– penetrante del desarrollo, 35
– por estrés postraumático (TEPT), *Flashbacks,* 172-177
– – enfermedades asociadas, 174
– – inhibidores selectivos de la recaptación de serotonina, 175-176
– – terapia cognitivo-conductual, 175
– – tricíclicos antidepresivos, 176
– sádico de personalidad, 271
– somatomorfo. V. *Trastorno de somatización*
Tratamiento de contingencia, dependencia de cocaína, 94
Triptorelina, sadismo sexual, 272

V

Valium (diazepam)
– dependencia, 70-72, 76-77
– – de cocaína, 88
– trastorno de ansiedad generalizada, 128
Venlafaxina
– disfunción sexual, 259
– trastorno
– – de ansiedad
– – – generalizada, 128
– – – social, 279
– – de somatización, 284
– – disfórico premenstrual, 183
– y disfunción sexual, 259
Vitamina E, enfermedad de Alzheimer, 16
von Krafft-Ebing, R. , 268

Y

Yohimbina, disfunción sexual, 260, 261

Z

Ziprasidona
– esquizofrenia, 207
– trastorno
– – con ideas delirantes, 100
– – esquizofreniforme, 222, 223